实用消化疾病诊断与治疗

周艳利 等 主编

江西科学技术出版社

江西·南昌

图书在版编目（CIP）数据

实用消化疾病诊断与治疗 / 周艳利等主编 . -- 南昌：
江西科学技术出版社，2020.10（2024.1 重印）
ISBN 978-7-5390-7574-7

Ⅰ . ①实… Ⅱ . ①周… Ⅲ . ①消化系统疾病 – 诊疗
Ⅳ . ① R57

中国版本图书馆 CIP 数据核字 (2020) 第 203934 号

选题序号：ZK2020029

责任编辑：宋涛　万圣丹

实用消化疾病诊断与治疗

SHIYONG XIAOHUA JIBING ZHENDUAN YU ZHILIAO

周艳利 等　主编

出版发行	江西科学技术出版社	
社　　址	南昌市蓼洲街 2 号附 1 号	
	邮编：330009　　电话：（0791）86623491　　86639342（传真）	
经　　销	全国新华书店	
印　　刷	三河市华东印刷有限公司	
开　　本	880mm × 1230mm　　1/16	
字　　数	275 千字	
印　　张	9	
版　　次	2020 年 10 月第 1 版　　2024年1月第1版第2次印刷	
书　　号	ISBN 978-7-5390-7574-7	
定　　价	88.00 元	

赣版权登字：-03-2020-377

编　委　会

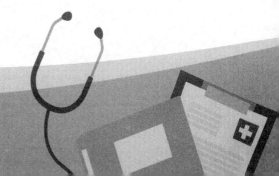

前 言

消化系统是人体重要系统之一，消化系统的基本生理功能是摄取、转运、消化食物和吸收营养、排泄废物，这些生理的完成有利于整个胃肠道协调的生理活动。近年来，随着医学新技术的不断创新、新药物的不断研发以及治疗方法的不断开拓，消化系统疾病的诊断治疗技术也取得了突飞猛进的发展。随着细胞生物学、分子生物学、现代制药业、医疗器械和生物材料学等学科的迅猛发展，以往很多需要通过外科手术而达到治疗目的的消化系统疾病，目前可以通过药物或其他方法治疗而治愈，如介入、内镜等。作为消化科临床医师，必须认真学习消化系统疾病的相关知识，熟悉并尽快掌握专科诊疗技术，为此我们编写了本书。

书中介绍了消化系统的生理功能、胃肠道动力的检测方法、消化内科疾病的营养、消化系统疾病常见症状、胃部疾病、小肠疾病、肝脏疾病、胆囊疾病、胰腺疾病、内镜在消化系统疾病中的应用、消化系统疾病的内镜治疗等内容。本书基于以上实际需要，本着内容丰富、资料新颖、条理清晰、科学实用的原则，希望能为广大消化科医务人员提供帮助。

由于本书学者均身负一线临床诊治工作，文笔风格不尽一致，编校水平有限，书中难免存在不足之处，恳请广大读者见谅，并给予批评指正，以更好地总结经验，共同进步。

编 者

2020 年 10 月

目 录

第一章　消化系统的生理功能

第一节　食管的生理

食管的主要功能是主动地将吞咽下去的食团和喝进去的流质或水运送到胃。它是由口腔至胃的通道。食管的上端有食管上括约肌，下端是食管下括约肌。在静息情况下括约肌使食管分别与咽和胃隔开。食管内压略低于大气压而呈负压。除进食时外，上括约肌处关闭状态，既阻碍空气由咽进入，也避免了胃内容物的反流。

一、静息食管

（一）压力特点

静息时食管体肌肉松弛，质感柔软，其中压力与胸腔压力是一致的。测量同一水平位置的胸膜腔内压和食管内压表明，食管内压较胸膜腔内压略高，食管内压亦随呼吸运动而有改变。仰卧位平和吸气时压力为 $-1.18 \sim -1.47$ kPa（$-12 \sim -15$ cmH$_2$O），呼气时为 $-0.098 \sim -0.196$ kPa（$-1 \sim -2$ cmH$_2$O）。咳嗽能使食管内压变动于 $-6.37 \sim 14.71$ kPa（$-65 \sim +150$ cmH$_2$O）。经放射、测压肌电研究发现，静息时食管体有表浅的运动，其运动力量与呼吸、心脏搏动和主动脉搏动等因素有关。在食管中、下部利用食管超声可探查到降主动脉引起的主动脉搏动及左心房、左心室的搏动。静息时食管常缺乏肌电活动，但有时可发生伴随吸气的节律性肌电活动。食管的两端压力比食管内压高一些，如口腔和咽的压力接近大气压，胃内压常比大气压高 1.3 kPa（10 mmHg）。由于食管有以下括约肌，该区域为高压区，静息期呈关闭状态，因而避免了空气从口腔进入食管和胃内容物反流入食管。解剖学家认为环咽肌组成了食管上括约肌，放射线观察括约肌电位发现，该狭窄区较环咽肌所在部位略低，另外环咽肌有很大变异。利用测压法和放射线技术相结合证明，静息时括约肌产生一高压区，位于环状软骨的下缘，能有效地将咽与食管分隔开。括约肌距门齿 15 ~ 20 cm。食管上括约肌压力测得值受许多因素影响，如导管的直径和硬度、导管头的轴向位置、压力感受孔大小和径向方位、呼吸时相、括约肌功能状态与受试对象的个体差异等。老年人上括约肌压力明显降低，可能由于上括约肌弹性松弛所致。

（二）食管上括约肌的调节

食管上括约肌的关闭是肌肉主动收缩和周围结构被动的弹性回缩共同完成的。支配的神经属躯体运动神经。它由舌咽神经组成，有部分纤维包含在迷走神经中。静息时这些神经不断放电，引起括约肌收缩而关闭，吞咽时运动神经放电而引起括约肌舒张。有许多刺激因素如食管扩张、胃内容物反流等刺激喉上神经、声门关闭并用力呼气等均能引起上括约肌压力增高；相反，在吞咽、呕吐、打嗝时则压力下降而开放。当环咽肌、咽下缩肌连续峰电活动停止则括约肌被动舒张；若舌骨上肌主动收缩，喉及环状软骨向前向上位移，消除了括约肌内残余压力则括约肌开放。因此，舒张与开放是两个不同的机制而又相互联系的动作。

（三）食管下括约肌的调节

食管下段括约肌的调节仍然是交感神经及副交感神经。交感神经来自胸交感神经节后纤维，副交感神经来自迷走神经。因此，临床发现，食管手术后，食管下括约肌功能失调，容易引起反流，需经过较长时期使用胃动力药，头部垫高睡觉，才能控制反流症状。

二、食管运动

食管的运动形式主要是蠕动。它是由食团经过软腭和咽部及通过食管时，刺激了各部位感受器产生传入冲动，经过延髓中枢整合，再向食管发出冲动而引起的反射活动。蠕动是由食管肌肉按顺序引起的舒张波在前，收缩波在后的移行性波状运动。吞咽时蠕动波始于食管上括约肌下方与上括约肌舒张后的紧缩同时发生，并沿食管向尾端移行将食团向前推进。连续吞咽在食管引起重复而相似的蠕动波。但快速连续吞咽时，食管则维持舒张状态，而仅在最后一次吞咽才有蠕动波发生。人类的食管上 1/3 段由横纹肌组成，中段是横纹肌和平滑肌混合组成，近胃的 1/3 段则由平滑肌组成。食管的蠕动有下述几种形式。

（一）原发性蠕动

（1）一期吞咽（咽期）蠕动是由吞咽引起的典型食管蠕动。它起源于咽，有学者称为咽期或第一期，是由口腔刺激所引起的一系列反射性肌肉活动，肌肉活动准确及协调，能保证食物沿着正确方向传送，然后穿过咽食管接合处继续下行，抵达食管推动食团前进和维持压力梯度。压力曲线初呈一负波，继而跟随着正波。吞咽时立刻产生，食管上段较食管下段常见，可能由于喉高举突然牵拉关闭的食管所引起。负波之后食管内压的急骤升高认为是食团或流质突然注入食管所形成。该波在食管不同部位上同时出现。原发性蠕动波移行速度平均 4 cm/s，食管上段略短约 3 cm/s，至食管下中段加速至 5 cm/s，食管下括约肌上方重新减慢为 2.5 cm/s，于吞咽后 5 ~ 6 s 到达下括约肌，并在括约肌以下再减慢为 2.2 cm/s。用食管内换能器系统观察食管上段压力波峰值为（7.12 ± 1.2）kPa（53.4 ± 9.0 mmHg），中段为（4.67 ± 0.85）kPa（35.0 ± 6.4 mmHg），下段为（8.60 ± 1.61）kPa（64.5 ± 12.1 mmHg）。压力波幅值最低部位在横纹肌与平滑肌的连接处。压力波幅值受个体差异、食团大小、食物的性状及温度、腹腔内压及测量方法等因素的影响。有学者证明，食管肌峰电位与食管收缩运动有密切关系。人直立姿势，流质经过食管的速度较原发性蠕动波快，其原因是吞咽时咽部肌肉收缩产生的推力和流质的重力作用。

（2）二期吞咽（含管期）蠕动是指由咽至食管上端这一段时间，待该期结束，由于咽缩窄性收缩，压力上升，环咽肌突然舒张，食管上端突然开放，此时食管腔又呈负压，则流质或多或少地喷射到食管腔。直立姿势流质经过食管仅有 1 ~ 2 s。荧光透视显示，咽下的流质常阻滞在食管末端，等到蠕动波到达才允许入胃。

（二）继发性蠕动

继发性蠕动是没有口和咽部过程的食管反应，不是随意吞咽动作所诱发的。它是在吞咽及原发性蠕动之后，由于食管内残留下的食物未完全排空或胃内容物反复逆流食管时，这些食物对食管扩张刺激，经传入冲动到达中枢反射而实现的。继发性蠕动开始是食管上括约肌强力关闭，然后沿食管向下移行产生蠕动波，其呈简单的单相正压波急剧上升达峰值，而后迅速返回基线。此波较原发性蠕动波幅度低，它是整个吞咽反射的组成部分。当原发性蠕动波不能推送咽下的食物时，可用继发性蠕动来完成此项工作，出现继发性蠕动时不伴有口和咽部的任何运动。

（三）缩短运动

食管在吞咽时除蠕动外尚有一种缩短运动，缩短长度约为食管全长的 10%，在下段食管缩短最明显。一般认为这是外层纵形肌收缩的结果。此外，部分食管环形肌呈斜行，其收缩亦可引起转移性轴向运动。人的食管不存在逆蠕动，只有反刍动物才有逆蠕动。

三、食管体运动的调节

（一）食管横纹肌段

支配食管横纹肌段的神经胞体位于延髓疑核，传出纤维（有髓鞘）经迷走神经沿食管两侧下行，其分支到达食管。支配咽食管横纹肌的迷走神经纤维、舌咽神经纤维实属躯体运动性纤维。因其通路不含次级神经元，故仅以运动终板与肌纤维直接联系，递质乙酰胆碱通过烟碱受体起作用，箭毒和琥珀酰胆碱可阻断该部神经——肌肉传递。食管横纹肌收缩与平滑肌相仿，即收缩缓慢，延迟 1 ~ 2 s 而后舒张。食管横纹肌在静息时处于舒张状态，吞咽时发生蠕动收缩。支配食管不同水平横纹肌的运动神经元具有特定的兴奋程序，导致食管横纹肌蠕动性收缩。在颈部水平切断双侧迷走神经后，食管蠕动消失，食管被动扩张所诱发的食管横纹肌蠕动亦在迷走神经切断后消失。食管中含有机械感受器与温度感受器，当气囊扩张食管时，口端的食管横纹肌发生反射性收缩，其收缩强度与扩张强度直接相关。食管横纹肌的运动还受食团大小和温度的影响。

（二）食管平滑肌段

食管平滑肌段的运动神经来自迷走食管丛，副交感神经节前纤维在肌间神经丛同节后神经元构成突触，然后由其节后纤维到达平滑肌细胞。食管平滑肌收缩运动具有移行特性。平滑肌反应的潜伏期梯度造成了食管蠕动。牵拉或刺激离体食管平滑肌段，可在刺激部位诱发收缩运动并向食管尾端移行，因而离体食管平滑肌段不仅对刺激发生收缩反应的能力，而且收缩运动还具有向尾端移行的特性。

食管环形肌的机械收缩都伴随峰电活动。当平滑肌段某点受电刺激时，其动作电位通常是向尾端而不是向口端传播，即表现选择性传播极性。此特性为神经性的，可能是壁内神经环路。支配纵形肌层的神经属胆碱能兴奋性神经，而支配环形肌层的神经则是非胆碱能肾上腺素能，具有抑制性和兴奋性两类。电刺激这些神经对食管平滑肌抑制，刺激结束后发生肌肉收缩。肾上腺素能神经的递质——去甲肾上腺素，作用于食管平滑肌受体，使食管平滑肌收缩。其对受体的作用则是抑制效应。刺激肾上腺素能神经总的结果将取决于受体的数量、分布和敏感性。学术上对消化道各部位看法上有混乱和意见分歧的是位于食管下端数厘米处。近年来，解剖学家、生理学家、放射线和内镜专家已经达到一致的意见，认为食管末端 2 ~ 5 cm 部分有功能特点。食管上部因吞咽所引起的压力变化不扩布到食管前庭。吞咽时，食管胃接合处舒张，高压区压力降低。收缩波通过下括约肌的速度是逐步通过，之前该屏障持续保持于低水平，待蠕动波消失，压力开始升高。括约肌与环咽肌一样，是由于吞咽反射而造成舒张。依靠食管下部和括约肌区的允许食团排空进入括约肌区，括约肌的缓慢收缩再把食团由膈食管裂孔入胃。

第二节　胃的生理

一、胃液的成分、性质、作用

纯净的胃液是一种无色且呈酸性反应的液体，pH 为 0.9 ~ 1.5。正常人每日分泌胃液量为 1.5 ~ 2.5 L。胃液的成分包括无机物如盐酸、钠和钾的氯化物等，及有机物如黏蛋白、消化酶等。

（一）盐酸

胃液中的盐酸也称胃酸，其含量通常以单位时间内分泌的盐酸表示，称为盐酸排出量。正常人空腹时盐酸排出量为 0 ~ 5 mmol/h。一般认为，盐酸排出量反映胃的分泌能力，它主要取决于壁细胞的数量及功能状态。胃内盐酸有许多作用，可杀死随食物进入胃内的细菌，因而对维持胃和小肠内的无菌状态有重要意义；还能激活胃蛋白酶原，使之转变为活性的胃蛋白酶，并为胃蛋白酶作用提供必要的酸性环境。盐酸进入小肠后，可以引起促胰液素的释放，从而促进胆汁、胰液和小肠液的分泌。盐酸造成的酸性环境有利于小肠对铁和钙的吸收。但是盐酸分泌过多也会对人体产生不利的影响。一般认为，过高的胃酸对胃和十二指肠黏膜有侵蚀作用。

（二）胃蛋白酶原

胃蛋白酶原主要是由主细胞合成的，另外，黏液颈细胞、贲门腺和幽门腺的黏液细胞及十二指肠近端的腺体也能产生胃蛋白酶原。它以不具有活性的酶原颗粒形式储存于细胞内。分泌入胃腔内的胃蛋白酶原在胃酸的作用下，转变为具有活性的胃蛋白酶。已激活的胃蛋白酶对胃蛋白酶原也有激活作用。胃蛋白酶能水解食物中的蛋白质，主要作用于含苯丙氨酸或酪氨酸的肽键上，主要分解产物是胨，产生多肽或氨基酸较少。胃蛋白酶只有在酸性环境中才能发挥作用，其最适 pH 值为 2.0 ~ 3.5，当 pH > 5 时便失活。

（三）黏液和碳酸氢盐

胃的黏液是由表面上皮细胞、泌酸腺的黏液细胞、贲门腺和幽门腺共同分泌的，其主要成分为糖蛋白。在正常人中，黏液覆盖在胃黏膜的表面，形成一个厚约 500 nm 的凝胶层，具有润滑和保护作用。胃内 HCO_3^- 主要是由胃黏膜的非泌酸细胞分泌的，仅有少量的 HCO_3^- 是从组织间液渗入胃内。基础状态下，胃 HCO_3^- 分泌速率与 H^+ 速率变化平行，故分泌的 HCO_3^- 对胃内 pH 值不会有太大影响。黏液 - 碳酸氢盐屏障，能有效阻止 H^+ 的逆向弥散，保护了胃黏膜免受 H^+ 的侵蚀；黏液深层的中性 pH 环境可使胃蛋白酶丧失分解蛋白质的作用。

（四）内因子

泌酸腺的壁细胞除分泌盐酸外，还分泌一种相对分子质量为 50 000 ~ 60 000 的糖蛋白，称为内因子。内因子可与进入胃内的维生素 B_1 结合而促进其吸收。

二、胃液分泌的调节

胃液分泌受许多因素的影响，其中有的起兴奋作用，有的则起抑制作用。进食是胃液分泌的自然刺激物，它通过水解和体液因素调节胃液的分泌。

（一）影响胃酸分泌的内源性物质

1. 乙酰胆碱

大部分支配胃的副交感神经节后纤维末梢释放乙酰胆碱。乙酰胆碱直接作用于壁细胞膜上的胆碱能（ M_3 型）受体，引起盐酸分泌增加，其作用可被胆碱能受体阻滞药（如阿托品）阻断。

2. 促胃液素

主要由胃窦黏膜内的 G 细胞分泌，促胃液素分泌后主要通过血液循环作用于壁细胞，刺激其分泌。促胃液素以多种形式存在于体内，其主要分子形式有 G-34（大促胃液素）和 G-17（小促胃液素）两种，胃窦黏膜内主要是 G-17，十二指肠黏膜内 G-17 和 G-34 各占一半。从生物效应来看，G-17 刺激胃分泌的作用要比 G-34 强 5 ~ 6 倍，但 G-34 的清除较慢。

3. 组胺

胃的末梢区黏膜内含有组胺。产生组胺的细胞是存在胃泌酸区黏膜中的肠嗜铬样细胞（ECL）。壁细胞上的组胺受体为 Ⅱ 型受体（ H_2 受体），用西咪替丁及其类似的药物可阻断组胺与壁细胞的结合，从而减少胃酸分泌。

以上 3 种内源性刺激物，除独立发挥作用外，还有协同作用，表现为当以上 3 个因素中的 2 个因素同时作用时，胃酸的分泌反应往往比 2 个因素单独作用的总和要大，这种现象生理上称为协同作用。

4. 生长抑素

生长抑素是由胃体和胃窦黏膜内的 D 细胞释放的一种 14 肽激素，它对胃酸分泌有很强的抑制作用。促胃液素可刺激 D 细胞释放生长抑素，乙酰胆碱则抑制其释放。目前认为生长抑素至少可通过 3 种途径来抑制胃的分泌：①抑制胃窦 G 细胞释放促胃液素。②抑制 ECL 细胞释放组胺。③直接抑制壁细胞的功能。

（二）消化期胃液分泌

进食后胃液分泌机制一般分为头期、胃期和肠期来分析。但是 3 个时期的划分是人为的，实际上，这 3 个时期几乎是同时发生、相互重叠的。

1. 头期胃液分泌

头期胃液分泌是由进食动作引起的。传入冲动均来自头部感受器（眼、耳、鼻、口等），反射中枢包括延髓下丘脑、边缘叶和大脑皮质等。迷走神经是这些反射共同的传出神经。迷走神经兴奋后，除通过末梢释放乙酰胆碱直接引起腺体细胞分泌外，迷走神经冲动还可引起胃窦黏膜内的 G 细胞释放促胃液素，促胃液素通过血液循环刺激胃液分泌，头期的胃液分泌也是一种神经 - 体液性的调节。头期胃液分泌的量和酸度都很高，且胃蛋白酶的含量尤其高。

2. 胃期胃液分泌

食物进入胃后，对胃产生机械性和化学性刺激，继续引起胃液分泌，其主要途径为：①扩张刺激胃底、胃体的感受器，通过迷走神经-迷走神经长反射和壁内神经丛的短反射，引起胃腺分泌。②扩张刺激胃幽门部，通过壁内神经丛作用于 G 细胞，引起促胃液素的释放。③食物的化学成分直接作用于 G 细胞引起促胃液素的释放。刺激 G 细胞释放促胃液素的主要食物化学成分是蛋白质的消化产物，包括肽类和氨基酸。胃期胃液分泌的酸度也很高，但胃蛋白酶含量却比头期分泌的胃液有所减少。

3. 肠期胃液分泌

具体机制不清，进食后可引起十二指肠释放促胃液素，它可能是肠期胃液分泌的体液因素之一。目前认为肠期胃液分泌的机制中，神经反射的作用不大，它主要通过体液调节机制。肠期胃液分泌的量不大，大约占进食后胃液分泌总量的 1/10，这可能与食物在小肠内同时还产生许多对胃液分泌起抑制性作用的调节机制有关。

（三）胃液分泌的抑制性调节

在消化期内抑制胃液分泌的因素除精神、情绪因素外，主要有盐酸、脂肪和高张溶液 3 种。

1. 盐酸

盐酸对胃腺活动具有抑制性作用，因此是胃酸分泌的一种负反馈调节机制。当胃窦 pH 值降至 1.2～1.5 时，便可对胃液分泌产生抑制作用。机制可能是盐酸直接抑制了胃窦黏膜中的 G 细胞，减少促胃液素释放的结果。近年来，一些实验资料还表明，胃内盐酸还可能通过胃黏膜释放一种抑制性因子（即生长抑素），转而抑制促胃液素和胃液的分泌。当十二指肠内 pH 值降到 2.5 以下时，对胃酸分泌也有抑制作用。

2. 脂肪

脂肪是抑制胃液分泌的另一个主要因素。脂肪及消化产物抑制胃分泌的作用发生在脂肪进入十二指肠后，而不是在胃中。

3. 高张溶液

十二指肠内高张溶液对胃分泌后抑制作用可能通过两种途径来实现，即激活小肠内的渗透压感受器，通过肠-胃反射引起胃酸分泌的抑制，及通过刺激小肠黏膜释放一种或几种抑制性激素而抑制胃液分泌。

三、胃的运动及胃排空

胃既有储存食物的功能，又具有泵的功能。胃底和胃体的前部（头区）运动较弱，胃体远端和胃窦（尾区）运动较强。尾区的主要功能是磨碎食物，形成食糜，逐步推入十二指肠。

（一）胃的容受性舒张

当咀嚼和吞咽时，食物对咽等处感受器的刺激，可通过迷走神经反射性地引起胃的容受性舒张。容受性舒张使胃的容量由空腹时的 50 mL 增加到进食后的 1.5 L，从而使胃更好地完成容受和储存食物的功能。胃的容受性舒张是通过迷走神经的传入和传出通路反射而实现的，在此反射中，迷走神经的传出通路是抑制性纤维，其末梢释放的递质既非乙酰胆碱，也非去甲肾上腺素，而可能是某种肽类物质。

（二）胃的蠕动

蠕动是从胃的中部开始，有节律地向幽门方向进行。胃蠕动波的频率约为 3 次/分，并需 1 min 左右到达幽门。一般在进食后 5 min 即开始。胃蠕动的生理意义：一方面，使食物与胃液充分地混合，以利于胃液发挥消化作用；另一方面，可搅拌和粉碎食物，并推进胃内容物通过幽门向十二指肠移行。

胃的蠕动受胃平滑肌的基本电节律控制。神经和体液因素可通过影响胃的基本电节律和动作电位而影响胃的蠕动。迷走神经冲动、促胃液素和胃动素可使胃的收缩频率和强度增加；交感神经兴奋、促胰液素和抑胃肽则作用相反。

（三）胃的排空及调控

食物由胃排入十二指肠的过程称为胃的排空。一般在食物入胃后 5 min 即有部分食物被排入十二指肠。不同食物排空速度不同，这和食物的物理性状和化学组成都有关系。在 3 种主要食物中，糖类食物排空较蛋白质为短，脂肪类食物排空最慢。对于混合食物，胃完全排空通常需要 4 ~ 6 h。

胃的排空率受来自胃和来自十二指肠两方面因素的控制：①胃内因素促进排空：胃内食物和促胃液素释放均可促进胃排空。一般来说，食物由胃排空的速率和留在胃内食物量的平方根成正比。扩张刺激及食物的某些成分，主要是蛋白质消化产物，可引起胃窦黏膜释放促胃液素，促胃液素除了引起胃酸分泌外，对胃的运动有中等程度的刺激作用，它提高幽门泵的活动，使幽门舒张，促进胃排空。②十二指肠因素抑制胃排空：肠胃反射对胃运动的抑制，在十二指肠壁上存在多种感受器。酸、脂肪、渗透压及机械扩张，都可刺激这些感受器，反射性地抑制胃运动，引起胃排空减慢。这个反射称为肠 – 胃反射。其传出冲动通过迷走神经、壁内神经，甚至还可通过交感神经传到胃。肠 – 胃反射对酸的刺激特别敏感，当 pH 值降到 2.5 ~ 4.0 时，即可引起反射，从而阻止酸性食糜进入十二指肠。当过量食糜，特别是酸或脂肪由胃进入十二指肠时，可引起黏膜释放几种不同的激素，抑制胃的运动、延缓胃窦排空。促胰液素、抑胃肽等具有这种作用，统称为肠抑胃素。

（四）消化间期胃的运动

大量观测表明，人在空腹时，胃运动表现为以间歇性强力收缩伴有较长静息期为特征的周期性运动，并向肠道方向扩布。胃肠道在消化间期的这种运动称为移行性复合运动（MMC），MMC 的每一周期持续 90 ~ 120 min，可分为 4 个时相。Ⅰ相：静止相，持续 45 ~ 60 min；Ⅱ相：胃肠开始有散发的蠕动，持续时间 30 ~ 45 min；Ⅲ相：胃肠出现规则的高振幅收缩，持续 5 ~ 10 min；Ⅳ相：是从Ⅲ相转至下一个周期Ⅰ相之间的短暂过渡期，持续约 5 min。近年来研究显示，MMC 的发生和移行主要受肠道神经系统和胃肠激素的调节。

胃的 MMC 起始于胃体上 1/3 部位，其Ⅲ相的收缩波以 5 ~ 10 cm/min 的速度向远端扩布，约 90 min 达肠末端。MMC 使整个胃肠道在消化间期仍有断断续续的运动，可将胃肠内容物（包括食物残渣、脱落的细胞碎片和细菌等）清除干净，起到"清道夫"的作用。若消化间期的胃肠运动发生减退，可引起功能性消化不良及肠道内细菌过度繁殖等病症。

第三节　肝脏的生理

一、肝脏的主要细胞及其功能

（一）肝实质细胞

肝实质细胞是肝脏的主要功能细胞，约占肝脏细胞的 80%。肝实质细胞的主要功能包括：①参与糖类、蛋白质、脂肪和维生素等营养物质的摄取、存储和释放入血；②合成血浆蛋白、脂蛋白、脂肪酸、胆汁和磷脂；③分泌胆汁；④降解内源性和外源性化合物，发挥生物转化作用。

（二）非实质细胞

1. 内皮细胞

肝血窦位于肝板之间，有两大特征即独特的内皮细胞和缺乏基膜。内皮细胞呈扁平梭形，胞核部分膨大，有较多胞质，胞质内仅含少量细胞器，有丰富吞饮泡。内皮细胞有许多受体，有助于糖蛋白、脂蛋白的摄取。它还能合成释放介质，如白细胞介素 –1、白细胞介素 –6 及干扰素等，调节肝细胞的活动。

2. 库普弗（Kupffer）细胞

库普弗（Kupffer）细胞是一种单核吞噬细胞（网状内皮细胞）。库普弗（Kupffer）细胞的主要功能在于其强大的吞噬作用，是肝脏抵抗细菌、病毒的重要屏障。它还有其他一些重要功能：①吞噬血液中的碎屑（如凝血酶、纤维蛋白等），防止弥散性血管内凝血；②清除和降解免疫复合物；③合成释放干扰素；④合成补体和其他细胞毒物质，具有抗肿瘤作用；⑤参与红细胞降解质、铁质及胆红素代谢；⑥调控肝细胞蛋白合成及肝细胞增殖。

3. 储脂细胞

储脂细胞又称 Ito 细胞或卫星细胞，位于 Disse 腔内肝细胞和内皮细胞间，有储存维生素 A 和合成胶原蛋白的功能。它可能是肝内成纤维细胞的前身，在肝组织修复过程中起重要作用。

4. Pit 细胞

Pit 细胞位于肝窦内皮质上，有自然杀伤活性，对肿瘤细胞有自发性细胞毒作用。

5. 胆管内皮细胞

胆管内皮细胞分泌水和电解质，重吸收液体、胆汁酸和氨基酸来调节胆汁的成分。

二、肝脏的生理功能

肝脏是维持生命必不可少的一个器官。肝脏的功能十分复杂，主要包括以下几点。

（一）分泌胆汁

肝脏每日持续分泌胆汁 600 ~ 1 000 mL，经胆管流入十二指肠，帮助脂肪消化和脂溶性维生素 A、维生素 D、维生素 E、维生素 K 的吸收。胆汁中的成分包括胆汁酸、胆固醇、脂肪酸、磷脂、结合胆红素、少量蛋白质及其他一些无机离子和水分。胆汁的生成和分泌依赖于整个肝细胞内微器的高度协调。肝细胞生成和分泌胆汁依赖胆汁酸、钠离子及碳酸氢根离子；小胆管和胆管分泌胆汁主要依赖促胰液素。胆汁分泌受神经、体液及食物等因素影响。副交感神经兴奋能促进胆汁分泌，交感神经兴奋可抑制胆汁分泌。口服胆盐引起胆汁分泌的作用最强。胆汁酸是胆汁的主要成分，有形成微胶粒增加胆固醇的溶解度、激活胰酶和抗菌作用。

（二）代谢作用

肝脏是糖、脂肪和蛋白质代谢中心，多种激素和维生素的代谢也在肝内。

1. 糖代谢

肝脏能将从消化道吸收的大部分葡萄糖转变为糖原，其余葡萄糖转化为脂肪酸。肝糖原的主要作用在于维持血糖水平。在饥饿、创伤等应激情况下，肝糖原又分解为葡萄糖供组织利用。但肝脏储存的肝糖原相当有限，正常成年人的肝糖原储存量为 70 ~ 75 g，饥饿 24 ~ 48 h 后储存的肝糖原就会耗尽。在肝糖原耗尽后，肝脏能将非糖类（如甘油、乳酸、丙酮酸等）转变成葡萄糖，这是肝脏的糖异生作用。这些非能源底物包括成糖氨基酸、甘油、丙酮酸和乳酸。在饥饿、创伤或手术等应激情况时，若无外源性能源供给，体内就分解蛋白质和脂肪以提供能量。此时，如果每天供给 100 g 葡萄糖，就可明显减少蛋白质的分解，起到节氮作用。

2. 蛋白质代谢

在蛋白质代谢过程中，肝脏主要起合成、脱氨和转氨作用。食物中的蛋白质分解为氨基酸后被吸收，肝脏利用氨基酸再合成机体所需的各种蛋白质，如白蛋白、纤维蛋白、球蛋白和凝血因子Ⅱ等。90% 的血浆蛋白由肝脏合成和分泌，白蛋白占血浆总蛋白的 55% ~ 66%。肝脏是合成白蛋白的唯一器官，正常情况下只有 15% 的肝细胞合成和分泌白蛋白，大多数肝细胞处于储备状态。球蛋白除肝脏外其他组织如肺、肠及骨髓等亦可合成。只有在肝细胞大量损害时（如肝硬化），才会出现低白蛋白血症表现，同时伴白蛋白与球蛋白之比例倒置。因此，白蛋白可作为评定机体营养状态的重要指标。多种酶蛋白由肝脏合成，如丙氨酸氨基转移酶（ALT）和门冬氨酸氨基转移酶（AST），肝细胞受损时转氨酶释放入血，检测血中酶蛋白的变化可评价肝细胞受损程度。多种凝血因子也由肝脏合成，如凝血因子Ⅰ、凝血因子Ⅱ和凝血因子Ⅴ、Ⅶ、Ⅷ、Ⅸ、Ⅹ等。此外，多种运载蛋白，如结合珠蛋白、转铁蛋白、血浆铜蓝蛋白、激素运载蛋白、α-球蛋白、β-球蛋白等，后两者的变化与肝炎的严重程度相关。体内代谢所产生的氨是对机体有毒的物质，肝脏能将大部分的氨合成尿素，并经肾排出；肝细胞受损时，脱氨作用减弱，血氨升高。

3. 脂肪代谢

肝脏能维持体内磷脂、胆固醇等各种脂质的稳定，使其保持一定的浓度和比例。肝脏是合成脂肪酸的主要器官，可以把多余的糖合成为脂肪酸，酯化后形成胆固醇酯和磷脂，并储存于脂肪细胞。饥饿时脂肪酸的合成被抑制，饱食时则有利于脂肪酸的合成和酯化，禁食时脂肪酸发生脂肪动员以供能。脂肪酸代谢受干扰可引起肝脏功能异常，肝功能异常也可干扰脂肪酸的代谢。肝功能异常时，由于糖代谢障碍致脂肪酸合成过多并超过肝脏分解代谢能力，同时脂蛋白合成和运输发生障碍，导致甘油三酯形成过多而发生脂肪肝。此外，肝功能异常时对胆固醇酯化作用减弱从而引起胆固醇酯浓度下降。

4. 维生素代谢

肝脏能将胡萝卜色素转化成维生素 A 并加以储存。它还储存维生素 B 族、维生素 C、维生素 D、维生素 E、维生素 K。

5. 激素代谢

肝脏对体内多种激素（雌激素、血管升压素和醛固酮等）有灭能作用。肝硬化时灭能作用减弱，导致体内雌激素增多而引起蜘蛛痣、肝掌和男性乳房发育，血管升压素和醛固酮增多会引起体内水、钠潴留。

（三）生物转化功能

代谢过程中产生的毒性物质和外来的毒性物质，在肝内经过第一和第二相两个阶段而进行生物转化，通过分解、氧化、还原和结合的方式使其毒性降低或转化为无毒物质。葡萄糖醛酸、甘氨酸等小分子以结合方式与毒物结合后排出体外。

（四）凝血功能

肝脏能合成大部分凝血因子、凝血因子 I、凝血因子 II、激肽释放酶原和高分子激肽原。肝脏还能清除促凝因子，如 IX a、X o、（X + I）a 及纤溶酶原激活剂。库普弗（Kupffer）细胞可清除凝血因子 I 降解产物。肝脏在人体凝血和抗凝两个系统的动态平衡中起着重要的调节作用。肝功能异常时. 凝血因子生成减少、纤溶系统亢进，导致出血。

（五）吞噬、免疫功能

库普弗（Kupffer）细胞具有滤过和清除异源性物质和调节免疫反应的功能。它可吞噬微生物、内毒素、异种抗原和免疫复合体，将细菌、色素和其他碎屑从血液中清除。肝实质细胞可产生抗体，合成和分泌胆汁 sIgA$^+$后者可清除循环内的有害或外来抗原及 IgA 免疫复合体，并加强胆管和肠道的免疫防御机制，对防御肠内致病性病原体有重要作用。

（六）造血功能

胎儿期 9 ~ 24 周及成人骨髓纤维化时，肝脏可髓外造血。肝脏还能储存维生素 B_{12}、叶酸和铁，从而间接参加造血。

第四节　胆管的生理

胆管的生理比较复杂，包括肝脏的分泌、胆囊的储存及肝外胆管的运输，直至排到肠道。在这个过程中，有众多神经和体液因素参与。

一、胆汁分泌

肝细胞分泌的胆汁是通过主动转运的方式分泌胆汁和钠离子至胆管，与由于渗透压差而被动地流入胆管内的水结合而成；但也有部分胆汁是不依赖于胆汁酸的胆汁分泌。

肝脏胆汁由水、电解质、脂质、蛋白和胆红素组成。正常人胆汁含有初级胆汁酸和次级胆汁酸。初级胆汁酸的两种主要成分是胆酸和鹅脱氧胆酸，在肠道细菌的作用下，分别转化为脱氧胆酸和石胆酸（次级胆酸），胆汁酸也与甘氨酸和牛磺酸结合，因此每一种胆汁酸有两种存在形式。

胆汁酸在一定浓度下形成微粒；在微粒中，胆汁酸呈极性排列，水溶性部分在分子外侧，脂溶性部分在其内侧，使分子呈放射性排列，内部形成，脂溶性环境，使非水溶性脂质如胆固醇能溶于其中。因此，在正常胆汁中，胆酸、磷脂和胆固醇形成混合微团而溶于水中。胆汁中 98% 的磷脂为卵磷脂，其余为脑磷脂、鞘磷脂和溶血卵磷脂。胆汁中的蛋白为血浆蛋白、胆汁糖蛋白、免疫球蛋白及一些酶类，如碱性磷酸酶、ALT、AST 等。肝脏胆汁中的糖蛋白与胆囊分泌的糖蛋白可能不同。

在胆囊，通过吸收水分，胆汁被浓缩了 10 倍以上。胆囊胆汁 pH 小于 7.0，可能与胆囊黏膜分泌氢离子有关，它有利于钙盐的溶解，不利于形成结晶。胆汁中的卵磷脂和胆盐能使胆固醇保持溶解状态，若三者比例失调，则可产生过饱和的胆汁，使胆固醇发生沉淀。体外实验表明，溶解在胆汁中的胆固醇有 1/3 是由胆汁酸溶解的；而卵磷脂具有促进胆汁酸溶解胆固醇的能力，大约 3 mmol 的卵磷脂能使胆固醇多溶解 1 mmol。胆石症患者的胆囊胆汁中的糖蛋白浓度高于正常人，而肝脏胆汁却无变化，说明胆囊分泌的糖蛋白对结石的形成起了一定的作用。

一些因素可影响胆汁的成分。在女性，其胆囊胆汁中总胆汁酸、鹅脱氧胆酸和结合型胆酸明显高于男性；给男性服用炔雌醇可使胆汁中胆固醇和磷脂增加，胆汁酸减少。饥饿及高脂饮食均可使肝胆汁和胆囊胆汁的胆固醇增加；维生素 C 缺乏可导致胆汁酸合成减少。

二、胆汁的排泄

（一）胆管

胆管具有分泌黏液和输送胆汁的作用。胆管黏膜具有分泌黏液的隐窝，黏液能保护黏膜免受胆汁的侵蚀，并有润滑作用，有助于胆汁在胆管内的流通。

（二）胆囊

胆囊具有储存、浓缩、排胆和分泌功能。胆囊将肝脏来的胆汁浓缩了 10 倍以上。胆囊的排空并不是完全的，在消化间期，胆囊的部分排空和充盈与移行性运动综合波（migrating myoelectric complex，MMC）一致，似潮水涨落。胆囊的张力由胆囊壁肌层和弹性组织组成，一般情况下，胆囊需 12 ~ 16 h 才调整其容量，而在较短的时间内（2 ~ 4 h），即使容量较大，也保持较好的顺从性，有利于胆囊收缩后胆汁分泌增加时对胆囊进行充盈。胆汁不但在饥饿时流入胆囊，在饭后也进行，该过程与排泄胆汁交替进行，有利于胆汁与食物充分混合。胆囊收缩不良可引起胆汁淤积，易形成结石。

（三）Oddi 括约肌

Oddi 括约肌是一独立的结构，调节胆汁流入十二指肠、分流胆汁进入胆囊、防止十二指肠内容物反流。一些研究表明，Oddi 括约肌有自发性的收缩，大约每 4 min 1 次，每次持续 4 ~ 5 s。其收缩是相性收缩，由慢波控制，分为 3 期，Ⅰ 期为静止期，Ⅱ 期为不规律的收缩，Ⅲ 期为强烈的收缩，收缩波向十二指肠进行。在 Oddi 括约肌收缩时，将括约肌段的胆汁推向十二指肠，而胆管的胆汁不能进入括约肌段；在舒张期，括约肌放松，胆管的胆汁流向括约肌段。该过程循环往复，使胆汁不断流向十二指肠。吗啡能强烈刺激 Oddi 括约肌，完全阻断胆汁流入十二指肠，在尸检时切除 Oddi，向胆管内注水模拟胆汁流动，发现水流不能进入胆囊，提示 Oddi 的主要作用是调节胆汁在十二指肠与胆囊的分流。摄入食物可使括约肌的基础压降低，并减小其收缩幅度，有利于胆汁流向十二指肠。如括约肌收缩超过一定限度，舒张间期消失，胆汁流动则停止。

三、胆汁分泌和排泄的调节

胆汁的分泌和排泄受很多因素影响，除神经体液因素外，一些药物和物理因素也参与了该过程。

（一）体液因素

胆囊收缩素（CCK）具有 CCK-58、CCK-39、CCK-33 和 CCK-8 等分子形式，半衰期约 2.5 min，肾脏是其主要代谢部位；它可自胃肠道内分泌细胞（Ⅰ 细胞）和神经末梢细胞释放，同时脑组织也存在着大量的 CCK-8，因此它既是经典的胃肠激素，又是经典的神经递质。CCK 有广泛的生物学作用，它最重要的作用是促进胰液分泌和胆囊收缩，并能具有加强促胰液素刺激胰腺分泌和碳酸根分泌的作用，松弛 Oddi 括约肌，使胆汁从胆总管流入十二指肠。CCK 主要由脂肪及蛋白的消化产物刺激所释放。此外，肠腔内盐酸及二价离子对 CCK 的释放也有促进作用，迷走神经不起重要作用。

促胰液素可增强 CCK 对胆囊的收缩作用，但在生理剂量下仅能抑制胰管括约肌。促胃液素的羧基末端有与 CCK 相似的结构，因此具有 CCK 的作用，抑制括约肌的活动，但促胃液素的抑制 Oddi 括约肌的作用低于 CCK。生长抑素能抑制胆囊的收缩。

（二）神经因素

在胆囊及 Oddi 括约肌有神经分布，包括胆碱能神经及肾上腺素能神经。在胆囊以 β 肾上腺素能神经占优势，而 Oddi 括约肌 α 与 β 均匀分布，刺激肾上腺素能神经能引起胆囊舒张、Oddi 括约肌收缩。胆碱能神经能引起胆汁分泌增加，可能与迷走神经兴奋引起有关激素释放有关，同时还可引起胆囊和 Oddi 括约肌收缩。

（三）其他

阿片类药物可强烈收缩 Oddi 括约肌。在人类，小剂量吗啡即可增加 Oddi 括约肌的收缩频率，并使静态压和收缩压升高。钙离子拮抗剂尼夫地平（nifedipine）可降低 Oddi 括约肌的静态压和收缩频率。动物实验发现，低温可抑制 Oddi 括约肌，而温度升高则可使其兴奋。胆囊壁张力升高时，可使 Oddi 括约肌的兴奋性降低，有助于胆汁流入十二指肠；胆囊排空后，胆囊壁张力降低，Oddi 括约肌收缩，使胆汁流入胆囊，提示两者存在着某种反射。

第五节　肠道的生理

肠道是消化系统重要器官，它与食物的消化、吸收、容纳及排泄密切相关，在机体生长发育、内环境稳定中起着重要作用。它与外界相通，直接收纳食物，易受自然界多种致病因素如病毒、细菌、寄生虫及毒物等的直接攻击，加之肠腔存在大量机体所需的正常菌群及条件致病菌群，而且肠道路径较长，一旦损伤因素进入肠道，作用时间较长，某一环节受损则引起连锁效应，因此肠道易发生疾病。腹泻是最常见的肠道疾病之一。本章重点叙述肠道的解剖学及生理学。

一、小肠的生理

小肠是食物消化、吸收的重要部位。在这里，食物受到胰液、胆汁和小肠上皮细胞内酶的化学作用及小肠蠕动和绒毛运动的机械作用，加之小肠巨大的吸收面积，食物在小肠内停留时间较长使营养物质得以与黏膜面保持密切接触，使得在小肠内已被消化且适于吸收的小分子物质被充分消化、吸收，同时水、无机盐和维生素等也主要在小肠被吸收。因此，食物通过小肠后，消化吸收过程便已基本结束，只留下不能消化的和未被消化吸收的食物残渣进入大肠。人类每日有 6 ~ 10 L 未完全消化的食糜和分泌液由胃排至十二指肠，仅有 0.5 ~ 1.5 L 的内容物进入结肠。食物在小肠的消化吸收需要两个基本因素，即消化酶和将食物运送到最佳吸收部位的小肠运动，两者缺一不可，相辅相成。

（一）消化酶

肠壁内有多种消化酶，起主要作用的酶是由胰腺分泌的。小肠液中的其他消化酶除能激活胰蛋白酶原的肠激酶外，都不是由肠源所分泌，其来源是由肠上皮吸收细胞表面刷状缘内或是与脱落的肠黏膜细胞一起脱落到肠腔中而释放出的消化酶。小肠黏膜上皮细胞内存在几种不同的肽酶，可以分解寡肽和氨基酸，还有 4 种分解双糖的单糖酶即蔗糖酶、麦芽糖酶、异麦芽糖酶和乳糖酶。这些酶大部分存在于刷状缘内，一部分存在于细胞质中。现将小肠中主要消化酶列于（表 1-1）中。

表 1-1　小肠中主要消化酶及作用

消化液	消化酶	底物	分解产物	最适 pH
胰液	胰蛋白酶	蛋白质、多肽	多肽、小肽	8.0
	糜蛋白酶	蛋白质、多肽	小肽	8.0
	羧基肽酶	多肽	自 C 端分解，氨基酸	–
	胰淀粉酶	淀粉	双糖类	6.7 ~ 7.0
	胰脂酶	脂肪	脂肪酸、甘油酯	8.0
	核酸酶	核酸	核苷酸	–
	核糖核酸酶	核酸	多核苷酸	
肠液	肠激酶	胰蛋白酶原	胰蛋白酶	
	氨基肽酶	多肽	自 N 端分解，氨基酸	8.0
	二肽酶	二肽	氨基酸	

消化液	消化酶	底物	分解产物	最适 pH
	麦芽糖酶	麦芽糖	葡萄糖	5.0 ~ 7.0
	乳糖酶	乳糖	葡萄糖、半乳糖	5.8 ~ 6.2
	蔗糖酶	蔗糖	葡萄糖、果糖	5.0 ~ 7.0
	肠脂酶	脂肪	脂肪酸、甘油酸	8.0
	核苷酸酶	核苷酸	核苷、磷酸	–
	核苷酶	核苷	嘌呤碱、戊糖	8.0

（二）小肠运动

小肠的运动是靠肠壁平滑肌收缩来完成，肠腔内食物的混合、消化、吸收和传输都有赖于小肠平滑肌的运动。小肠特有的电活动是其运动的基础。

1. 小肠的电活动：慢波和动作电位

（1）慢波：由纵行肌肌细胞膜电位的节律性波动所造成，这种电活动被称为基本电节律，其起步点位于十二指肠近胆管入口处的纵行肌细胞。从十二指肠到回肠末端，基本电节律的频率逐渐下降。慢波不引起平滑肌收缩，但可控制平滑肌细胞收缩的频率。环行肌没有自发的慢波电变化，而是纵行肌产生的慢波，通过电紧张的形式扩布入环行肌。

（2）动作电位：在各种刺激下，慢波的电位如果提高到临界水平时，在慢波的顶端就发生动作电位，常称峰电位，动作电位能够传播到整个肌细胞，引起平滑肌收缩。

2. 小肠运动方式：包括如下 4 种

（1）分节运动：是以环行肌为主的规律性收缩与舒展交替进行的一种收缩运动，在数厘米的一段小肠上，环行肌许多点同时收缩，将肠腔内食糜分割为许多节段，随后原来收缩部位舒张，而舒张的部位收缩，于是肠腔内的食糜又被分为新的节段。如此反复进行，使食糜不断分割混合，充分与消化酶和肠壁接触，利于消化吸收。另外，此种对肠壁的挤压作用促进已吸收物质从肠壁转运入血液及淋巴液中。分节运动仅有微小的食糜推进作用，这是因为小肠上段分节运动收缩频率为 11 ~ 12 次 / 分，略高于回肠段 8 次 / 分所致。分节运动在空腹时几乎不存在，进食后逐渐转强。

（2）蠕动：小肠纵行肌和环行肌协调地收缩和舒张，是一种推进性运动，将食糜向小肠方向推送，速度大约为 2 cm/s，在小肠上端略快于小肠下端。每一次蠕动收缩使食糜推进距离一般均小于 5 cm，因此这种蠕动也称为短距离推进运动。蠕动的意义在于使经过分节运动的食糜向前推进一步，到达新的肠段开始新的分节运动以进一步消化。食糜从胃进入十二指肠后，经过小肠运动的推动到达回盲瓣再进入结肠需 3 ~ 4 h。

（3）蠕动冲：在小肠中有一种行进速度很快的，达 2 ~ 25 cm/s，且传播较远的蠕动，被称为蠕动冲。要由进食时的吞咽动作及食糜进入十二指肠而引起，它可把食糜从小肠始端一直推送到小肠末端，有时还可至大肠。

（4）移行性复合运动（migrating motor complex，MMC）：空腹状态下，小肠并不因为肠腔无食糜、没有消化过程而完全休息，此时，小肠环行肌反复发生周期性的强烈收缩，这种收缩从小肠上端开始，并以缓慢的速度向回肠末端移行，其周期约为 90 min，从小肠上端移行到回肠末端约需 120 min。因此前一个 MMC 还在进行，尚未到达回肠末端时，下一个 MMC 又在小肠上端发生。空腹状态下，小肠 MMC 就这样周而复始地进行。进食后很快终止这一运动形式转为蠕动和分节运动等进食后运动型。这一运动的生理意义在于强烈的 MMC 收缩带缓慢向小肠尾端移行，如同小肠清道夫，能完全清扫小肠中的残余食物、分泌物和脱落上皮细胞，将其排空到结肠，为后来的进食和消化做好准备，这也限制了有害细菌在小肠的繁殖，保持了肠道的清洁。

3. 小肠运动的调节：存在多种调节机制

（1）基本电节律控制：小肠平滑肌的收缩最显著的特征是环肌的节律性收缩，表明肠道存在着一个时钟控制系统，这就是小肠的慢波电位。小肠的慢波电位是由平滑肌内在特性所产生，是由小肠纵肌和环肌间的 Cajal 间质细胞所产生的，它起着对小肠运动节律性的调节作用。

（2）外来神经的控制：小肠受迷走神经和交感神经的支配。迷走神经的影响是弥漫性的，它对空肠的影响较对回肠的影响大。迷走胆碱能神经兴奋使小肠运动加强，交感肾上腺素能神经则抑制小肠运动。

（3）内在神经的控制：肠道壁内存在一个庞大的肠神经系统（enteric nervous system，ENS），它所含的神经细胞数目多如整个脊髓所含数量，与肾上腺能、胆碱能神经一起参与对小肠运动的调节作用，由于它不受中枢神经控制，被称为"肠脑"。ENS 的胞体主要存在于黏膜下和环纵肌之间，即黏膜下神经丛和肌间神经丛，前者主要抑制肠的分泌和吸收，后者主要与肠运动控制有关。

（4）体液因素的作用：一般来说，促胃液素和缩胆囊素可以兴奋小肠运动，而促胰液素、胰高血糖素则起抑制作用，肠神经系统的多数神经元是一种肽能神经，现已知这些肽能神经所释放的 P 物质和甘丙素可兴奋小肠运动，而血管活性肠肽、生长抑素、神经降压素和脑啡肽则使肠环行肌舒张，抑制肠运动。近来发现，一氧化氮在外周肠肌间神经丛合成和释放，它作为非胆碱能、非肾上腺能神经递质，作用于平滑肌靶细胞，使平滑肌松弛。有较多资料研究表明胃动素在启动消化间期小肠 MMC 活动中起重要作用，具有特别重要的意义，但其在进食阶段则似乎没有意义。

（三）小肠消化吸收时相

1. 腔内期：营养物质经肠腔内消化酶的水解作用，使肠内容物的理化性状转变为可被小肠黏膜细胞吸收的状态。

2. 黏膜期：被部分消化的营养物经小肠柱状吸收细胞吸收，在刷状缘经细胞内的肽酶进一步水解而吸收并准备运送出固有膜。

3. 运送期：被充分水解的营养物质从上皮固有膜经淋巴或门静脉运送到体循环，再输送到身体其他脏器贮存和代谢。

（四）各种物质的吸收部位

许多营养物可在小肠全程吸收，有些营养物质则在小肠某段吸收较多。小肠近段主要吸收甘油一酯、脂肪酸、部分单糖，故小肠的上 1/3 ~ 1/2 部分是机体吸收营养物质的主要部位，小肠远端则主要吸收胆酸和维生素 B_{12}。

（五）小肠吸收转运的类型

主动转运是一种物质逆着电或化学梯度而运入细胞内，此过程需要能量，它是由 Na^+，K^+-ATP 酶在进行 Na^+、K^+ 交换的同时分解 ATP 产生能量来供转运所需。主动转运也可由载体传递完成，可受竞争抑制。单纯扩散是顺电或化学梯度转运，它不需能量，不用载体，也不受竞争抑制。易化扩散由载体传递，常受竞争抑制，余同单纯扩散。单纯扩散和易化扩散及滤过、渗透统称为被动转运；胞吞作用是在细胞外的某些大分子物质及团块如细胞、病毒、脂蛋白颗粒或大分子蛋白等进入细胞的过程。进入物为固体称吞噬作用，进入物为液体称吞饮作用。在这 4 种转运机制中以主动转运和单纯扩散为最主要的吸收转运方式。

（六）营养物质的消化吸收过程

1. 糖类的吸收：食物中含有最多的糖类是大分子的淀粉，需经消化才被吸收。尽管唾液中有 α-淀粉酶，但在胃液中很快失活。故淀粉的吸收主要是在小肠上部的肠腔内和肠黏膜上皮细胞表面进行。在肠壁内存在着胰腺分泌的 α-淀粉酶，它是水解淀粉的最主要酶，可将淀粉水解为寡糖——α-糊精、麦芽寡糖及麦芽糖，然后再经小肠黏膜上皮细胞刷状缘中的 α-糊精酶、麦芽糖酶、蔗糖酶、乳糖酶，将 α-糊精、麦芽糖、蔗糖和乳糖最终分解成葡萄糖，少许为半乳糖和果糖。在肠黏膜上皮细胞刷状缘有一种能选择性地将葡萄糖和半乳糖等从刷状缘的肠腔面转入细胞内的载体，在细胞膜上形成 Na^+-载体葡萄糖复合物，由载体转运进入细胞内，此过程需要能量，钠泵抑制剂毒毛花苷、根皮苷及能与 Na^+ 竞争载体蛋白的 K^+ 都能抑制糖的主动转运。

在各种单糖中，己糖吸收较快，而戊糖吸收很慢。在己糖中半乳糖和葡萄糖吸收最快，果糖次之，甘露糖最慢。

2. 蛋白质的消化、吸收：蛋白质的消化主要在小肠内进行，首先由肠腔内的胰蛋白酶、糜蛋白酶、弹性蛋白酶及羧基肽酶 A 和羧基肽酶 B 对长肽链进行分解，其产物 1/3 为氨基酸，2/3 为寡肽。寡肽在肠黏膜上皮细胞刷状缘及肠腔液中的寡肽酶作用下，从肽链的氨基酸逐步水解肽链，最后分解为氨基酸。氨基酸的转运也需要钠的参与，并与载体形成复合物，属于主动转运。小肠壁上有 4 种转运氨基酸的特殊载体即中性氨基酸转运载体（甲硫氨酸、亮氨酸等）、碱性氨基酸转运载体（精氨酸、赖氨酸）、酸性氨基酸转运载体（门冬氨酸、谷氨酸）、亚氨基酶及甘氨酸载体（脯氨酶、羟脯氨酸及甘氨酸）。氨基酸的吸收主要在十二指肠和空肠进行，极少数至回肠才被吸收，然后通过血管进入肝脏和全身血液。

3. 脂肪的消化、吸收：脂肪在小肠内经乳化和脂肪酶的作用，分解成脂肪酸和甘油酯，并与胆固醇和胆盐形成直径 0.4 ~ 1 nm 的脂肪混合微胶粒，此微胶粒中的胆盐有亲水性，能携带脂肪的消化产物通过覆盖在小肠微绒毛表面的非流动水层，当到达绒毛表面时，一部分微胶粒以吞饮的方式被吸收，另一部分微胶粒中的成分相互分离，甘油酯、脂肪酸和胆固醇通过被动扩散透过微绒毛的脂蛋白膜，进入黏膜细胞。胆盐因不溶于脂蛋白膜而被留于肠腔，可再次用于脂肪微胶粒的形成或在回肠末端以主动转运的方式被吸收。短中链脂肪酸和甘油在肠上皮细胞内不经过再合成阶段直接进入门静脉，但长链脂肪酸需重新合成为甘油三酯，并在其外表面包裹一层卵磷脂和蛋白质组成的膜，形成乳糜微粒，经高尔基复合体由上皮细胞的质膜分泌出去并进入中央乳糜管，再经淋巴管而人血液循环。因食物中含 12 碳以上的长链脂肪酸很多，所以脂肪的吸收主要是按上述过程取道淋巴途径而进入血液循环中。

4. 水分和电解质的吸收。

（七）小肠消化吸收的调节

1. 局部因素：肠腔内的胆酸和脂肪酸能抑制小肠对水分的吸收。某些细菌毒素，如霍乱毒素和大肠杆菌内毒素，能刺激上皮细胞的腺苷环化酶，使细胞内 cAMP 含量明显增加，后者能抑制水和盐的吸收，促进 Na^+ 和水向肠腔内移动，从而引起严重的水泻。

2. 神经因素：刺激内脏神经可减弱小肠对水和胨的吸收，反之，阻断内脏神经可使水、胨、葡萄糖、脂肪、氯化钠的吸收加强。

3. 体液因素：很多激素能影响小肠的吸收活动。甲状腺素能增加小肠对糖类、氯化钠和水的吸收；肾上腺皮质激素也能促进小肠对半乳糖、葡萄糖的吸收；生长抑素和甲状腺素释放激素则抑制小肠对葡萄糖及木糖的吸收；缩肠绒毛素（vilikinin）可加强肠黏膜上皮细胞绒毛运动，促进绒毛内血液和淋巴液的流动，有利于营养物质的吸收。

二、大肠的生理

大肠的主要功能是：①吸收肠内容物的水分和电解质，参与机体对水、电解质平衡的调节；②完成对食物残渣的加工，形成粪便，暂时储存，或将其推进至肛门；③吸收结肠内细菌产生的维生素 B 和维生素 K 复合物。

（一）大肠内的消化吸收

结肠黏膜无绒毛，对食物无明显的消化吸收作用。大肠壁有较多的杯状细胞，能分泌保持肠黏膜及粪便润滑的黏液，以防止粪便的细菌及刺激物质的损害。结肠对维持机体水和电解质平衡仍然起一定作用。据估计，正常人结肠每日能吸收 460 mmol 的钠和 2 000 mL 的水。

结肠内有大量的细菌，主要是厌氧和兼性厌氧细菌如厌氧类杆菌、厌氧乳酶菌和梭状芽孢杆菌属。粪便中死的和活的细菌占粪便固体总量的 20% ~ 30%，结肠内这些细菌对人体是有益的。它们能抑制某些病原菌如沙门杆菌和霍乱弧菌的生长，对机体有保护作用。这些细菌还能合成维生素 B 族及维生素 K，成为机体该种维生素的来源。细胞中含有的酶能够分解食物残渣和植物纤维，这些分解产物绝大部分不被吸收而作为粪便排出。

（二）大肠的运动

大肠的运动主要是指结肠的运动。非推进性节段性收缩使结肠出现一连串的结肠袋，结肠内容物被揉挤而向相反方向往返运动，可促进肠内容物的水分和盐类被结肠黏膜吸收。

推进性转运性收缩使肠内容物从结肠近端向远端推送。结肠有时出现一种进行很快、前进很远的集团运动，通常开始于横结肠，可推进一部分内容物快速移动直达乙状结肠或直肠，刺激直肠壁的机械感受而产生便意。这种蠕动每日发生3～4次，常在饭后或胃内充满食物时发生，称为"胃－结肠反射"。当人每天由肛门排出的气体增多时，并不一定表示肠内气体过多，而很可能是由于大肠运动增加所致。

三、肠道内水和电解质转运

水、电解质平衡在维持人体正常生命活动中起着重要作用，肠道内水、电解质转运是人体水、电解质平衡的重要部分。

（一）肠道水和电解质的吸收

1. 水的吸收

水在人体具有十分重要的生理意义，它是构成体液的主要部分，也是体内各种物质的溶剂。体内各种物质都以水溶液形式存在，水还参与许多生物化学反应，并起细胞内外和血管内外物质交换的媒介作用。总之，水为正常的生命活动提供了良好的内环境，其正常的吸收和排泄是保证内环境相对恒定的重要条件。

正常成人每日对水的最低需要量为1 500 mL，而消化道每日除接受来自饮料和食物的水分外，还有来自消化液的分泌，共约9 L，包括2 L摄入水、1.5 L唾液、2.5 L胃液、0.5 L胆汁、1.5 L胰液和1 L肠液。这些消化道内的水只有少量，约150 mL随粪便排出，其余绝大部分都被消化道吸收。因此，消化道每天对水的吸收能力远远超过机体的需要量。水的吸收部位主要在肠道，胃只能吸收少量的水。

（1）小肠对水的吸收：小肠黏膜对水的通透性很高，水可以很容易地依渗透梯度通过小肠黏膜。一方面水分从小肠被吸收到血液和淋巴液中，另一方面又可从血液透过肠黏膜进入肠腔。每日有5 000～10 000 mL水分进入小肠，其中仅1 000 mL左右进入结肠，因此，水分主要是在小肠中吸收。

在研究小肠对水分吸收机制中人们发现水的吸收是伴随溶质吸收而进行的，上皮所吸收的液体和肠腔内液始终等渗，上皮细胞间的紧密连接可以使水和小分子通过，上皮的顶膜和底侧膜对水有较大的通透性，于是提出了水在小肠吸收的"稳定渗透梯度模型"，其内容为：溶质（主要为Na^+和Cl^-）首先经过上皮细胞和进入细胞间隙，导致细胞间隙渗透压升高，水在渗透压差的作用下进入细胞间隙，此处的流体静水压将会不断升高，这便能够驱使液体缓慢地通过上皮下的基膜流向组织液和附近的毛细血管。目前，细胞旁路和跨细胞通路在水吸收中的相对重要性尚有争议。

（2）水在大肠内的吸收：人结肠每日可从回肠接受500～1 000 mL水，其中80%被吸收，而结肠每日至少可以吸收2 500 mL水，因此结肠对水的吸收有巨大的潜力，其对水的吸收量随机体的需要而变化。

尽管结肠对水的吸收机制不甚明确，但学者们发现水通过结肠黏膜的净移量与Na^+和K^+的净移量呈直线关系，因此提出水在结肠吸收伴随溶质的吸收。而且结肠可以逆着渗透压梯度吸收高渗液，这可能与上皮细胞连接相对紧密有关。这与小肠上皮细胞吸收等渗液的特性形成明显区别。

2. 钠和氯的吸收

Na^+和Cl^-构成机体细胞外液的主要电解质，在体内的主要功能是维持细胞外液的晶体渗透压，进而影响水在细胞内外之间的流动方向，在维持正常血容量中起着重要作用。体重60 kg的人约含钠60 g。Na^+和Cl^-主要来自调味品NaCl，其每日摄取量随饮食习惯、食物性质和生活情况不同而异，成人一般每日摄入食盐6～15 g。

钠和氯均以离子形式被吸收。小肠是钠和氯吸收的重要部位，大肠也可根据机体的需要吸收一定量的钠和氯。

（1）小肠对钠和氯的吸收：Na^+和Cl^-虽然在小肠可以通过细胞旁路途径吸收，但主要还是通过跨细胞途径吸收。这是一种主动吸收过程，主要有3种方式即Na^+的非偶联吸收、Na^+的偶联吸收及中性NaCl的吸收。

Na^+的非偶联吸收：Na^+从黏液进入上皮细胞是顺着电化学梯度的易化扩散过程，在细胞内Na^+从细胞底侧膜进入组织液或血浆是逆着电化学梯度的耗能的主动转运过程。该能量是来自 ATP 的水解。Cl^- 的吸收途径主要是细胞旁路。但也不能排除跨细胞途径。

Na^+ 的偶联吸收：小肠内多种有机溶质的吸收依赖于 Na^+ 的吸收，并且与 Na^+ 的吸收相偶联，这些溶质包括 D- 己糖、L- 氨基酸、甘油三酯、某些维生素和胆盐。至今尚无证据证明水溶性有机物是以非 Na^+ 依赖机制被主动吸收的，Na^+ 与有机溶质偶联吸收机制的要点是：小肠黏膜上皮细胞的顶膜存在一种 "载体"，它能使 Na^+ 和有机溶质偶联入上皮细胞。进入上皮细胞的 Na^+ 借助于 Na^+，K^+-ATP 酶而从细胞底侧膜排出，而与 Na^+ 偶联进入肠上皮细胞的有机溶质则顺着浓度梯度在上皮细胞底侧膜被排出。与此同时 Cl^- 则是从细胞旁路途径被动吸收。

中性 NaCl 的吸收：中性 NaCl 的吸收是指 Na^+ 和 Cl^- 以 1∶1 的比例从肠道转运到组织或血液的过程。此种吸收方式在各种动物的上皮细胞得到证实。是 Na^+ 和 Cl^- 转运的主要形式之一。关于中性 NaCl 吸收的机制，有两种解释。一种观点认为肠上皮细胞顶膜存在中介 Na^+ 和 Cl^- 以 1∶1 的比例吸收的机制。Na^+ 的进入为 Cl^- 的进入提供能量，然后 Na^+ 在底膜由 Na^+ 泵泵出，Cl^- 则依赖电化学梯度排出。另一种观点认为 Na^+ 和 Cl^- 的吸收不是中性同向转运，而是两个中性反向转运过程，一个是 Na^+-H^+ 交换，另一个是 Cl^--HCO_3^- 交换。一般认为，细胞内的 H^+ 和 HCO_3^- 是通过内源性或外源性的 CO_2 的水合作用产生的。然后，HCO_3^- 与 Cl^-、H^+ 与 Na^+ 分别进行反向转运，使 Na^+ 和 Cl^- 以 1∶1 的比例被吸收，而 H^+ 和 HCO_3^- 以 1∶1 的比例被分泌到肠腔，形成 H_2O 和 CO_2。上述 3 种 NaCl 的吸收方式在小肠 NaCl 吸收的总量中所占的比例不同，Na^+ 的非偶联吸收的比例很少，而主要的吸收方式是中性 NaCl 的吸收。

（2）大肠对钠和氯的吸收：研究表明，大肠粪便液体中 Na^+ 和 Cl^- 的浓度低于血浆，且肠腔中的电位比参考点（皮下组织）低 10 ~ 50 mV，提示 Na^+ 和 Cl^- 在大肠均是主动吸收。

Na^+ 的非偶联吸收：Na^+ 可以顺着电化学梯度进入结肠黏膜上皮细胞，然后借助底膜的 Na^+，K^+-ATP 从细胞排出。Na^+ 的吸收使上皮细胞两侧建立了一个 20 mV 的电位差（肠腔为负），该电位差有利于 Cl^- 的被动吸收。Na^+ 进入上皮细胞，除受 Na^+ 浓度的影响外，还受哌嗪类利尿药阿米洛利和醛固酮及有机和无机阳离子的影响。

中性 NaCl 的吸收：有学者认为 Na^+ 和 Cl^- 的吸收基本不影响跨上皮电位差，是中性的吸收过程；Na^+ 和 Cl^- 的吸收是密切联系的，因此认为，结肠 NaCl 的吸收与小肠中性氯化钠吸收模式基本一致。

Na^+ 和 Cl^- 在小肠的吸收与它们在大肠的吸收有着明显的不同：① Na^+ 和 Cl^- 在小肠的吸收是不受限制的，其吸收量只随食物中 NaCl 的含量而变化。但它们在大肠的吸收量则随机体的需要而变化。② Na^+ 和 Cl^- 在小肠可以通过跨细胞途径和细胞旁路途径被吸收。但在大肠，由于其上皮的紧密连接对离子的通透性很小，且肠腔中 Na^+ 和 Cl^- 的浓度显著低于血浆，故很难经细胞旁路途径被吸收。③在小肠，由于上皮的漏流性，Na^+ 和 Cl^- 不但能被吸收入血，而且还可以从血浆逆流到肠胶，净吸收量等于两者之差，但大肠的紧密上皮使 Na^+ 和 Cl^- 的回漏量极少。

3. 碳酸氢盐的吸收

胃肠道的碳酸氢盐（$NaHCO_3^-$）来自胰腺、胆囊和胃肠道的分泌。常态下胃肠同时存在 HCO_3^- 的分泌和吸收，净吸收量等于两者之差。HCO_3^- 的吸收与肠腔中 HCO_3^- 的浓度有关。在空肠，当 HCO_3^- 的浓度大于 6 mmol/L 时，可以被迅速吸收。在回肠或结肠，如果 HCO_3^- 的浓度低于 40 ~ 50 mmol/L 则被分泌到肠腔。研究表明，当 H^+ 从上皮细胞顶膜排出时，有同等量的 HCO_3^- 从底膜排出。H^+ 的分泌可以促进 HCO_3^- 的重吸收。目前尚难肯定 HCO_3^- 是以分子形式被吸收还是以与 H^+ 交换的形式被吸收，或者两者兼有。

4. 钾的吸收

钾主要来自食物，每人每天需 2 ~ 3 g，钾盐以离子形式极易被吸收，故一般食物中可以提供足够的钾盐。钾在糖原合成、肌肉兴奋性的维持及酸碱平衡的调节等多方面都具有重要作用。

K^+ 主要在小肠吸收，大肠也可吸收一部分，和 Na^+ 及 HCO_3^- 一样，K^+ 的净吸收量等于吸收量和分泌量之差。绝大多数 K^+ 都是经过细胞旁路被吸收的。过去认为，在整个小肠和结肠，K^+ 的净流量都是顺着电化学梯度进行的。但现在认为，K^+ 在结肠的吸收是耗能的主动转运过程。

5. 钙和磷酸盐的吸收

钙和磷都是机体不可缺少的物质。钙在机体的主要作用是维持肌肉的正常工作和神经的兴奋性，参与调节细胞活动及作为骨和牙的重要组成部分。无机磷酸盐也是骨和牙的重要组成部分。

肠道中的钙主要来自食物，此外还有一部分来自机体本身。钙的吸收受到肠道内 pH、脂肪食物、某些钙沉淀剂（草酸盐、植酸）及某些激素的影响。婴儿对食物钙的吸收率在 50% 以上，儿童为 40%，成人约 20%，60 岁以上的老年人对钙的吸收率明显下降。钙在小肠和结肠全段均可吸收，但主要在回肠吸收。一般是以跨细胞进行的饱和吸收方式，另一种是经由细胞旁路的非饱和吸收方式。具体机制不甚明确。

食物中的磷大部分以磷酸盐的形式存在，它可在小肠各段吸收。食物中的钙、镁、铁离子及肠腔内 pH 都可影响磷的吸收。其吸收方式主要包括被动扩散和主动转运两种方式。

（二）肠道水、电解质的调节

肠道水、电解质转运的调节十分复杂，影响因素较多，许多调控机制不够明确，争论较多。多数学者认为肠道水、电解质转运主要受下列三大因素影响。

1. 神经系统的调节

在水、电解质调节中，肠内源性神经系统起着十分重要的作用。其包括肠内源性神经系统的肌间神经丛和黏膜下神经丛，及来源于迷走神经及一部分交感神经和盆神经的外源性神经系统。它们之间存在广泛的联系，直接或间接地支配着肠上皮细胞。正常情况下，肠上皮细胞每日吸收大量的电解质，在某些情况下，通过神经反射，黏膜下神经可持续抑制肠上皮细胞对电解质的吸收。特异性的神经末梢能感觉肠腔内化学、渗透压、热能等方面的改变及肠壁机械活动状态，将这些信息整合后以动作电位形式传递至神经节。运动神经细胞释放神经递质直接或间接作用于肠细胞上的受体，进而改变肠细胞的吸收分泌功能，以影响水电解质转运。

2. 内分泌调节

肾素–醛固酮系统对肠道水电解质转运有重要的调节作用。肠上皮细胞膜上存在醛固酮受体，尤其是在结肠最多。当机体水、电解质紊乱时，可通过肾素–醛固酮系统来调节对水钠的吸收以维持机体水、电解质平衡。近年来，对肠道内分泌研究较多，肠道内分泌细胞散在分布于肠上皮的隐窝中，肠腔面的绒毛具有感觉受体的功能，能感觉来自肠腔的刺激。这些肠内分泌细胞通过旁分泌、神经分泌和内分泌素机制调节肠道水电解质的转运。

3. 免疫系统的调节

神经内分泌系统对肠道水电解质转运的调节是经典的调节方式。近年来，通过对肠道免疫的研究发现，肠道内免疫效应细胞（如有膜的浆细胞、巨噬细胞、上皮下的成纤维细胞及肌成纤维细胞及上皮内的淋巴细胞和浆细胞，这些细胞受到刺激后，会释放出一些介质成分作用于基质细胞使其合成和释放前列腺素或直接作用于肠上皮细胞）及神经作用于肠上皮，使肠上皮细胞增加对氯离子的分泌，减少钠、氯离子的吸收，以调节肠道对水电解质的转运，进而使机体保持水电解质平衡。

第六节　胰腺的生理

胰腺在生理上具有内分泌和外分泌的功能。胰腺外分泌部的腺泡细胞和小的导管管壁细胞所分泌的胰液，在食物的消化中起着十分重要的作用。而胰腺的内分泌部所分泌的胰岛素、胰高血糖素、生长抑素主要参与糖代谢的调节。

一、胰液的成分和作用

胰液是无色无臭，略带黏稠性之碱性液体，pH8.0 ～ 8.5。正常人每日分泌的胰液量为 1 ～ 2 L。

胰液中含有无机物和有机物。无机物主要是水和电解质，水约占胰液总量的 97%. 电解质有 K^+、Na^+、Ca^{2+}、Mg^{2+}、HCO_3^-、Cl^- 等离子，以胰腺内小的导管细胞分泌的碳酸氢盐含量为主要成分。导管细胞内含有碳酸酐酶，它催化 CO_2 与 H_2O 产生碳酸，后者经离解而产生 HCO_3^-。HCO_3^- 作用是中和进入十二指肠腔内的胃酸，同时也提供了小肠内多种消化酶活动的最适宜的 pH 环境。在胰液分泌旺盛时，HCO_3^- 与 Cl^- 浓度呈负相关。

胰液中的有机物主要是蛋白质和少量黏液。蛋白质是由腺泡细胞分泌的多种消化酶，主要有如下。

（一）糖消化酶类

1. 胰淀粉酶：分解淀粉为麦芽糖。

2. 胰麦芽糖酶：分解麦芽糖为葡萄糖。

3. 胰蔗糖酶：分解蔗糖为葡萄糖和果糖。

4. 胰乳糖酶：分解乳糖为葡萄糖和半乳糖。

（二）蛋白消化酶类

1. 胰蛋白酶原：胰蛋白酶原在肠液中的肠致活酶、胃酸的作用下可激活为胰蛋白酶，胰蛋白酶本身及组织液可激活胰蛋白酶原为胰蛋白酶。胰蛋白酶可分解蛋白为䏡和胨。

2. 糜蛋白酶原：此酶在胰蛋白酶作用下转化为糜蛋白酶，糜蛋白酶分解蛋白质为䏡和胨。若和胰蛋白酶同时作用于蛋白质时，可分解蛋白质为小分子的多肽和氨基酸。

3. 弹性蛋白酶原：此酶在胰蛋白酶作用下被激活。弹力蛋白酶可分解结缔组织中的蛋白纤维为䏡和胨。

4. 氨基肽酶原和羧基肽酶原：两者均被胰蛋白酶激活，作用于多肽末端的肽键，使其分解为氨基酸。

5. RNA 酶和 DNA 酶：此两种酶可使相应的核酸部分分解为单核苷酸。

（三）脂肪消化酶类

脂肪消化酶类有胰脂肪酶、胆固醇酯酶和磷脂酶 A。胰脂肪酶可分解为甘油、甘油一酯和脂肪酸。胆固醇酯酶和磷脂酶 A 分别水解胆固醇酯和卵磷脂。

二、胰液的分泌调节

在非消化期，胰很少分泌胰液，食物是胰液分泌的最重要刺激物。胰液的分泌受神经和体液的双重调节，而以体液调节为主。其分泌过程可分为 3 个时相。

（一）头相

头相是对食物的视、嗅、咀嚼等刺激进行，产生条件或非条件的神经反射。其传出神经纤维为迷走神经，迷走神经末梢释放乙酰胆碱直接作用于胰腺的腺泡细胞分泌增多，对导管细胞的作用较少。因此，头相分泌以胰酶为多，而水盐含量少。

（二）胃相

食物入胃后，一方面扩张刺激胃底、胃体部引起迷走神经兴奋，另一方面扩张刺激胃窦部，作用于 G 细胞释放促胃液素，两者均可引起胰液的分泌。胃相分泌以胰酶为主。

（三）肠相

肠相是胰液的主要分泌相，它靠激素的刺激。当酸性食糜进入小肠后，刺激小肠黏膜中的 S 细胞分泌促胰液素，促胰液素作用于胰腺的导管上皮细胞分泌大量水分和碳酸氢盐，但酶的含量很低。食糜中的蛋白分解产物、脂酸钠、盐酸、脂肪进入小肠后，刺激小肠黏膜中的 I 细胞释放胆囊收缩素 / 促胰酶素（CCK/PZ），胆囊收缩素 / 促胰酶素作用于胰腺的腺泡细胞分泌胰液中的各种酶并促进胆囊的收缩。此外，肠血管活性肽（VIP）、胰岛素、胆碱能药物（如毛果芸香碱）、组胺、乙醇和高淀粉、高蛋白饮食有促进胰液的分泌作用。而交感神经兴奋，胆碱能阻断剂（如阿托品）、高血糖素、胰多肽、生长抑素和碳酸酐酶抑制药物（如乙酰唑胺）等有抑制胰液的分泌作用。

第二章 胃肠道动力的检测方法

胃肠道动力障碍性疾病在临床上很常见，但以往有关这方面的检查手段却很有限。近年来，得益于多学科的发展及融合，包括测压、pH 监测、放射学和核医学等一大批胃肠动力检查项目已被广泛应用于研究和临床诊断中。

第一节　食管动力检测

食管动力障碍在临床上相当常见，有关的检测技术发展较快，诸如测压、pH 检测等方法早已在临床普遍开展，并对临床诊断和评估提供了重要的参考价值。

一、食管测压

食管测压检查是指通过压力传感器，将食管腔内压力变化的机械信号转变为电信号，经多导生理记录仪记录下来的一种技术。该检查已在临床应用 20 余年。

该检查用于评估有食管源性症状的患者，这些症状包括吞咽困难、吞咽疼痛、胃灼热以及难以解释的胸痛等。该检查也可用于评估反流，并应作为抗反流手术前的常规检查。此外. 该检查还有助于明确系统性疾病如硬皮病和慢性特发性假性肠梗阻等是否累积食管。

检查设备包括一根含 3～8 个测压通道的水灌注式测压导管、液压毛细管灌注系统、压力换能器及记录装置。近年来研制带有固态微传感器的测压导管也可用于食管等消化道测压，特别适合于咽部测压或是长时间动态测压。当前有多家国内外厂商可以提供相应的产品及分析软件。

一般经鼻腔插入测压导管至胃内，设置基线。然后通过定点牵拉或快速牵拉使测压通道经过 LES 的。LES 测压指标包括：① LES 上端及末端位置；② LES 总长度；③ 腹段 LES 长度，即 LES 末端至 RIP 的距离（正常值 0.8～5 cm）；④ LES 静息压（LESP），即测压通道位于 LES 处测到的相对于胃内压的压力；⑤ LES 松弛率测定：将至少一个压力通道置于胃内用以显示胃内压力基线，另将一个压力通道置于 LES 高压区。嘱患者做数次湿咽（5～10 mL 温水），检测吞咽后的 LES 残余压。则 LES 松弛率 =（静息压 – 残余压）/ 静息压 ×100%。松弛率大于 90% 表示 LES 完全松弛。在对食管体部测压时，将测压导管继续向外牵拉后使远端测压通道置 LES 上端上方 3 cm 处。嘱患者湿咽 7～15 次以检测食管体部压力，两次湿咽间至少停顿 20～30 s。检测指标包括食管蠕动波（包括蠕动传播的方式及速度）、收缩幅度、收缩持续间期、每次收缩的波峰数、收缩波的传导性等。

如果需要检测咽部及食管上括约肌的压力，最好选用固态测压导管（如 Castell 导管）。主要检测指标包括 UES 静息压、UES 松弛压、咽部收缩与 UES 松弛间的协调性等。

食管运动疾病的患者常主诉胸痛、胃灼热、反食、吞咽困难等，但这些症状的特异性不强，食管静态测压可以显示特异性运动功能异常；可以诊断原发性食管运动疾病；对于全身性疾病有食管症状的患者，也可以发现食管的异常运动。食管静态测压可以评价药,物治疗食管运动性疾病的疗效，指导手术方式并判断手术疗效。常见的食管动力障碍的测压特征归纳如（表 2-1）。有些疾病，如弥漫性食管痉挛、胡桃夹食管、非特异性食管动力障碍、间歇性吞咽困难等进行静态食管测压，由于时间有限，容易漏诊，可以使用 24 h 动态测压降低漏诊率。

表 2-1　食管动力疾病的测压特征

原发性疾病	LES	食管体部
贲门失弛缓症		
	静息压增高（ > 45 mmHg ）	基础压增高
不协调动力（DES）	松弛不完全（残余压 > 8 mmHg ）	蠕动缺乏
	可能异常	同步收缩（ ≥ 20% 湿咽 ）
		间断蠕动
		多峰收缩（ ≥ 3 峰 ）
		持续时间延长（ > 6 秒 ）
		逆行收缩
高收缩状态		
高压蠕动	可能增高	远段蠕动振幅增高
（胡桃夹）		（ > 180 mmHg ）
		远段蠕动持续时间延长（ > 6 秒 ）
LES 高压	LES 静息压增高（ > 45 mmHg ）	收缩振幅增高
		可能不完全松弛（ > 8 mmHg ）
低收缩状态（可能继发于慢性 GERD）		
无效动力（IEM）		≥ 30% 远端收缩低振幅（ < 30 mmHg ）
LES 低压	静息压 < 10 mmHg	
继发性疾病		
系统性硬化	低压	平滑肌蠕动缺乏
		平滑肌蠕动缺乏
Chagas' 病	表现同贲门失弛缓症	同贲门失弛缓症
特发性假性肠梗阻		远端动力缺乏
慢性 CERD	LES 低压	无效动力（IEM）

注：LES：食管下括约肌；DES：弥漫性食管痉挛；IEM：无效食管动力

二、24 小时食管 pH 监测

pH 监测技术为胃食管反流病（GERD）的诊断提供了一种客观的方法，随着这项技术 的发展，我们对反流性疾病的认识也越来越深入。Spencer 最早描述了用玻璃电极进行持续性食道内 pH 监测的技术。目前，24 h 食管 pH 监测已日趋成熟，不仅可以发现反流，还可以了解反流程度，反流与体位、进餐、疼痛的关系，药物治疗疗效观察等。

该检查的适应证包括：①内镜检查无食管炎，但有典型胃食管反流症状者；②非典型症状患者（耳鼻喉科疾病、非心源性胸痛、肺部疾病）；③抗反流手术前、后评价。

检查的设备包括带有 pH 监测电极的导管、便携式数据记录仪以及相应的电脑分析软件。检测前一般先通过食管测压确定 LES 上缘距鼻孔的距离。校正 pH 导管，经鼻腔插入一 pH 导管，使 pH 电极定位于 LES 上缘以上 5 cm 处。在鼻部及颊部用胶带固定 pH 导管。如需使用外置参考电极，需涂上电极糊，将外置参考电极置于患者运动时最不易脱落的位置。调节记录仪开始记录数据，嘱患者检查期间的注意事项。次日反拔出导管，将记录仪中数据输入电脑并做有关分析报告。

24 h pH 监测的分析指标及常用的参考正常范围见（表 2-2）。pH 监测的敏感性和特异性为 90%。选择 pH 值为 4 作为限制条件是基于下面的理由：蛋白溶解酶胃蛋白酶在 pH4 以上失活，有反流症状的患者只有在 pH < 4 时才会出现胃灼热。pH < 4 所占的时间叫反流时间或酸暴露时间，是应用最广泛的一个指标。

表 2-2　pH 监测的指标和正常值

指标	正常值
pH < 4 的时间 (%)	
总时间	< 4.2
平卧时间	< 1.2
直立时间	< 6.3
最长发作时间（分钟）	< 9.2
发作次数	
总次数	< 50.0
长于 5 分钟的次数	< 3.0

食管 pH 监测目的在于了解 GERD 患者的昼夜食管内酸反流的规律及其他生理活动如体位改变、进餐等对反流的影响，分析症状与反流的关系。pH 监测对 GERD 非典型症状患者，尤其是非心源性胸痛、难以控制的哮喘、睡眠呼吸暂停、咽喉炎的诊断很有意义。如和食管压力监测同步进行，能分析症状与反流及动力的相关性可以提供症状发生的病理生理基础，进一步指导治疗。

三、Bravo 胶囊食管 pH 检测

与传统的插管 pH 监测技术相比，近年来研制的 Bravo 胶囊食管 pH 监测技术具有多项优势，因此已普遍在临床开展。其基本原理是通过固定在食管下端的胶囊将其监测到的 pH 数据无线传输至体外的记录仪中。

首先在体外将胶囊分别置于中性和酸性缓冲液中进行校正。然后通过常规内镜检查测量齿状线距门齿的距离，同时观察有无糜烂性食管炎。退出内镜后，将带有胶囊的传送装置通过口腔出入食管，并定位于齿状线上 6 cm 处。开启负压吸引系统，使负压达到 510 mmHg 以上，此时食管黏膜被吸入胶囊的小孔中，推开手柄上的保险栓后按下按钮使胶囊孔处的小针扎入孔内的食管黏膜。通过旋转按钮释放胶囊，退出传送装置。嘱患者随身携带接收器，工作、生活如常，但需记录就餐、平卧、反酸胃灼热等事件的时间。48 h 后，患者返回分析数据，5 d 左右胶囊便自行脱落。

目前国外许多学者对疑为 GERD 的患者行 Bravo 食管 pH 检测，结果提示 Bravo 胶囊食管 pH 检测安全性好，患者易于接受，无明显不良反应，记录时间长于传统食管 pH 检测（多数患者检测时间可达到 48 h），可作为诊断 GERD 有无酸反流的理想检测手段。国内上海瑞金医院也已开展这项检查并取得了较好的临床效果。

四、24 h 食管胆汁反流监测

十二指肠胃食管反流在胃炎、胃溃疡、残胃癌、胃食管反流病及食管腺癌发病中的作用日益受到重视。1993 年 Bechi 等根据胆汁内胆红素在 450 nm 处存在特异性吸收峰的特点，利用分光光度计原理，设计出胆红素的检测仪 Bilitec 2000，临床用于 24 h 连续监测胆汁反流，目前在临床开展较为广泛。

检测前先确定 LES 位置。校正导管，经鼻腔插入导管。检测探头固定于 LES 上端上方 5 cm 处一调节记录仪开始记录数据。24 h 后将导管与记录仪分开并拔出导管。检测过程中禁食吸收光谱与胆红素近似的食物，否则会影响检查结果。

检测指标包括：①24 h 胆红素暴露时间：包括 24 h 检测样本吸收值 ≥ 0.14 总时间百分比、立位和卧位时检测样本吸收值 ≥ 0.14 总时间百分比；②胆红素暴露的频率：24 h 检测样本吸收值 ≥ 0.14 的总次数；③连续胆红素暴露的持续时间：胆汁反流持续时间 > 5 min 的次数和最长反流持续时间。

应用胆汁反流与 pH 联合监测的方法，能发现胃食管反流病患者中除单纯酸反流之外的反流形式，如酸与胆汁混合反流、单纯胆汁反流等。有助于提高 GERD 的诊断率并指导治疗。但目前对胆汁反流的

认识仍存在许多问题，需要进一步研究以明确其发病机制和病理意义。

五、多通道腔内阻抗（multichannel intraluminal impedance，MII）

近来有研究报道利用监测食管腔内不同水平的多个记录电极间阻抗的变化评估胃食管反流。这是一项新兴的技术，目前国内尚未开展。

阻抗导管上排列着一组圆柱状金属电极，检查时将导管经鼻插入食管体部。两个相邻电极间的阻抗取决于电极周围物质的电传导性。当液体流经相邻电极时，由于液体的导电性高，因此阻抗下降。相反，当气体流经电极时，由于其导电性差，阻抗增大。液体、气体或气液混合物在导电性上的差异，有助于我们在阻抗变化曲线中辨认出不同的腔内流经物质。根据不同部位阻抗变化的依次顺序可以辨认出腔内流经物质的方向，反流向上而吞咽向下。

腔内阻抗技术的应用可明确反流物的性质（气体、液体或气体液体混合物），其与24 h食管pH监测联合应用可以明确反流物为酸性或非酸性，同时明确反流物与反流症状的关系，可以监测出所有的反流事件，并可对抗反流屏障的功能，做出最合理的判断，比两者单独应用要有优势。如果电极放置位置合适，能检测出90%以上的反流事件。阻抗技术是能够检测出所有类型反流事件的最敏感方法。

六、放射性核素检查

食管测压、24 h食管pH监测等方法需要插管，为有创性检查。70年代末Malmud等人首先建立了无创性、能反映生理及病理状态的放射性核素测定食管、胃运动功能的方法。这些方法包括：

（一）食管通过闪烁显像检查（esophageal transit scintigraphy，ETS）

患者禁食一夜，或检查前至少禁食3 h。以^{99m}Tc标记药物进行ETS检查。固态、半固态和液态食团都可以用于完成和分析ETS。测定食管动力最简单的方法是测定固态或液态食团通过整个食管的时间。检查前，患者首先做一次吞咽练习，吞咽15 mL无标记水。然后用吸管吸入15 mL含^{99m}Tc-SC的水并含在口中，在发出吞咽命令的同时进行图像采集，患者完成一次吞咽动作后放松30 s，用口呼吸以避免出现另一次吞咽动作。计算机采集第1个吞咽动作设置为每帧0.25 s，共采集30 s。将食管图像分为上、中、下3个感兴趣区段，并分别绘制出各段的时间—放射性曲线，从中计算出各段的放射性峰值、峰时与半排出时间。下段峰时减去上段峰时即为食管通过时间，正常值 < 10 s，超过此值者为异常。食管上、中段半排出时间 < 3 s，下段半排出时间 < 7 s，大于此值为异常。

食管通过闪烁显像是评估食管动力功能的一项无创技术。并可对食管内残留的固体或液体做定量分析。贲门失弛缓症、硬皮病、食管裂孔疝患者食管通过时间及半排出时间明显延长。食管癌病灶所在食管段以上通过时间延长。

（二）放射性核素胃食管反流测定

患者禁食4 h以上，口服11.1 mBq的^{99m}Tc-硫胶体或^{99m}Tc-DTPA混以150 mL橘子汁和150 mL 0.1 mol/L盐酸，嘱患者服下，15 min后开始检查。患者仰卧于检查台，γ闪烁探头对位于上腹部，下段食管应位于视野中央。先于腹部加压前采集影像30 s，然后腹带充气加压，于2.7 kPa、5.3 kPa、8.0 kPa、10.7 kPa、13.3 kPa时各摄影30 s。用计算机分别取食管下段及胃部感兴趣区，记录各自的放射性记数，按下列公式计算胃食管反流指数。

胃食管反流指数（%）=（食管下段计数 / 腹部加压前胃计数）× 100%

正常人贲门上方无放射性出现或胃食管反流指数 < 4%，若胃食管反流指数 > 4%即提示有胃食管反流存在。

第二节 胃动力检测

胃是重要的消化器官，其主要的生理功能是容纳食物，然后进行充分的混合与研磨，最后将食物排空。一旦其复杂的神经肌肉功能出现紊乱，会导致各种不适症状。当前胃排空检查与胃电图检查已较广泛地用于临床诊断。

一、核素胃排空检查

正常的胃排空能力是保持良好消化功能的重要环节，无论胃排空速度过快或过慢都会影响消化功能，甚至导致一系列的症状。目前，核素检查是公认的测定胃排空的标准方法。

由于胃对固体和液体食物的排空存在差异，目前常用双重核素扫描技术，分别对试餐中固体成分和液体成分用不同核素进行标记，固体试餐常用 ^{99m}Tc（2 960 μBq）与2个鸡蛋充分搅烂混匀烘制而成，液体试餐常用 ^{111}In-DTPA（555 μBq）加水制成。患者至少禁食6 h，于5 min内吃完试餐，待食物全部入胃后，仰卧于γ照相机探头下，探头视野包括乳头到脐下，每隔5 min采集一帧，每帧采集1 min，连续观察90 min，并同步或先后进行前、后体位的核素扫描，求其平均值，以纠正仅一面扫描造成的误差。用计算机框出每帧图像中为不感兴趣区，计算其时间—放射性活性曲线，分别求出液体和固体食物胃半排空时间。也有研究者认为最具临床价值的参数是餐后100 min或2 h和4 h已排空的同位素标记固体食物所占的比例。

胃排空检查主要用于有上腹饱胀、早饱、恶心、呕吐等胃排空动力紊乱症状，经上消化道内镜、X线和/或腹部B超检查排除器质性病变，对短期促动力药物治疗无效，或观察其他疾病、某些药物或因子对胃排空功能的影响。该方法检测胃排空目前是评估胃排空的"金标准"，但该方法费用昂贵，不适用于孕妇及儿童。

二、其他胃排空检查方法

（一）X线钡条摄像法

嘱患者进食标准餐后立即含小钡条的胶囊，然后定时摄片观察钡条在胃内的残留及排出情况，可估计胃排空时间。该方法简单易行，结果较可靠。有的研究认为国人中若餐后6 h胃内仍有小钡条则疑有胃排空障碍，7 h仍有则肯定有胃排空障碍，同时发现70%的非溃疡性消化不良患者胃排空时间延长。

（二）超声胃排空检查

通过相应解剖标志如肠系膜上静脉和动脉水平，用超声方法可评价通过幽门的流量或远端胃的直径可估计胃排空速度。该技术无侵袭性，重复性较好，但其广泛应用受到如下因素的限制：检查操作及结果分析均需专业水平较高者完成，检查过程较短，以及目前尚缺乏足够的疾病状态下的研究结果等。

（三）$^{13}CO_2$ 呼吸试验

进食含用稳定同位素（如 ^{13}C）标记底物（如辛酸）的试验餐后，连续3～6 h检测呼吸中 $^{13}CO_2$ 的含量是推算胃排空速度的又一新颖的非侵袭性检查技术。该方法的优点是患者无需待在实验室，而只要将呼出的样品储存在密封的容器中，随后送至实验室即可。但该试验原理假设 $^{13}CO_2$ 在最终转运至呼出气体的全过程中，胃排空速度是其限速步骤，故该方法不适合用于有胰腺、肝脏、肺部疾病和内脏血流动力改变的患者。

（四）磁共振影像（MRI）

MRI技术已被用于检测胃排空及观察食物在胃内的分布，目前该方法尚处于研究中，所需费用也很昂贵，仅见个别中心有该方面的经验的报道。

三、胃窦十二指肠

测压消化间期胃及小肠存在一种周期性运动即MMC，进餐后，原有规则的MMC时相消失，变为持续不规则的高振幅相位收缩。通常采用多通道水灌注式测压导管装置，包括一系列骑跨于幽门及胃窦、十二指肠相应位置的紧密排列的压力感受器。在透视下插管及定位后记录空腹和进食标准餐后各若干小时的压力。近来研制的固态测压导管使得测定24 h动态压力成为可能，这样便可记录到较多的消化间期移行性运动复合波（MMC）周期和胃对多次进食的反应。

该检查适应证包括：①诊断或除外慢性假性小肠梗阻（CIP）；②研究影响胃肠动力的某些系统性

疾病（如糖尿病、进行性系统硬化症），以确定小肠受累情况；③病毒感染后，胃轻瘫及动力异常综合征；④ CIP 患者小肠移植术前评价；⑤评价无器质性病变，但有严重的特发性消化不良症状（如疼痛、恶心、呕吐等）的患者；⑥预测药物疗效——促动力药（如：西沙必利、胃复安、吗丁啉及红霉素）的即时疗效；⑦确定肠道营养的最佳方法（经口、胃或空肠）。

术前空腹一夜，以防插管时误吸，同时保证能记录到空腹运动模式（MMC）。经鼻腔插管，然后以右侧屈膝卧位，以便测压导管能通过幽门进入十二指肠。在胃窦十二指肠测压时，通常将一个或两个感受器置于胃窦，将末端感受器置于十二指肠近屈氏韧带处。小肠测压时，通常将中间感受器置于屈氏韧带处。使用水灌注式导管静态测压时，患者应保持舒服的卧位。利用固态导管做动态测压时，患者可自由活动，次日按时返回医院拔管即可。进行动态测压时，患者应用记录仪上记事键或日记，记下进食、睡眠姿势变化、症状等起始时间。时间可从记录仪上读取。动态测压应维持 24 h 以上，有助于了解白天空腹、食及消化期间动力改变，以及夜间空腹动力状态。静态测压检测时间应至少维持 6 h，常检测空腹 4 h 及餐后 2 h。术中可静注红霉素或皮下注射奥曲肽以进行激发试验。

检测指标包括：①消化间期动力指标。记录 MMC 的总次数、各时相所占时间、平均 MMC 周期时间等。②消化期动力指标。胃窦测压可检测到收缩波，主要检测收缩次数、收缩幅度和动力指数。

24 h 胃窦、十二指肠压力测压现仍主要用于研究，临床可用于诊断或除外慢性假性小肠梗阻；研究某些系统性疾病累及小肠后动力的变化；病毒感染后胃轻瘫及动力异常综合征；慢性假性小肠梗阻患者小肠移植前评价；预测药物疗效等。

四、胃电图（EGG）

胃电图是用体表电极无创记录胃电活动的一种技术。与其他电生理测定如心电图、脑电图相比，由于 ECG 采集数据和分析数据均较困难故而研究进展较为缓慢。随着软硬件的商业化，EGG 检查技术的应用越来越标准化，但是对最佳的导联位置以及对特殊频率和波幅参数的分析解释目前仍有争议。

EGG 检查的适应证包括：①胃轻瘫；②评估提示有胃动力障碍症状的患者（恶心、呕吐、餐后饱胀、餐后腹痛等）；③检测改变胃肌电活动的药物疗效（止呕药、促胃肠动力药）；④检测有胃肠道其他部位症状的患者，是否也存在胃运动功能异常。

主要分析参数一般包括：①主频。它是指频率起源于胃，同时功率谱上具有峰值功率的频率，可精确地反映胃慢波的频率。无症状正常受试者 EGG 的主频为 2 ~ 4 周/min。节律紊乱分为增快（胃动过速，> 4 周/min）、减慢（胃动过缓，< 2 周/min）和混合方式。任何方式都可出现于特发性或糖尿病胃轻瘫、妊娠呕吐、晕动病。②正常慢波的百分比。该指标能定量评估 EGG 测量到的胃慢波的规律性。它是指在 EGG 上测到的正常胃慢波所占时间的百分比。③胃电节律紊乱的百分比。它是指 ECG 上观察到的胃节律紊乱所占时间的百分比。它反映了胃慢波的不规律性。如果需要，可将其进一步分为胃动过缓百分比、胃动过速百分比等。④功率。EGG 振幅代表潜在的胃肌电活动的加权总和。信号的绝对振幅（或称功率）可能受到体质和电极安置位置的影响。通常，餐后相对于空腹时的功率比 > 1。如果功率比 < 1，则可能提示胃对进食后运动反应减弱或进食后胃未扩张。EGG 的主频功率概括了胃动过缓、正常节律、胃动过速范围的绝对信号振幅。

EGG 可显示胃肌电频率，也可反映频率正常或异常时的 EGG 信号的振幅或功率，但是不能仅仅依靠 EGG 诊断特异性的疾病。对存在上消化道症状但诊断不明的患者，EGC 可作为胃排空检查和胃十二指肠测压检查的补充。在恶心、呕吐、早饱、厌食、胃轻瘫消化不良、非溃疡性消化不良、妊娠期等情况下都可能检测到异常的 EGG。发现餐后胃电节律紊乱和缺乏餐后 EGG 信号功率的增高时可认为胃排空延迟。异常 EGG 的阳性预测价值估计在 60% ~ 90%。胃轻瘫患者中见到的 EGG 异常包括：①空腹或进食后均异常频率；②空腹或进食后高比例时间内的胃动过缓或胃动过速；③进食固体食物后功率比下降。也有人认为对呕吐、早饱等症状，胃节律紊乱是比胃排空速度更好的指标，而且与药物治疗反应更为相关。

ECG 检查具有非侵袭性和相对易操作性，而且当前国内外市场上新开发的越来越多的检查设备和相应的分析软件紧紧地吸引了临床医生的注意力。但是应当认识到目前任何软件都不能代替肉眼对原始 ECG 图谱的观察分析。同时应当认识到，EGG 是对胃肌电活动的检测，而不是对胃动力的直接测定，故不能简单地认为在 EGG 和胃动力两者间有完全的一对一的关系。

五、24 h 胃内 pH 监测

检查方法同 24 h 食管 pH 监测，但监测时 pH 探头置于 LES 下缘下方 5 cm。其检测指标包括胃内平均 pH 值、pH 中位值、pH > 3、pH > 4、pH > 5 及 pH > 6 的时间百分比。该检查目前常用于观察各种致病因素对胃内 pH 的影响，评价胃泌酸功能、抑酸药物疗效及药物治疗无效的 GERD 患者。

六、24 h 月内胆汁监测

近年来研究显示，胆汁酸、胰酶和它们的作用产物溶血卵磷脂对胃黏膜会造成非特异性的组织损害。十二指肠胃反流在胃炎、胃溃疡、残胃癌的发病中起重要作用。24 h 胃内胆汁 1 监测有助于这方面的辅助诊断。其检查方法同 24 h 食管 pH 监测，但监测时 pH 探头置于 LES 下缘下方 5 cm。

第三节　小肠动力检测

一、呼气试验（HBT）与小肠转运

小肠不能分解吸收乳果糖，而大肠中的细菌可代谢乳果糖，并在这一过程中释放出氢气。产生的氢气可吸收入血并被呼出。HBT 的原理就是通过给予受试者含乳果糖的食物，然后测定呼出氢气的浓度，根据摄入乳果糖到呼气中出现持续氢浓度增高的时间推断小肠传输时间。HBT 是一个简便、无创、较可靠的方法，目前已被用于测定小肠吸收功能、小肠细菌过度生长和肠动力学的研究。

检查前 2 周起停用抗生素和肠道微生态制剂，前 1 周起停用胃肠道动力药物。检查前一日饮食控制（不吃奶及奶制品、豆类、麦面食及其他富含粗纤维的食物），检查前 12 h 起禁食、禁水。做基础呼气氢水平测试（基线），随后口服乳果糖 10 g，并饮水 50 mL。采集 0、20、30、40、60、80、100、120 分钟数据，且自第 30 min 起，每 10 min 采样，直到氢气值比前一次采样上升 3 ppm 并至少连续 3 次为止。

如果小肠通过时间减慢，例如小肠假性肠梗阻硬皮病、糖尿病肠病或胃肠道结构异常，小肠因运动障碍或结构异常而发生细菌过度滋生，氢呼气试验会提前出现一个 H_2 峰，称小肠峰。典型的小肠细菌过度滋生可出现双峰或 H_2 峰提前出现且持续升高而与结肠峰合并。

二、核素闪烁扫描与小肠转运

小肠核素闪烁显像测定与胃排空测定或结肠转运测定有很多相同之处。小肠转运的定量测定通常用于评价小肠对药物的反应。临床上小肠转运测定同样也用于评价包括腹部不适、腹胀、腹泻等在内的各种功能性胃肠道症状。

固体和液体通过小肠的时间相似。在测定小肠转运时，无论选用固体标记还是液体标记，都是一种合理的方法。为了减少胃排空对小肠转运时间的影响，核素通常以液体方式（如水）给予。除了胃排空延迟患者外，同位素标记的水一般快速通过胃。受试者口服 300 mL 混有 125 μ Ci ^{111}In-DTPA 的水。用带有中能准直器的大视野 γ 相机，即刻开始采集前位及后位图像，然后每隔 30 分钟采集 1 帧，共 12 帧。对于转运减慢的患者，需要采集至同位素在空肠和盲肠的末端积聚为止。可以利用图像中的髂嵴作为分隔图形的标志。图像用标准的感兴趣区计算机程序处理。空肠作为一个有潴留物的空腔在图像上可以见到的。感兴趣区沿着空肠远端勾画。根据前位和后位的计数得到一个几何均数，并且进行同位素衰减校正。以整个腹部的计数减去胃部的计数得到小肠的放射性活度。根据 6 h 内到达空肠、盲肠末端至升结肠的放射性百分数可测定小肠转运时间。使用该技术，正常小肠转运时间内大约 40% 以上的放射性在该感兴趣区内聚集。不同的实验室之间小肠转运时间测定结果是不同的，因为感兴趣区的构成不同。

三、肠测压

小肠测压可以被看作前节所述胃窦十二指肠测压的延续。所用的技术包括静态水灌注导管系统进行短时及长时间（包括过夜）的观察，动态固态测压导管系统及最近应用的便携式水灌注多通道微测压系统。对人体小肠运动模式的描述是不断进步的，迄今为止，可以对全小肠内不同位点进行 24 h 监测，或对十二指肠及近段空肠的位点进行 72 h 的记录，以及评估其他的食物类型及营养构成的反应。一般而言，小肠运动的记录可应用于反映整个肠神经肌肉功能，中枢神经系统对肠神经肌肉调节功能，及肠道对食物的运动反应。但迄今为止，小肠测压尚难以在临床常规开展。

第四节　结肠动力检测

在消化道的各个器官中，人们对结肠运动功能的认识还比较欠缺。由于结肠在解剖结构和功能上的特殊性，无论是应用测压、放射学还是核素等常用的动力检查手段在研究结肠时相对比较困难，有些检查项目至今仍然难以在临床中常规开展。

一、肠测压

结肠测压可以评估整个结肠或部分肠段的动力功能。测压导管可以是水灌注式的，也可以是固态微传感器导管。通常在结肠镜的引导下插入测压导管至所需的部位后记录长时间的压力变化，以检测结肠动力活动的各种变异。在记录的过程中，可以给受试者进食标准餐（比如两次含热量 1 000 kcal 的午餐和晚餐，以及一次 450 kcal 的固体早餐）以评估结肠对进食的生理性反应。

（表 2-3）列出了人体结肠收缩模式，大体上可分为 3 种类型：①单个收缩；②多个部位集体时相性收缩；③推进性收缩。前 2 种属于节段性收缩，第 3 种属于推进性活动。

表 2-3　人体结肠收缩模式

节段性活动
单个收缩
群体收缩
节律性
非节律性
推进性活动
低幅推进性收缩 (LAPC)
高幅推进性收缩 (HAPC)

节段性活动是人结肠日常动力活动最主要的模式，收缩幅度一般较大，在 5 ~ 50 mmHg，偶尔能见到单个的高幅收缩波。节段性活动是单个的孤立性收缩或几个小的收缩波的集合。收缩通常是无节律性的，但偶尔能记录到一些节律性的收缩（少于全部日常收缩活动的 6%），特别是在乙状结肠，以 3 cpm 的频率为主。在直肠乙状结肠连接处也经常能记录到频率为 3 cpm 的规律性收缩。需着重指出的是，直肠乙状结肠处的节律性活动只占其收缩活动全部时间的 50%。

虽然推进性活动在整个结肠动力中具有重要的作用，但这种收缩模式只占一小部分。按照其收缩幅度，可以人为地把推进波分为两类：低幅推进性收缩（low amplitude propagated contractions，LAPCs）和高幅推进性收缩（high amplitude propagated contractions，HAPCs）。

研究发现：①HAPCs 是一种少见的结肠运动形式，其频率平均为 6 次/天/人；②HAPCs 的平均幅度约为 100 mmHg，测压记录时很容易与结肠的基础性收缩鉴别开来；③不同结肠节段记录到的 HPACs 参数相对恒定，静止或运动时记录到的 HAPCs 参数也比较恒定；④多数 HPACs 向结肠末端推进；在某些个体，可观察到约 25% 的 HPACs 是逆行推进的（尤其是在末端乙状结肠），并伴向前的推进运动；⑤HPACs 发生时，个体可能会感觉到，如出现肠鸣音和排便感，一般先于排便发生；⑥对同一个体重复性研究表明，HAPCs 是一种稳定的生理现象；⑦ HAPCs 在白天和夜间的不同形式与生理事件有直接的关系。

结肠的运动受许多生理因素的影响。比如睡眠时结肠活动较弱，总体上常表现为静止状态，而在清晨醒来时以及餐后，节段性和推进性动力活动会出现显著的增强。食物成分及所含热量的不同可对餐后动力活动有所影响：脂肪和碳水化合物有刺激作用，氨基酸和蛋白质则抑制大肠运动。在排便排气前后，结肠运动也会出现相应的变化。

结肠测压可以帮助我们对结肠功能的生理学以及结肠功能障碍的病理生理学有所认识。比如，慢性便秘患者通常都表现出 HAPCs 数量的显著降低，提示结肠推进性活动受损。而且便秘患者结肠对进食后的结肠动力反应非常迟钝或是缺如，说明结肠总体上对生理性刺激的反应存在机能障碍。尽管在一些特殊情况下，结肠测压检查可以为我们选择治疗方法提供有用的帮助，但是它目前仍非一种可靠的临床诊断方法。

二、透 X 射线标志物与结肠转运时间

Hinton 于 1969 年首先报道了利用放射学技术检查结肠转运时间（colonic transit time，CTT）的方法，为客观评价与诊断便秘提供了一项重要手段。其基本原理是通过口服一定数量的不透 X 射线的标志物后对受试者连续摄片追踪标志物在肠道中的转运和分布情况以推算食物通过结肠所需要的时间。

不同的检查方法对受试者服用标志物的次数、每次服用的数量、摄片的次数、在平片下各节段结肠的划分等的具体要求也有不同。目前大多采用 Metcalf 的简化技术以减少受试者的放射线暴露时间。受试者在检查开始的第 1 天到第 3 天内，每天服用含不透 X 射线标志物的胶囊 1 粒，每粒胶囊含环形标志物 24 枚。在第 4 天与第 7 天各拍摄腹部平片一张，计算未排出的标志物在结肠中残留的数量及相应部位。根据腹部平片中的骨性标志可判断标志物在结肠中的位置。通常在脊柱的右侧，第 5 腰椎与骨盆出口连线以上部位的标志物定位于右半结肠；在脊柱的左侧，第 5 腰椎与左侧髂前上棘连线以上部位的标志物定位于左半结肠；上述两连线以下部位的标志物则定位于直肠乙状结肠。

该检查技术简便、安全、可靠，为临床医生客观评价便秘提供了有效的手段，可以作为便秘评价与诊断的常规方法。试验还可提示转运减慢的相应部位，如直肠乙状结肠转运显著减慢有助于诊断盆底功能紊乱。同时运用其他肛直肠功能试验有助于明确远端结肠转运减慢的原因究竟是盆底功能紊乱抑或故意延期大便等其他原因。

三、素显像与结肠转运时间

除了应用不透 X 射线的标志物外，核素同样可以被用以检测结肠转运时间。早期的核素显像检查需要通过口盲肠导管顺行性灌注放射 ^{111}In–DTPA 或是通过结肠镜逆行性灌注，但这些方法均具有一定的侵袭性，较少用于临床。目前比较常用的方法是将核素装入一种对 pH 敏感的胶囊内，胶囊口服后其外壳在回肠远端的碱性环境中分解，其内的核素释放并随其他肠内容物一起排空到盲肠。

患者在禁食一夜后口服含有 ^{111}In 的 pH 敏感胶囊，同时给予标准早餐，4 h 后进午餐，其后 4 h 再进食晚餐。用大视野 1 相机采集图像。临床检查时可在 4 h 和 24 h 采集前后位图像，60 s/ 帧。若科研需要可以通过增加采集时间点而得到更详细的结果。使用标准的感兴趣区（ROI）分析图像，将结肠分成若干肠段。每一段用一个数字表示：盲肠和升结肠 = 1，横结肠 = 2，降结肠 = 3，直肠和乙状结肠 = 4，粪便 = 5 通过不同部位内的核素量可以测得平均权重，这些平均权重称为几何中心。通过以下公式可以将测得的各段放射性百分数推算出几何中心：

（% 盲肠和升结肠 ×1 + % 横结肠 ×2 + % 降结肠 ×3 + % 直肠和乙状结肠 ×4 + 粪便 ×5）/10

几何中心值越低表示结肠转运越慢；相反，几何中心值越高则表示结肠转运越快。应用上述方法，国外研究报道在正常人群中，4 h 时的几何中心值是 1.14×0.07，而 24 h 时的几何中心值是 2.83 ± 0.25。由于试验餐的成分不同以及划分肠段的方法不统一，因此不同研究者所得到的结果并没有直接的可比性。

虽然用 ^{99m}Tc 代替 ^{111}In 更经济、更方便，但因其半衰期短而不适合该检查。最近有研究应用 ^{67}Ga 代

替 [111]In 取得了较好的结果。由于 pH 敏感的胶囊制备有一定难度，也有医院以双核素显像技术测定结肠转运时间，其中 [99m]Tc 硫胶体能清晰显示结肠轮廓，准确判断 Na[131]I 胶囊在体内的位置。

第五节　肛直肠动力检测

肛门和直肠可以看作是结肠的延续，其重要的生理功能是抑便与排便。当肛门和直肠出现动力障碍时，可能导致大便失禁、排便困难等多种症状。排粪造影、测压、肛管超声是目前临床上常用的动力检测技术。

一、粪造影

排粪造影可显示造影剂在直肠内的影像和利用荧光技术观察排便的过程、速度。此项检查已被广泛应用于临床。对存在排便不尽，尤其是需要手指在直肠或阴道中帮助排便的患者，排粪造影有助于直肠凸出的诊断。排粪造影对便秘，特别是盆底肌功能紊乱或协同失调具有一定的诊断价值，如部分便秘患者可显示直肠排空功能差。

嘱患者取侧卧位，用注射器将大约 200 mL 浓稠的钡剂注入直肠。一旦直肠得到充盈，在不停止注射的情况下逐渐抽出注射器的头端，使肛门也不能透过 X 射线。然后让患者坐在一塑料环状椅子上。在静息状态下和钡剂排出过程中分别摄取侧位片。在钡剂排出过程中，要求患者尽可能快、尽可能完全地进行。排便被记录在胶片上供以后评估。肛门直肠角被定义为肛门中轴线和直肠后壁线间的夹角，分别在静息状态、自主挤压和紧张时测量。直肠排空被定义为在特定时间内，通常为 60 ~ 120 s，排出钡剂的百分比。200 mL 钡剂的正常排空一般在 40% ~ 100%。

虽然便秘患者的平均排出速度（百分比 / 秒）较对照组明显减慢，但是两组间的重叠度很大。此外应用球囊肛直肠造影可显示直肠排便时的直肠轮廓，通过不透 X 射线的球囊还可测量肛直肠角。

二、肛管超声

肛管超声具有精确描记括约肌影像的能力，可清晰地显示肛门内外括约肌的结构完整性是否异常。1986 年 Cammarota 首次尝试以低频探头的超声内镜来评价肛门和肛周形态。

目前，应用最广泛的是 BrueI&Kjaer 内探头和 Kretz 的多平面直肠换能器。两者的末端都包覆了透声硬质材料，从而获得直接的声耦合，避免肛管影像的失真。超声探头频率一般为 7 MHz 或 10 MHz。检查开始时，患者取左侧卧位，髋部和膝盖弯曲呈 90° 角。首先将硬质探头插入远端直肠，然后逐步向外抽出，在这一过程中分别观察近端肛管、中段肛管以及末端肛管的超声影像。

超声检查能显示引起大便失禁不同症状的相应括约肌病变。被动大便失禁（passive fecal incontinence）即大便溢出时患者并无知觉，与肛门内括约肌（IAS）功能紊乱有关；急迫大便失禁（urge incontinence）即大便溢出时虽想控制却无法控制，与肛门外括约肌（EAS）功能紊乱有关。与探针肌电图所描记的肛门外括约肌的轮廓相比，肛管超声更精确，患者更易耐受。它也比肛直肠测压，包括辐射状测压（肛管各方向的压力图）的结果更可靠。因此，肛管超声检查对明确肛门内外括约肌的解剖缺损具有简单、可信、侵袭性小等特点。除此之外，肛管超声检查对肛周脓肿、肛门肿瘤和肛周囊肿等疾病也具有较大的临床意义。

三、直肠测压

肛管是静息压高于直肠静息压 5 mmHg 以上的部分。顶端或侧面开口的水灌注式导管、固态微传感器及充气或水的球囊均可用于肛直肠的测压。

检查检查内容包括：①肛管静息压：该压力同时反映了 IAS 和 EAS 的张力性活动，其中 75% ~ 85% 来自 IAS。因为肛管压力在各个方向上并不对称，因此肛管静息压应通过各方向上的导管测压结果的平均值表示；②缩窄压：即受试者用力收缩肛管时的压力，同时也可测得最大收缩的持续时间；③直肠肛管抑制反射：正常情况下，无论是直肠扩张抑或当试图排便时都可引起 IAS 的张力受抑制，称直肠肛管抑制反射。向直肠内的球囊注入不同体积的气体或要求受试者模拟排便时均可诱发抑制该反射。注入气体的体积、速度以及直肠的容积、顺应性都能影响抑制反射；④辐射状测压：利用多达 8 个方向的测压导管进行辐射状测压可获得沿肛门括约肌的辐射状压力轮廓。部分学者认为其对肛直肠疾病诊断的敏感性与特异性不高，超声检查是更理想的选择手段。

Felt Bersma 等对 178 例有大便失禁史的患者及 80 名正常对照者进行了肛直肠测压，发现多项测压参数中，最大缩窄压的敏感性与特异性最高。如女性以 60 mmHg 作为上限，敏感性为 60%，特异性为 78%；男性以 120 mmHg 作为上限，敏感性为 67%，特异性也为 67%。肛管最大静息压的敏感性与特异性均不如最大缩窄压，但好于最大忍受容积。

对慢性便秘患者行测压检查的内容应包括直肠扩张时 IAS 是否存在抑制反射，模拟排便时的 EAS 压力变化等。如果便秘患者缺乏 IAS 的抑制反射，则提示先天性巨结肠，需进行组织活检以明确诊断。模拟排便时，若盆底肌协同失调（或称肛门痉挛，anismus）则测压可见 EAS 的压力上升，同时肌电图可发现 EAS 活动增加。因此，肛直肠测压对便秘患者盆底肌协同失调的诊断具有一定的价值。

四、肌电图（EMG）

肛门外括约肌和盆底肌的肌电图检查具有以下 3 项目的：①对括约肌的肌电图图形分析可明确括约肌受损部位；②检查肌肉是收缩或放松；③明确去神经 – 复神经电位以提示神经受损。使用探针电极、肛周皮肤表面电极或是肛栓均可检测肌电图。

肌电图可用作了解大便失禁患者支配 EAS 神经的破坏情况。大便失禁的患者相对于正常对照者存在较高的单纤维密度或更长的平均运动电位时间。同样用探针电极获得的多阶段运动单位电位也可发现阴部神经受损，但其结果的分析与解释需要专业的训练和实践。

探针肌电图可描绘围绕在 EAS 环浅层的横纹肌存在或消失，对于诊断由创伤造成的 EAS 受损以及肛直肠发育异常（如先天性肛门闭锁）具有临床价值。尽管在这方面由探针肌电图测定的括约肌影像与肛管超声的结果具有较好的一致性，但超声影像的敏感性更佳，而且患者痛苦更少，耐受性更好。

使用体表电极可非侵袭性地提供有关肌肉运动的定性信息，故而可用于检测便秘患者在模拟排便时 EAS 是否相应地松弛，因而还能用于生物反馈训练中提供视觉或听觉信号。

五、感觉试验

（一）直肠感觉

气囊扩张被用来检测 3 项感觉阈值，分别为初始感觉阈值、急迫排便感阈值、疼痛感阈值（或称直肠最大耐受容积）。

缺乏对直肠扩张的感知能力是大便失禁的充分而非必要的条件。研究发现对大便失禁患者生物反馈训练的最主要部分应是提高其对直肠扩张的感觉能力。慢性便秘的患者的急迫排便感阈值可缺失或增高，但尚不清楚这是先于便秘发生的病因还是对便秘的适应结果。直肠最大耐受容积在有些便秘患者中增高，但也不清楚这是便秘的原因还是结果。

许多研究发现在肠易激综合征患者中，直肠疼痛感阈值较正常人低，可能是由于该病患者的内脏痛觉过敏。因此，有学者提出可将由直肠扩张引起的痛觉阈值作为诊断肠易激综合征的指标之一。但肛直肠感觉敏感性改变的机制还未阐明，而且目前尚无统一的检测胃肠道感觉阈值的最佳方法。

（二）肛管感觉

以适当的电流通过肛管上两电极之间，用此方法记录的感觉阈值具有可重复性。有研究认为除了肛裂和直肠炎外，所有的肛直肠疾病中肛管的感觉总是减弱的。但目前其临床价值有限，只能作为辅助检查方法。

第六节 胆道动力检测

胆道系统具有胆汁储存、浓缩、排空和防止十二指肠液反流等生理功能。当胆囊或 Oddi 括约肌功能不协调时，即发生胆道运动功能障碍性疾病。目前临床上常用的检测技术包括胆囊运动功能检查和 Oddi 括约肌测压。

一、B 超胆囊运动功能检查

要测定胆囊动力尤其是胆囊的排空能力，首先必须刺激胆囊。内源性的胆囊收缩素（CCK）就是使胆囊收缩的主要刺激物。临床上，可通过进食一顿标准脂肪餐后使内源性 CCK 水平升高或者静脉内注入低剂量的 CCK 八肽（CCK-8）而使胆囊收缩。然而，胃排空能力的减弱或营养吸收障碍却会使胆囊对脂肪餐产生错误的"异常"的反应；因此，应用外源性的 CCK-8 作为胆囊动力刺激物可使检查结果更为可靠。有研究证明，以 20 ng/（kg·h）的速度持续静脉内注入 CCK-8 时胆囊排空最佳，因此临床检查中大多采用这一速度。

实时 B 超可用于连续地测定刺激反应后的胆囊容积变化。如 Dodds 等人描述，胆囊容积可以按圆柱体或椭球体的方法来进行计算。前一种方法由于操作耗时烦琐，在临床实践中已少用。后一种方法不但容易计算，而且与前一种方法及胆道闪烁显像术有良好的相关性。在禁食期间评定胆囊绝对容积与排空后评定胆囊剩余容积和再充盈容积是一样的。

检查前一晚患者先禁食。胆囊容积按椭球体的方法来计算：

胆囊容积 = 胆囊最大长径（L）× 胆囊最大短径（W）× 胆囊最大横径（H）= 0.52 ×（L×W×H）

用静注 CCK-8 或脂肪餐（如脂肪乳剂）来刺激胆囊使胆囊排空。然后间隔 5～10 min 重新计算胆囊容积，共测定 45～60 min。

胆囊排空指数（GBEF）% = 刺激后的胆囊容积 / 刺激前的胆囊容积 ×100%

二、核素胆囊运动功能检查

与 B 超胆囊运动功能检查的方法类似，以闪烁显像术代替 B 超可使检查结果更为精确。二氨基乙酰乙酸（DIDA）在肝脏内完全经胆汁排泄，因此用放射性核素 ^{99m} 锝（^{99m}Tc）标记后，经 γ 照相机显影后就可以显示胆囊的充盈与排空，通过计算机产生的时间－活性曲线测量胆囊受刺激而引起的排空能力。

检查前一晚禁食，次日上午静脉内注射 1.0 mCi 的 ^{99m}Tc-DIDA。让患者采取仰卧位，将带有多目标分辨率平行光管的 γ 照相机置于胆囊兴趣区，进行第 1 次扫描，60～90 min 几乎全部 ^{99m}Tc-DIDA 经肝脏排泄，胆囊放射性活性达峰值。在不改变患者体位的情况下，以 20 ng/（kg·h）的速度持续静注 CCK-8 共 45 min。从开始静注 CCK-8 前 5 min 起再次扫描，每 5 min 一次进行 γ 显像计数直至注射完 CCK-8 后 20 min（总扫描时间为 70 分钟）。胆囊排空指数（GBEF）用下列公式计算：

胆囊排空指数（GBEF）% = 胆囊容积变化 / 空腹胆囊容积 ×100%

三、Oddi 括约肌（sphincter of Oddi，SO）测压

Oddi 括约肌纤维排列组合较复杂，它是由胆总管括约肌、胰管括约肌及壶腹括约肌（或乳头括约肌）三部分组成。Vondrasek 等于 1974 年首先报道内镜下十二指肠乳头插管 Oddi 括约肌测压，其后该技术经过不断改进已变得日趋成熟。目前 Oddi 括约肌测压临床上主要用于证实患者是否存在 Oddi 括约肌运动功能障碍（sphincter of Oddi dysfunction，SOD）。

以常用的低顺应性毛细管液体灌注系统为例，测压导管通常为 1.7 mm 外径 200 cm 长的三腔聚乙烯导管，每个腔的侧面各有一个 0.5 mm 的开口。最远端开口距导管末端 5 mm，3 个开口相距 2 mm。导管末端从最远端开口开始，其上标有圆形黑标志，相距 2 mm 的距离可使操作者在内镜下观察导管在 Oddi 括约肌中的深度。导管的尾部附有一个套管可插入导引钢丝。导管随导引钢丝而从十二指肠镜的活检通

道中通过并且插入到十二指肠乳头和胆管中。此外，近来也有采用带吸引通道的测压导管以减少检查引起的并发症，或是采用固态微传感器测压以延长记录时间。

通常在完成常规 ERCP 检查后内镜直视下经 Oddi 括约肌插入测压导管，观察导管头端的刻度直至所有刻度均进入 Oddi 括约肌。静止 2 ～ 3 min 待图像稳定。然后以每 2 mm 的间隔定点牵拉。在每个刻度停留点，记录至少 60 ～ 90 s 的压力，直至导管完全退出 Oddi 括约肌。测压结果的内容包括十二指肠内压、胆管或胰管内压、Oddi 括约肌基础压、Oddi 括约肌时相性收缩幅度、收缩频率、收缩时限以及收缩传播方式等如（图 2-1）。

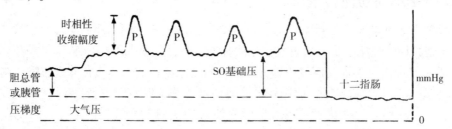

图 2-1　oddi 括约肌测压中各指标的示意

第三章　消化内科疾病的营养

第一节　碳水化合物的消化与吸收

碳水化合物的生理功能及其消化吸收机制的认识有了很大的发展。现知，非淀粉多糖和膳食纤维不仅可影响粪便量和排便行为；而且，根据其消化与吸收速率，淀粉又可分为快消化、慢消化和抗消化几种形式；寡糖可作为功能性食品而选择性地刺激肠道菌生长等。

（一）碳水化合物的消化

碳水化合物在全世界范围内均是人类的重要膳食成分，是提供人类能量（约占50%）的主要来源。人类食物中含量最多的碳水化合物是淀粉，此外还有少量纤维素、果胶、蔗糖、乳糖、麦芽糖、葡萄糖及一些戊糖等。淀粉不易溶于水，不能被人体直接吸收利用。蔗糖、乳糖及麦芽糖虽易溶于水，但也不能被直接吸收进入人体内，都必须在消化道内消化腺分泌的水解酶作用下，变成葡萄糖和相应的其他单糖才能被吸收。非淀粉多糖，如纤维素、果胶等，人体消化液缺乏消化它们的水解酶，不能使之变成单糖而被吸收利用，但肠道中存在多种非致病性细菌，它们含有水解纤维素和果胶的各种酶，可将其分解通过人体间接吸收。但人体肠道中含此类细菌不多，靠这种作用利用纤维素及果胶的能力微乎其微。

1. 口腔内消化

碳水化合物的消化自口腔开始。口腔分泌的唾液中含有 α-糊精酶（α-dextrinase），又称唾液淀粉酶（ptyalin），唾液中还含此酶的激动剂氯离子，而且还具有此酶最合适 pH 6 ~ 7 的环境。α 淀粉酶能催化直链淀粉、支链淀粉及糖原分子中 $\alpha_{1 \sim 4}$ 糖苷键（图3-1）的水解，但不能水解这些分子中分支点上的 $\alpha_{1 \sim 6}$ 糖苷键（图3-1）及紧邻的两个 $\alpha_{1 \sim 4}$ 糖苷键。水解后的产物可有葡萄糖、麦芽糖、异麦芽糖、麦芽寡糖以及糊精等的混合物，因此长时间咀嚼馒头、米饭等淀粉食品时，有越来越甜的感觉。

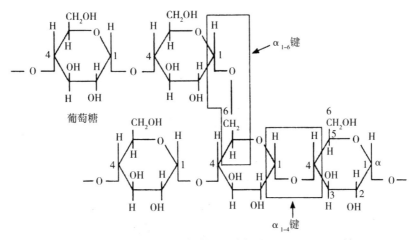

图 3-1　支链淀粉中各葡萄糖分子之间的 $\alpha_{1 \sim 4}$ 及 $\alpha_{1 \sim 6}$ 键

2. 胃内消化

由于食物在口腔停留时间短暂，以致唾液淀粉酶的消化作用不大。当口腔内的碳水化合物食物被唾液所含的黏蛋白黏合成团，并被吞咽而进入胃后，其中所包藏的唾液淀粉酶仍可使淀粉短时继续水解，但当胃酸及胃蛋白酶渗入食团散开后，pH 值下降至 1 ~ 2 时，不再适合唾液淀粉酶的作用，同时该淀粉酶本身亦被胃蛋白酶水解破坏而完全失去活性。胃液不含任何能水解碳水化合物的酶，其所含的胃酸虽然很强，但对碳水化合物也只可能有微少或极局限的水解，故碳水化合物在胃中几乎完全没有什么消化。

3. 肠内消化

碳水化合物的消化主要是在小肠中进行。小肠内消化分肠腔消化和小肠黏膜上皮细胞表面上的消化。极少部分非淀粉多糖可在结肠内通过发酵消化。

（1）肠腔内消化：肠腔中的主要水解酶是来自胰液的 α – 糊精酶，称胰淀粉酶（amylopsin），其作用和性质与唾液淀粉酶一样，最适 pH 值为 6.3 ~ 7.2，也需要氯离子做激动剂。胰淀粉酶对末端 $\alpha_{1~4}$ 糖苷键和邻近 $\alpha_{1~6}$ 糖苷键的 $\alpha_{1~4}$ 糖苷键不起作用，但可随意水解淀粉分子内部的其他 $\alpha_{1~4}$ 糖苷键。消化结果可使淀粉变成麦芽糖、麦芽三糖（约占65%）、异麦芽糖、α 临界糊精及少量葡萄糖等。α 临界糊精是由 4 ~ 9 个葡萄糖基构成。

（2）小肠黏膜上皮细胞表面上的消化：淀粉在口腔及肠腔中消化后的上述各种中间产物，可以在小肠黏膜上皮细胞表面进一步彻底消化。小肠黏膜上皮细胞刷状缘上含有丰富的 α –糊精酶（旷dextrinase）、糖淀粉酶（glucoamylase）、麦芽糖酶（maltase）、异麦芽糖酶（isomaltase）、蔗糖酶（sucrase）及乳糖酶（lactase）（表3-1），它们彼此分工协作（图3-2），最后把食物中可消化的多糖及寡糖完全消化成大量的葡萄糖及少量的果糖及半乳糖（表3-1）。生成的这些单糖分子均可被小肠黏膜上皮细胞吸收。

表 3-1　刷毛缘膜碳水化合物酶的特点

名称	底物	产物
乳糖酶	乳糖	葡萄糖、半乳糖
麦芽糖酶	$\alpha_{1~4}$ 糖苷键连接的寡糖（最多含 9 个残基）	葡萄糖
蔗糖酶异麦芽糖酶（蔗糖 – α – 糊精酶）		葡萄糖
蔗糖酶	α 限制性糊精非还原终端的 $\alpha_{2~4}$ 蔗糖	葡萄糖、果糖
异麦芽糖酶	α 限制性糊精 $\alpha_{1~6}$ 连接	葡萄糖
蔗糖酶及异麦芽糖酶		
海藻糖酶	海藻糖	葡萄糖

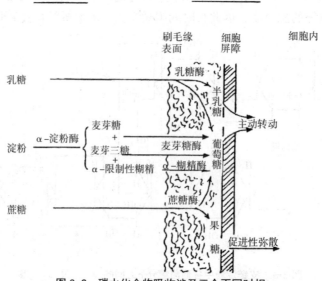

图 3-2　碳水化合物吸收涉及三个不同时相

肠腔内相：摄入的多糖被水解成低聚糖（麦芽糖、麦芽三糖及 α-限制性糊精）。刷毛缘相：低聚糖进一步被特异性刷毛缘酶水解成相应单糖。肠细胞吸收相：单糖由载体蛋白转运通过细胞进入细胞内。

（3）结肠内消化：小肠内不被消化的碳水化合物到达结肠后，被结肠菌群分解，产生氢气、甲烷气、二氧化碳和短链脂肪酸等，这一系列过程称为发酵。发酵也是消化的一种方式。所产生的气体经体循环转运经呼气和直肠排出体外，其他产物如短链脂肪酸被肠壁吸收并被机体代谢。碳水化合物在结肠发酵时，促进了肠道一些特定菌群的生长繁殖，如双歧杆菌、乳酸杆菌等，由于这些菌群对健康有益，故称之为"益生菌"。

（二）碳水化合物的吸收

碳水化合物经过消化变成单糖后才能被细胞吸收。糖吸收的主要部位是在小肠的空肠。单糖首先进入肠黏膜上皮细胞，再进入小肠壁的门静脉毛细血管，并汇合于门静脉而进入肝脏，最后进入大循环，运送到全身各个器官。在吸收过程中也可能有少量单糖经淋巴系统而进入大循环。

单糖的吸收过程不单是被动扩散吸收，而是一种耗能的主动吸收。目前普遍认为，在肠黏膜上皮细胞刷状缘上有一特异的运糖载体蛋白，此载体蛋白分子有两个结合部位，分别结合葡萄糖分子及 Na^+，并将他们从刷状缘的肠腔面通过上皮细胞的质膜转动到上皮细胞内；同时，由于载体蛋白与葡萄糖及 Na^+ 结合后可发生分子的构象改变，以致在细胞液中葡萄糖及 Na^+ 脱离载体蛋白（图 3-3），如此则可使载体蛋白再去反复执行运载任务。进入上皮细胞的葡萄糖则扩散到门静脉系的毛细血管。不同的载体蛋白对各种单糖的结合能力不同，有的单糖甚至完全不能与之结合，故各种单糖的相对吸收速率也就各异。根据大鼠吸收实验，如果葡萄糖的吸收速度为 100，半乳糖则为 110，果糖为 43，甘露醇为 19，木糖为 15，阿拉伯糖为 9。这种主动吸收机构还可使葡萄糖逆浓度梯度转运，即从低浓度处向高浓度集聚，与此同时，进入上皮细胞的 Na^+ 促使依赖 ATP 的"钠钾泵"（即 Na^+, K^+-ATP 酶）的启动，使 ATP 分解，释出的能量则将 Na^+ 驱出细胞，以恢复细胞内 Na^+ 的浓度，从而使葡萄糖和 Na^+ 的吸收得以不断进行。由此可见，葡萄

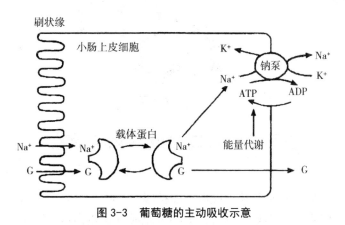

图 3-3　葡萄糖的主动吸收示意

第二节　脂肪的消化与吸收

膳食中的脂类主要为三酰甘油（图 3-4），少量为磷脂（图 3-5）及胆固醇（图 3-6）。胃液酸性强，含脂肪酶甚少，故脂肪在胃内几乎不能被消化。胃的蠕动能促使食入的脂肪被磷脂乳化，成为分散在水相内的细小油珠而排入小肠腔内。然后，即与肝脏分泌的磷脂胆固醇复合体结合成胆汁酸盐微团。小肠蠕动可使微团中的脂肪油珠乳化成脂肪小滴，增加了酶与脂肪分子的接触面，然后被激活的胰脂肪酶水解为甘油和脂肪酸。食入的三酰甘油约 70% 被水解为单酰甘油和两分子脂肪酸；其余约 20% 的三酰甘油被小肠黏膜细胞分泌的肠脂肪酶继续水解为脂肪酸及甘油，未被消化的少量脂肪则随胆汁酸盐由粪便排出。单酰甘油和脂肪酸均是表面活性剂，故能促进乳化作用。

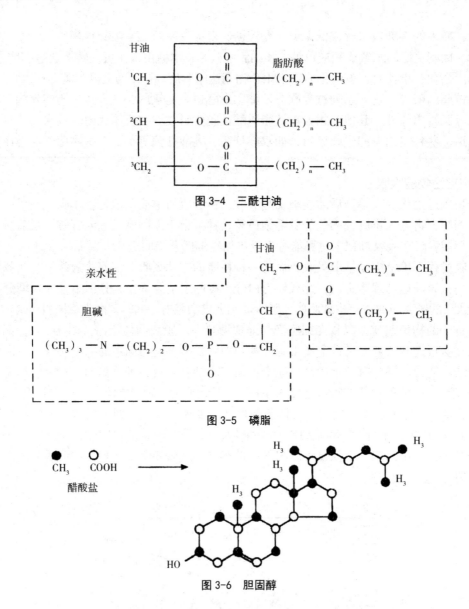

图 3-4　三酰甘油

图 3-5　磷脂

图 3-6　胆固醇

第三节　蛋白质的消化与吸收

（一）蛋白质的消化

一般，食物蛋白质经水解成氨基酸及小肽后方能被吸收。由于唾液中不含水解蛋白质的酶，故食物蛋白质的消化从胃开始，但主要在小肠。有时，某些抗原或毒素蛋白可少量通过黏膜细胞进入人体内，产生过敏或毒性反应。

1. 胃内消化

胃内消化蛋白质的酶是胃蛋白酶（pepsin），系由胃黏膜主细胞合成并分泌的胃蛋白酶原（pepsinogen）经胃酸激活而生成；胃蛋白酶也能激活胃蛋白酶原生成胃蛋白酶。胃蛋白酶的最适宜 pH 值为 1.5～2.5，对蛋白质肽键作用的特异性较差，主要水解芳香族氨基酸、蛋氨酸或亮氨酸等组成的肽键。胃蛋白酶对乳中的酪蛋白（casein）有凝乳作用，这对婴儿较为重要，因为乳液凝成乳块后在胃中停留时间延长，有利于充分消化。

2. 小肠内消化

食物在胃内停留时间较短，蛋白质在胃内消化很不完全，消化产物及未被消化的蛋白质在小肠内经胰液及小肠黏膜细胞分泌的多种蛋白酶及肽酶的共同作用，进一步水解为氨基酸。所以，小肠是蛋白质消化的主要部位。蛋白质在小肠内消化主要依赖于胰腺分泌的各种蛋白酶，可分为两类：

（1）内肽酶（endopeptidase）：水解蛋白质分子内部的肽键，包括胰蛋白酶、糜蛋白酶及弹性蛋白酶。胰蛋白酶主要水解碱性氨基酸，如赖氨酸和精氨酸组成的肽键，水解产物为以碱性氨基酸为羧基的肽；糜蛋白酶主要水解芳香族氨基酸，如苯丙氨酸、色氨酸与酪氨酸组成的肽键，产物为羧基末端带有芳香族氨基酸的肽；弹性蛋白酶主要水解脂肪族氨基酸，如缬氨酸、亮氨酸和丙氨酸等组成的肽键，作用特异性较差。

（2）外肽酶（exopeptidase）：可将肽链末端的氨基酸逐个水解，包括氨基肽酶（aminopeptidase）和羧基肽酶（carboxypeptidase）。胰腺中只分泌羧基肽酶 A 与 B，前者水解肽链羧基端的中性氨基酸（芳香族和脂肪族氨基酸）的肽键；后者可水解肽链羧基端的碱性氨基酸。蛋白质在小肠腔的内、外肽酶协同作用下生成氨基酸及含有 2 ~ 6 个氨基酸的寡肽，前者占 1/3，后者占 2/3。

小肠黏膜细胞的刷状缘及细胞液中存在一些寡肽酶（oligopeptidase），例如，氨基肽酶及二肽酶（dipeptidase）等。氨基肽酶从肽链的末端逐个水解释放出氨基酸，最后生成二肽。二肽再经二肽酶水解，最终生成氨基酸。由此可见，寡肽的水解主要在小肠黏膜细胞内进行。

食物蛋白质的大部分在小肠内消化。在小肠，内外源性的食物蛋白质和内源性的组织蛋白质被分解成短肽和氨基酸。内源性组织蛋白质，主要来自口腔、胃、小肠、肝脏和胰脏分泌物，以及脱落的黏膜细胞，其总量可达被消化蛋白质的 50%。

人体对蛋白质的消化效率很高，一般正常成人，食物蛋白质的 95% 可被完全水解。但是一些纤维状蛋白质只能部分被消化见（图 3-7a、图 3-7b）。

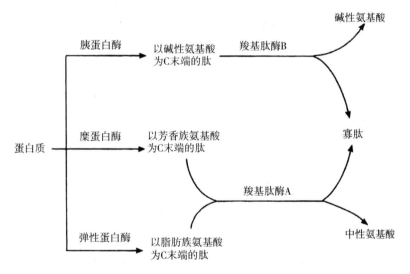

图 3-7a　蛋白质在小肠腔内消化过程

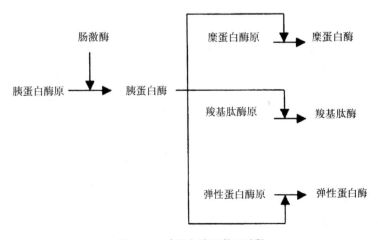

图 3-7b　胰蛋白酶原激活过程

（二）蛋白质的吸收

1. 氨基酸和寡肽的吸收

经过小肠腔内和膜的消化，蛋白质被水解为可被吸收的氨基酸和含 2 ~ 3 个氨基酸的小肽（图 3-8 的①②③步骤）。过去认为只有游离氨基酸才能被吸收，现在发现 2 ~ 3 个氨基酸的小肽也可以被吸收，但进入血液的则主要是氨基酸（图 3-8 的⑤⑥步骤），因为寡肽大部分在细胞内进一步水解为氨基酸（图 3-8 的④步骤）。小肠是吸收这些蛋白质消化产物的主要部位，不同部位吸收能力有差别。近端小肠对氨基酸的吸收能力较远端小肠弱，而对寡肽的吸收能力恰恰相反。这与回肠黏膜纹状缘寡肽酶的活性较空肠高是一致的。结肠上皮细胞也有一定的吸收能力，但是否具有生理意义，尚不清楚。有人认为可能对新生儿和回肠切除患者的蛋白质吸收起重要作用。

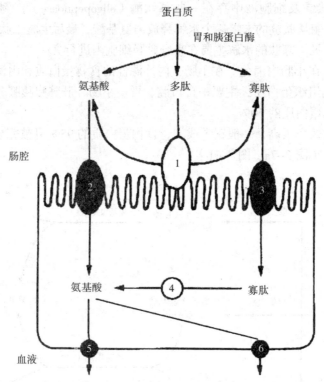

图 3-8　蛋白质在小肠内的吸收模式

氨基酸的吸收机制，一般认为主要是一个耗能的主动吸收过程。实验证明，肠黏膜细胞上有转运氨基酸的载体蛋白质（carrier protein）能与氨基酸及 Na^+ 形成三联体，将氨基酸及 Na^+ 转入细胞，Na^+ 再借钠泵排出细胞外，并消耗 ATP。此过程与葡萄糖的转运载体系统类似。

由于各种氨基酸的结构差异较大，理化性质不尽相同，因此氨基酸通过细胞膜的转运系统非常复杂。过去发现小肠黏膜上皮细胞上至少存在 4 种氨基酸载体：中性氨基酸载体、碱性氨基酸载体、酸性氨基酸载体及亚氨基酸和甘氨酸载体。随着分子生物学方法和技术在消化吸收中的应用，更多的载体已被发现，而且某些载体蛋白和基因结构已经清楚。目前已发现细胞底侧膜上有 5 种氨基酸载体系统，可分为 Na^+ 依赖性和 Na^+ 非依赖性两类。前者与氨基酸由细胞内向血液转换有关；后者可能与两餐之间黏膜细胞由血液摄取氨基酸有关。一般认为 Na^+ 非依赖性氨基酸载体的转运过程不需要消耗能量。

氨基酸被吸收进入血循环后，可被体内不同组织细胞迅速地吸收并利用，用于各种组织的生长和更新。组织蛋白更新的速率随组织性质不同而异，肠黏膜蛋白更新只需要 1 ~ 3 天，肝脏组织蛋白更新亦较快，肌肉组织蛋白更新较慢，但数量较大，估计成人每天可达 7.5 g。

在肝内未被用于合成蛋白的游离氨基酸，经脱氨基作用，可转化为生糖氨基酸和生酮氨基酸，进而转化成葡萄糖和甘油三酯作为能源被利用。肝脏中未被用于合成组织蛋白的多余的游离氨基酸可经脱氨基作用形成尿素被排出体外。

过去认为蛋白质必须水解成氨基酸后方能被吸收，现在已有大量实验表明，寡肽（主要是二肽和三肽）可以被小肠上皮细胞摄取。关于寡肽跨纹状缘膜转运机制，过去一直认为是 Na^+ 依赖性的，但近年研究普遍认为，寡肽进入肠上皮细胞的过程主要是与其他正离子，特别是与 H^+ 的同向跨膜转运相耦联的。实验发现，在上皮细胞纹状缘两侧存在着一个跨膜的 H^+ 浓度梯度，膜外高膜内低。如用微电极测定纹状缘表面的 pH 值为 5.5～6.0，而细胞内则为 7.0～7.2. 即在纹状缘表面存在一个酸性微环境。这种微环境的产生和维持与纹状缘的 H^+–Na^+ 交换载体（H^+Na^+ exchanger，HNE，图 3-9 ②）有关，HNE 可将肠腔中的 Na^+ 转运到肠上皮细胞内，同时将细胞中的 H^+ 运至细胞外，结果利用 Na^+ 的势能梯度建立起 H^+ 浓度梯度。肠上皮细胞纹状缘可以表达一种 H^+ 肽同向转运系统（图 3-9 ③），它可以顺浓度差向细胞内转运 H^+，同时也可逆浓度将寡肽带入细胞内。这一转运过程需要钠泵的活动来维持 H^+ 的浓度差，因此也是一种耗能过程（图 3-9 ①）。为了有别于氨基酸和葡萄糖的继发性主动转运机制，有人将寡肽的吸收过程称为第 3 级主动转运（tertiary active transport）。

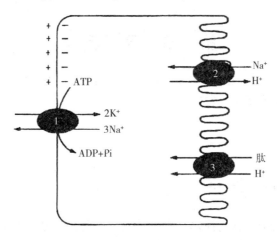

图 3-9　纹状缘膜转运寡肽的模式

进入上皮细胞的寡肽，绝大部分被胞质中的寡肽酶水解为氨基酸，然后经底侧膜上的氨基酸载体运至血液。但也有少量的寡肽可以直接进入血液，转运过程可能也是由载体系统中介的。因为血液中的寡肽浓度远远低于细胞内，所以属于被动转运，具体过程尚待进一步研究。

2. 整蛋白的吸收

在低等动物，吞噬是摄入大分子的基本方式。而在高等动物，只有在胚胎动物仍保持这种低级的原始机制。例如，母乳中的抗体可通过肠黏膜细胞的吞噬作用传递给婴儿。在牛身上进行的实验也发现，给新生小牛十二指肠灌入初乳，60～120 min 后在胸导管中出现初乳蛋白。这种直接摄取蛋白质的功能在出生后持续时间长短因动物种属不同而异，一般为 1～18 d。

关于成年人对整蛋白吸收问题已有许多研究。有人将胰岛素和胰蛋白酶抑制剂同时注入大鼠的隔离肠襻，发现可引起血糖降低，说明有一部分胰岛素被吸收；用酶标法研究辣根过氧化物酶的吸收，获得了相同结果；此外，人的血液中存在食物蛋白质的抗体，这说明食物蛋白质可进入血液而起抗原的作用。但一般认为，大分子蛋白质的吸收是微量的，无任何营养学意义，只是说明肠内细菌的毒素或食物抗原等可能会进入血液成为致病因子。

第四章 消化系统疾病常见症状

第一节 吞咽困难

吞咽困难是指吞咽费力、食物通过口咽部或食管时有梗阻感、吞咽过程时间较长、伴有或不伴有咽部或胸骨后疼痛，严重时甚至不能咽下食物。

一、病因

1. 口咽部疾病

溃疡性口炎或咽炎、咽白喉、咽结核、咽肿瘤、咽后壁脓肿等。

2. 食管疾病

①食管器质性疾病，食管炎、食管溃疡、食管肿瘤、食管内异物、先天性食管异常、食管瘢痕性狭窄；②食管肌功能失常，贲门失弛缓症、弥漫性食管痉挛、胃食管括约肌过敏；③食管受压，纵隔肿瘤、甲状腺肿大、心血管疾病如大量心包积液、主动脉瘤等。

3. 神经肌肉疾病

迷走神经麻痹、重症肌无力、多发性肌炎、皮肌炎等。

4. 全身性疾病

破伤风、狂犬病、肉毒中毒、士的宁中毒、酒精中毒、缺铁性吞咽困难等。

5. 精神因素

如癔症。

二、诊断

1. 病史

（1）注意起病年龄、病程、饮食习惯、有无嗜酒史及腐蚀剂损伤史等。

（2）注意吞咽困难出现的部位、持续时间、病情发展情况、是否为进行性咽下困难等。

（3）吞咽困难伴随症状，如吞咽痛、胸骨后疼痛、胃灼热、食物反流、声音嘶哑、体重下降等。

2. 体检

（1）一般情况：注意营养状态、有无贫血、失水现象。

（2）咽部检查：咽扁桃体有无炎症或白膜，咽壁有无肿胀、触痛和波动感等。

（3）颈部检查：有无肿块、局部有无炎症、水肿、触痛，颈部运动有无受限。

（4）胸部检查：纵隔有无增宽、心界是否扩大等；此外有指征时应作神经系统检查。

3. 化验检查

（1）血常规及红细胞沉降率检查。

（2）血生化检查：检测血钾、钠、氯、钙等，了解有无水、电解质紊乱。

4. 特殊检查

（1）食管镜或胃镜检查：可明确有无异物、狭窄、肿瘤、憩室、炎症病变及先天性异常等。

（2）X 线检查：胸部 X 线及 X 线钡餐检查，可发现有无纵隔肿瘤、心血管异常、食管病变等。

（3）饮水试验：患者采取坐位．检查者以听诊器体件放置于患者剑突下左侧腹壁，嘱饮水一口，如食管无梗阻，则于 10 秒钟内听到喷射性杂音。

（4）必要时做食管测压及 24 小时 pH 检测。

三、治疗

1. 未完全梗阻者给予富有营养的流质或半流质饮食。

2. 给予补液、纠正水电解质紊乱。

3. 尽快明确病因，进行病因治疗。

4. 对症治疗：如解痉、镇痛等。

5. 介入治疗：如用支架扩张食管，解除食管良性狭窄。

6. 有外科手术适应证者，应及时手术治疗。

第二节　呕吐

一、概述

呕吐是胃内容物反流入食管，经口吐出的一种反射动作。可分为三个阶段，即恶心、干呕和呕吐，但有些呕吐可无恶心或干呕的先兆。呕吐可将咽入胃内的有害物质吐出，是机体的一种防御反射，有一定的保护作用，但大多数并非由此引起，且频繁而剧烈地呕吐可引起脱水、电解质紊乱等并发症。

二、病因学

1. 感染

病毒性急性胃肠炎、细菌性急性胃肠炎、急性病毒性肝炎等、阑尾炎、胆囊炎腹膜炎、急性输卵管、盆腔炎等。

2. 腹腔其他脏器疾病

（1）脏器疼痛：胰腺炎、胆石症、肾结石、肠缺血、卵巢囊肿蒂扭转。

（2）胃肠道梗阻：幽门梗阻（溃疡病、胃癌、腔外肿物压迫）、十二指肠梗阻（十二指肠癌、胰腺癌）、肠粘连、肠套叠、嵌顿疝、肠结核、肠道肿瘤、肠蛔虫、肠扭转、肠系膜上动脉压迫综合征、输出襻综合征、胃肠动力障碍（糖尿病胃轻瘫、非糖尿病胃轻瘫）、假性肠梗阻（结缔组织病、糖尿病性肠神经病、肿瘤性肠神经病、淀粉样变等）。

3. 内分泌代谢性疾病

低钠血症、代谢性酸中毒、营养不良、维生素缺乏症、糖尿病酸中毒、甲状腺功能亢进症、甲状腺功能减退症、甲状旁腺功能亢进症、垂体功能减退症、肾上腺皮质功能减退症、各种内分泌危象、尿毒症等。

4. 神经系统疾病

中枢神经系统感染（脑炎、脑膜炎）、脑肿瘤、脑供血不足、脑出血、颅脑外伤、脑寄生虫病等。

5. 药物等理化因素

麻醉药、洋地黄类、化疗药物、抗生素、多巴胺受体激动药、非甾体抗感染药、茶碱、酒精、放射线等。

6. 精神性呕吐

神经性多食、神经性厌食。

7. 前庭疾病

晕动病、梅尼埃综合征、内耳迷路炎。

8. 妊娠呕吐

妊娠剧吐、妊娠期急性脂肪肝。

9. 其他

心肺疾患（心肌梗死、肺梗死、高血压、急性肺部感染、肺心病），泌尿系疾患（急性肾炎、急性肾盂肾炎、尿毒症），周期性呕吐、术后恶心呕吐、青光眼等。

三、发生机制

呕吐中枢位于延髓第四脑室基底部，传入神经主要为迷走神经、内脏神经、前庭神经、舌咽神经、视神经和嗅神经。传出神经为迷走神经、内脏神经、膈神经、腹肌脊神经、舌咽神经等。来自胃肠道病变部位和其他脏器的传入冲动刺激了呕吐中枢，反射性地引起胃、膈肌、腹肌以及咽、腭、会厌等一系列的共济运动，从而形成了呕吐动作。呕吐中枢邻近呼吸中枢、自主神经中枢、涎核和前庭核，故在呕吐前和呕吐时常伴有面色苍白、出汗、多涎、脉搏和呼吸频率改变等现象。

四、诊断

因为呕吐仅是一种症状，其病因复杂多样、伴发症状不同、表现形式近似，所以需要认真地采集病史，仔细地体格检查、必要又有针对性地选择实验室和影像学检查，最后经过客观的综合分析才能得出初步诊断。

1. 病史

一般说来小儿各年龄组的呕吐均以内科原因占多数，特别是在新生儿期。由于呕吐是消化系统的一个症状，故采集病史首先应围绕喂养方法、进食内容、时间和习惯等方面进行。对新生儿除注意呕吐的发生和发展情况外，还应了解母亲的妊娠和生产史及用药史。体重的变化常能客观地反映呕吐的严重程度及其对小儿的影响。内科疾病所致者以感染性原因最为常见，外科疾病所致者则以腹腔器官感染和消化道梗阻为主。

2. 呕吐特点分析

应结合年龄因素和疾病考虑。分清呕吐为功能性或器质性及内科性或外科性。

（1）时间和次数：呕吐开始出现的时间和每天呕吐的次数，因疾病可有明显差别。如新生儿生后数小时内开始吐咖啡色黏液和3岁以下幼儿反复呕吐咖啡色物，显然源于不同原因。前者可能误咽母血所致，后者则可能是肠套叠。

（2）方式：可呈溢出样. 如奶汁从新生儿口角少量流出；或自口内反流涌出；或从口腔大量吐出；或自口腔和鼻孔同时喷出。在新生儿期前者可能是生理性的，后者则多见于先天性肥厚性幽门狭窄。

（3）内容和性质：对诊断消化道梗阻有重要的参考价值。

五、鉴别诊断

（一）反射性呕吐

1. 咽刺激

由于咽部受刺激，刺激了舌咽神经而诱发的反射性呕吐，见于刷牙及医生对病人进行咽检查时。

2. 消化系统疾病

（1）胃十二指肠疾病：胃部黏膜刺激或炎症可引起恶心呕吐。①细菌性如细菌性食物中毒；②化学性，如某些化学物品及药物的刺激，见于烈酒、阿司匹林、磺胺类、氯化铵、氨茶碱、四环素类抗生素等；③物理性，如胃过度充盈时对胃黏膜的直接刺激见于急性胃扩张。

（2）各种原因的幽门梗阻：由于消化性溃疡、胃癌、胃黏膜脱垂症、胃肉芽肿（多由血吸虫病引起）以及罕见的胃肿瘤等疾病造成。①幽门括约肌痉挛，其所致呕吐通常在进食后几小时内发生，注射阿托品后缓解，可见于消化性溃疡活动期与慢性胃炎急性发作时。②幽门瘢痕性狭窄，其所致呕吐常并发胃扩张与胃潴留，常在食后 6 ~ 12 h 发生，呕吐量大．多呈喷射状，多含有隔夜的食物。大多由于溃疡瘢痕狭窄引起，发病多在中年，呕吐物中胃酸多增高；少数由胃癌引起，发病多在中年以上，呕吐物中常缺胃酸或低酸。③幽门管被肿瘤脱垂的胃黏膜或肉芽肿所梗阻。如罕见的胃肿瘤（肉瘤、淋巴肉瘤等）、胃肉芽肿等。胃部膜脱垂症时，脱垂的黏膜可阻塞幽门管并可继发胃黏膜的炎症、糜烂与溃疡形成，引起间歇性上腹痛、恶心、呕吐，甚至上消化道出血。

（3）肠系膜上动脉综合征：任何原因导致肠系膜上动脉与腹主动脉之间的距离变小致夹在其中的十二指肠受压而造成排空困难，即可逐渐发生上腹胀痛、恶心呕吐。一般于食后数小时后发作，采取俯卧位时可使症状缓解。X 线钡剂透视检查可见二指肠近段扩张钡剂滞留，胃与十二指肠排空延缓。本病以瘦长体型的女性为多，年龄在 20 ~ 40 岁。

（4）输出襻综合征：由于部分胃切除术后空肠输出襻的功能性梗阻引起周期性大量胆汁性呕吐，发生原因未明，典型症状常于术后 8 ~ 12 d 出现，表现为上腹部饱胀或胀痛，特别在食后恶心呕吐，呕吐后或插入胃管抽空胃内容物后症状缓解，但几小时后症状又可再现。X 线钡餐透视检查显示胃内有大量空肠滞留液，多数病例经对症治疗后症状缓解。由于手术瘢痕收缩、手术误差等引起的空肠输出襻器质性狭窄，如反复出现机械性肠梗阻的表现，则往往须手术治疗。

（5）十二指肠梗阻：十二指肠梗阻可由肠外病变压迫或肠内病变阻塞所引起，表现为十二指肠病变部位肠腔的局限性狭窄，最常见的症状是间歇性腹痛与呕吐。腹痛多位于上腹正中或偏右，可为间歇性隐痛乃至阵发性剧痛，伴恶心、呕吐，有时呕血及便血。上腹部可出现蠕动波、振水音，有时出现腹部包块。病因以结核最为多见，其他原因如非特异性粘连或肠腔狭窄、环状胰、癌瘤、肉芽肿性变等均少见。诊断须根据 X 线钡剂检查、纤维十二指肠镜检查与剖腹探查。

3. 其他消化系统疾病

（1）腹腔脏器急性炎症：急性腹膜炎早期呕吐轻微，时发时止，病情发展时则呕吐成为持续性，继之为中毒性，最后则由于麻痹性肠梗阻引起。急性阑尾炎早期常有脐周痛或中上腹痛，伴恶心呕吐与食欲缺乏，易被误诊为急性胃炎。急性胆囊炎、胆石绞痛及胆道蛔虫病，也常有恶心呕吐，但多不严重，呕吐物可为食物胃液、胆汁，有时可见蛔虫，呕吐后病情未见减轻。

（2）急性病毒性肝炎：本病黄疸前期数天至 1 周可有食欲缺乏，恶心呕吐、腹痛、伴有或不伴有发热，可误诊为急性胃炎、消化不良等，黄疸出现后，自觉症状反而减轻。若急性肝炎病情加剧重新出现呕吐，黄疸进行性加深，须考虑急性亚急性肝萎缩的可能性。

（3）肠梗阻：主要症状是呕吐、肠绞痛与排便排气停止。呕吐常剧烈，并伴有恶心，早期的呕吐为神经反射性，呕吐物初为食物、胃液继而为黄绿色的胆汁。反射性呕吐停止后，隔一段时间后出现典型的肠梗阻的反流性呕吐，两种呕吐间隔时间长短，取决于梗阻部位的高低。梗阻部位愈高间隔时间愈短。低位回肠梗阻时，时间间隔较长，反流性呕吐是由于肠内积液不能通过梗阻部位，积集于梗阻上部的肠段，达相当大量时形成肠逆蠕动而吐出所致，呕吐物早期呈胆汁样液体，继而呈棕色或浅绿色．晚期呈带有粪臭气的液体，这是由于食物在低位肠道内有较长时间的潴留，受肠内细菌作用而腐败分解所致。

4. 急性中毒

急性中毒多由化学物理因素引起，特别是有害化学物质，如农药中毒，有机溶剂中毒（如苯、汽油、氯化烃类化合物等），金属中毒（铅、汞、锰等），植物中毒（如毒草、乌头碱类植物、发芽马铃薯等）等都可在中毒早期出现恶心呕吐药物反应。呕吐物中多有毒物的气味或残渣，通过询问病人或家属病史，以及出现的临床症状，结合呕吐物的检测一般不难做出诊断。

5. 呼吸系统疾病

急性肺炎在发病初期可有呕吐，小儿尤为多见。百日咳的痉挛期，在痉挛性咳嗽发作之后常有反射性呕吐，将胃内容物吐出。

6. 泌尿系统疾病

急性肾炎的高血压脑病常突然发生中枢性呕吐，急性肾盂肾炎以恶心呕吐而起病者占 30% ~ 36%。

肾结石绞痛发作呕吐多与绞痛同时出现。各种原因所致的尿毒症病人常较早出现头痛、恶心、呕吐。如并发尿毒症性胃炎呕吐更为严重。

7. 循环系统疾病

急性心肌梗死的早期特别是疼痛剧烈时，常发生恶心、呕吐，可能是由于心肌病灶的刺激引起迷走神经对胃肠的反射性作用所致。偶有疼痛定位于上腹部而呕吐剧烈者，可被误诊为急性胃炎或其他急腹症；充血性心力衰竭有时发生呕吐，可能与肝淤血有关，但在洋地黄治疗过程中应警惕洋地黄的毒性作用所致；低血压性晕厥或休克的初期也常有恶心、呕吐，同时伴面色苍白、心悸、出汗等自主神经失调症状。

8. 妇科疾病

女性内生殖器的急性炎症刺激经由自主神经的传入纤维传入呕吐中枢而引起反射性呕吐。炎症扩散可引起急性盆腔腹膜炎出现高热、下腹痛与压痛，白细胞增多并有排尿困难等症状。

9. 青光眼

闭角型青光眼是原发性青光眼较常见的一种类型，以女性为多，发病多在40岁以后。表现头痛剧烈，可因眼压增高经三叉神经的反射作用而引起呕吐。

（二）中枢性呕吐

1. 中枢神经系统疾病

（1）脑血管病变：①高血压脑病时，由于血压急剧升高，脑血循环急剧障碍导致脑水肿与颅内压升高，出现剧烈头痛、眩晕、恶心、呕吐，甚至惊厥昏迷等症状。②高血压动脉硬化的病人突然剧烈头痛呕吐，应警惕脑出血，特别是小脑出血，常出现剧烈头痛、呕吐，以暴发性后脑部疼痛及呕吐为前驱症状，继而出现脑膜刺激征，脑脊液呈血性可诊为蛛网膜下腔出血。③ Wallenberg 综合征发病通常在40岁以上，病变主要由于椎动脉血栓闭塞引起，有眩晕、恶心、呕吐等前庭神经刺激症状。④动脉供血不足大多发生于中年以上，男性发病高于女性，临床表现多种多样，最常见者为眩晕、恶心、呕吐等，可提示有前庭功能障碍。

（2）中枢神经系统感染：颅内感染可因炎性渗出导致颅内压增高，而有头痛、呕吐等症状。①乙型脑炎大多累及小儿常有恶心呕吐，多发生于病程的第 1～2 天，呕吐次数不多仅少数呈喷射状。②病毒性脑炎发生恶心呕吐者也不少见。③脊髓灰质炎的前驱期与麻痹前期也常有头痛、咽痛、恶心呕吐，与流行性感冒相似。④流行性脑膜炎常以高热寒战、头痛、恶心呕吐为急性起病，呕吐是由于颅内压增高、呕吐中枢受刺激以及脑膜受刺激而产生的反射性作用引起，在本病流行期间不难确定诊断。⑤脑脓肿常为继发性，大多由于邻近化脓性病灶的直接蔓延. 如耳源性脑脓肿起源于慢性化脓性中耳炎或乳突炎，耳源性脑脓肿多位于额叶或小脑多为单发性。少数病例起源于血行性或外伤性感染，血行性脑脓肿常为多发性，如有颅内压增高和(或)脓肿直接刺激呕吐中枢时，则除感染症状外病人还有头痛、呕吐等症状。

（3）脑肿瘤：脑肿瘤常有三种主要症状：即呕吐。头痛、视力障碍，眼底检查常见视盘瘀血。此外还常有不同程度脑神经损害的症状。呕吐原因为：①肿瘤发生在脑脊液通路或其附近引起颅内压迅速增高；②肿瘤直接压迫和刺激延髓呕吐中枢，或前庭神经、迷走神经等幕下脑瘤引起呕吐者较幕上脑瘤早而多见。脑肿瘤所致的呕吐，和饮食关系不大，常发生于头痛剧烈之时，呕吐后头痛可暂时减轻。无明显消化系疾病的顽固性呕吐须考虑颅内尤其是脑室占位性变的可能性。小儿脑瘤病人，往往表现为不伴有头痛的喷射性呕吐。

（4）头部外伤：脑震荡之后，可出现头痛、呕吐、眩晕，并非脑有器质性损伤，而是呕吐中枢受物理刺激所致脑挫伤常引起。持续性剧烈头痛伴喷射性呕吐与意识障碍加重者须考虑有颅内血肿形成。

2. 药物毒性作用

阿扑吗啡、洋地黄、依米丁（吐根碱）、雌激素、硫酸铜、甲睾酮（甲基睾丸素）等，以及氮芥、环磷酰胺、沙可来新（溶肉瘤素）、氟尿嘧啶、丝裂霉素 C 等，抗癌药物均可兴奋化学感受器触发带，引起呕吐。洋地黄疗程中最早的中毒症状常是食欲缺乏、恶心、呕吐，如兼有心律失常更可肯定洋地黄中毒的诊断。

3. 代谢障碍体内毒素的刺激、放射性损害

（1）低钠血症：重度低钠性失水病人常有乏力、恶心呕吐、肌肉痉挛、腹痛等症状，甚至神志淡漠、嗜睡血压下降与昏迷。病因多为急性胃肠炎、大面积烧伤、肾上腺危象、糖尿病酮症酸中毒、失盐性肾炎等，稀释性低钠血症、水中毒、抗利尿激素分泌异常症也常引起频频的呕吐。

（2）糖尿病酮症酸中毒：糖尿病病人可因感染、手术、麻醉、中断胰岛素治疗等而发生酮中毒。病人常以厌食恶心、呕吐等为早期症状。由于厌食呕吐与多尿，致加重了失水与失钠，又使呕吐加剧促进酮血症性昏迷。

（3）甲状腺危象：为甲状腺功能亢进症的严重并发症．诱因为感染、创伤、未经充分准备而施行手术、精神刺激等，^{131}碘治疗甲状腺功能亢进症时也偶尔诱发。主要表现为高热或过高热、心动过速、不安或谵妄、大汗、呕吐与腹泻等，如不及时救治，可因周围循环衰竭而引起死亡。

（4）肾上腺危象：肾上腺皮质功能减退症可因感染、手术、过度劳累、中断糖皮质激素治疗等而诱发肾上腺危象。主要表现为体温降低、恶心呕吐、失水、血压下降与周围循环衰竭，最后可陷入昏迷。由于病人常有吐泻交替，可被误诊为急性胃肠炎。

（5）妊娠呕吐：妊娠呕吐约见于半数的孕妇，多发生于妊娠期5~6周，但最早可见于妊娠第2周，一般持续数周而消失。发生原理未明，有认为与血中雌激素水平增高有关，精神因素也可起一定的作用。病人常有困倦思睡，嗜食酸味的食品，呕吐之前常有恶心。分散病人注意力可使呕吐减轻或暂止。体检乳头颜色加深，尿妊娠试验反应阳性。症状轻重不同，轻者不影响日常生活，重者可引起失水、电解质紊乱、酸碱平衡失调营养障碍。妊娠毒血症发生于妊娠第24周以后．多见于年轻初产妇，主要症状为血压升高、蛋白尿、水肿与视力减退，恶心与呕吐常是先兆子痫的表现。

（6）急性全身性感染：多数急性全身性感染性疾病可发生恶心呕吐，尤以重症为多见，可能是由于发热与毒血症状态时，胃蠕动与胃分泌减少，消化功能减退，未消化的食物易积存于胃内易于呕吐。儿童的呕吐中枢兴奋阈值低，在急性传染病时尤易发生呕吐。最常引起呕吐的急性感染，首先是中枢神经系统急性感染、胃肠道急性感染、腹腔脏器的急性感染等。病原体可为细菌性病毒性、疟原虫等。细菌性食物中毒时呕吐多发生于腹泻之前；霍乱与副霍乱时，呕吐多发生在腹泻之后。

（7）放射性损害：在深部X线治疗、^{60}钴照射等治疗之后，均可发生食欲缺乏、恶心、呕吐。急性放射病的初期表现为神经系统的过度反应，致出现头晕、头痛、乏力、恶心、呕吐、腹泻等症状。

（三）前庭障碍性呕吐

1. 迷路炎

本病是急性与慢性化脓性中耳炎的常见并发症，病理分为迷路周围炎、局限性迷路炎、弥漫性浆液性迷路炎与弥漫性化脓性迷路炎四种类型。而后者的病情最严重。主要临床表现为发作性眩晕、恶心、呕吐、眼球震颤等，诊断主要靠病史和耳科检查。

2. 梅尼埃综合征

本病以中年男性较多。表现为突发的旋转性眩晕（多为水平性）、耳聋与耳鸣，眩晕发作时意识清醒，常伴有面色苍白、出冷汗、恶心、呕吐、血压下降等反射性迷走神经刺激症状，发作历时数分钟乃至数小时以上，间歇期长短也各有不同。

3. 晕动病

本症状发生在航空、乘船、乘汽车或火车时，以面色苍白、出汗、流涎、恶心、呕吐等为主要表现。原因未明，由于反复的俯仰运动、旋转或上下颠簸所致的迷路刺激明显地起重要作用。迷路功能丧失的人常不会患晕动病。精神因素可能有重要关系，有些身体健康的人对乘车乘船完全不能耐受，有的虽能耐受．但在车船中嗅到不愉快的气味或听到震耳的噪声等不良刺激即可发生恶心、呕吐。

（四）神经官能性呕吐

呕吐可为胃神经官能症症状之一，其特点是呕吐发作和精神刺激有关。呕吐可以立即发生，呕吐全不费力，每口吐出量不多，吐毕又可再食，虽长期反复发作而营养状况影响不大，嗅到不愉快的气味、听到震耳的噪声或见到厌恶的食物而出现的呕吐称条件反射呕吐，也属神经官能性呕吐范畴。对神经

官能性呕吐须除外一切器质性病因方能确定诊断，女性和神经不稳定的人，其呕吐中枢兴奋阈限较低，受各种刺激作用时易发生呕吐。

第三节　呕血与黑粪

呕血是指患者呕吐血液，黑粪是指排出柏油样黑色粪便。常由上消化道疾病（食管、胃十二指肠、胃空肠吻合术后的空肠、胰腺、胆道）急性出血所致，少数见于某些全身性疾病。大量呕血易发生失血性休克，危及生命。

一、病因

1. 消化性溃疡：为呕血、黑粪最常见的病因。
2. 食管、胃底静脉曲张破裂。
3. 急性胃黏膜损害：如急性出血性糜烂性胃炎、门静脉高压性胃病；由药物（肾上腺皮质激素、解热镇痛剂、抗生素等）、乙醇、应激因素（严重创伤或感染、大手术、休克、癌症转移）等诱发急性胃黏膜出血或应激性溃疡。
4. 胃癌、胃良性肿瘤、胃息肉。
5. 急、慢性胃炎、十二指肠炎。
6. 食管病变：食管贲门黏膜撕裂综合征、食管裂孔疝、食管炎、食管憩室炎、食管癌等。
7. 肝胆胰疾病：胆道出血（胆管、胆囊疾病或肝动脉瘤破裂所致）、胰腺癌、壶腹周围癌。
8. 全身性疾病：恶性血液病、尿毒症、心血管疾病、遗传性出血性毛细血管扩张症、钩端螺旋体病、结缔组织病等。

二、诊断要点

1. 病史

（1）注意询问呕血的特点：呕血前有无恶心、呕血量及色泽，有无食物混杂，呕血前后粪便的性状，黑粪次数和量。注意与咯血及假性黑粪（服用铁剂、铋剂、中药）相鉴别。

（2）伴随症状：有无上腹疼痛、呕吐、反酸、嗳气、腹胀、食欲缺乏、发热、尿黄等。

（3）有无头昏、眼花、心悸、出汗、口干、便意、晕厥等急性大出血症状。

（4）有关诱因：如有饮食不当、劳累过度、精神紧张等。

（5）既往史：注意有无呕血黑粪史及诊治经过。有无胃病史、慢性肝病、腹痛和黄疸史。有无上腹绞痛，长期嗜酒和服用对胃黏膜有损害的药物史。有无容易出血史，或流血时间延长史。

2. 体检

（1）一般检查：注意面容与贫血程度，有无周围循环衰竭表现，如烦躁不安、四肢厥冷、脉搏细速、血压下降等。有无黄疸、蜘蛛痣、肝掌及皮肤色素沉着，有无皮肤或黏膜出血，有无锁骨上淋巴结或全身淋巴结肿大。

（2）腹部检查：有无腹壁静脉曲张，有无腹压痛和包块，有无肝脾肿大和腹水。

（3）肛门直肠指检：可早期发现黑粪，注意有无痔或肿块。

3. 化验

（1）血常规、尿常规检查。

（2）血型测定并做好交叉配合试验。

（3）肝功能检查、尿素氮测定。

（4）必要时做 ESR 和出血性疾病常规检查。

4. 特检

（1）急诊内镜检查，应在出血 24～48 小时内进行，对出血部位和性质的诊断有重要价值。

（2）超声波肝、脾、胆囊探查。

（3）X 线检查，一般在出血停止后 1 周做胃肠钡餐检查。

（4）必要时做腹部血管造影，协助诊断出血病灶与部位。

三、处理要点

1. 一般措施

绝对静卧，监测脉搏、血压、呼吸、神志变化，烦躁不安者给予镇静剂。呕血者宜暂禁食，呕血停止后可给予少量多次流质饮食。

2. 迅速及时补液或输血

纠正休克，需要时吸氧。

3. 止血措施

（1）食管静脉曲张破裂出血可放置三腔二囊管压迫止血和（或）静注血管升压素、生长抑素。

（2）消化性溃疡或急性胃黏膜病变出血可用 H_2 受体阻断剂如 Famotidine 或质子泵抑制剂 Omeprazole 静脉注射。

（3）口服或胃内灌注去甲肾上腺素（8 mg/dL 溶液）。

（4）内镜注射硬化剂、组织胶及套扎治疗或电凝止血。

4. 介入治疗

严重消化道大出血在少数特殊情况下既无法进行内镜治疗又不能耐受手术治疗，可考虑在选择性肠系膜动脉造影找到出血灶的同时进行血管栓塞治疗。

5. 手术治疗

经内科积极抢救 24 ~ 48 小时仍不能控制止血时，应考虑外科手术治疗。

第四节 便血

一、概述

血液从肛门排出，大便带血或全为血便，颜色呈鲜红、暗红或柏油样均称为便血。便血一般见于下消化道出血，特别是结肠与直肠的出血，但偶尔可见上消化道出血；除消化道疾病外，便血也可见于全身性疾病。便血的颜色取决于消化道出血的部位、出血量以及血液在肠道停留的时间。上消化道出血如肠蠕动增快时，则可排出较鲜红的粪便而不呈柏油样便；小肠出血时如血液在肠内停留时间较久可排出柏油样便；当出血量多排出较快时，则呈暗红色甚至鲜红色血便或紫红色血块；结肠或直肠出血时，由于血液停留于肠内时间较短，往往排出较新鲜血块；结肠上端出血时血与粪便常均匀混杂呈酱红色；乙状结肠或直肠肛门出血时常有新鲜血液附着于成形粪便的表面，排便后滴血，粪便与血不相混杂者多见于内痔、肛裂、直肠息肉与直肠癌；血便或脓血样便可见于细菌性痢疾、溃疡性结肠炎、结肠癌、偶尔也可见于阿米巴肠病；血便伴有剧烈腹痛甚至出现休克现象者，应考虑肠系膜血管阻塞出血、坏死性肠炎、缺血性"结肠炎"、肠套叠、肠扭转等；便血伴有皮肤、黏膜或其他器官出血现象者，多见于血液系统疾病及其他全身性疾病，如白血病、弥散性血管内凝血等。

二、病因

（一）下消化道疾病

1. 肛管疾病

常见于痔、肛裂、肛瘘等。

2. 直肠疾病

（1）直肠炎症性疾病：细菌性痢疾、溃疡性结肠直肠炎、直肠结核等。

（2）直肠肿瘤：直肠息肉、直肠乳头状瘤、直肠癌、直肠类癌、邻近恶性肿瘤侵入直肠等。

（3）直肠损伤：放射性直肠炎、异物、器械检查或活检等导致的损伤出血。

3. 结肠疾病

（1）炎症性病变：急性细菌性痢疾、阿米巴肠病、溃疡性结肠炎、肠结核、结肠克罗恩病、憩室炎与憩室溃疡等。

（2）肿瘤：结肠癌、结肠息肉瘤等。

4. 小肠疾病

（1）炎症性病变：急性出血坏死性肠炎、憩室炎与憩室溃疡、肠结核、肠伤寒等。

（2）肿瘤：恶性淋巴瘤、平滑肌肉瘤、小肠类癌、纤维肉瘤、神经纤维肉瘤、平滑肌瘤、脂肪瘤、腺瘤、纤维瘤、血管瘤等。

5. 下消化道血管病变

缺血性肠病常见于肠系膜动脉栓塞或血栓形成、肠系膜静脉血栓形成、肠套叠、肠扭转、血管畸形等。

（二）全身性疾病

1. 急性传染病

流行性出血热、钩端螺旋体病等。

2. 血小板因素及凝血机制障碍

血小板减少性紫癜、白血病、再生障碍性贫血、血友病等。

3. 尿毒症。

4. 结缔组织病

系统性红斑狼疮、皮肌炎、结节性多动脉炎等。

三、发病机制

（一）下消化道疾病

1. 肛管疾病

痔出血是由于排便时腹内压增高，导致痔内静脉丛血压增高，加上硬粪块的直接擦损，使痔破裂所致；肛裂在儿童可见于蛲虫病致肛周痛痒，抓破感染而形成，排便时剧烈疼痛伴有便血，量少而鲜红；肛瘘最常继发于肛管直肠周围脓肿，少数继发于肠结核，瘘外口位于肛门附近会阴部或骶尾部，挤压其周围可见脓液自瘘口流出。

2. 肠道炎症性疾病

如急性细菌性痢疾、急性出血坏死性肠炎、肠结核、溃疡性结肠炎等，均由不同病因所引起的不同部位肠黏膜的充血、水肿、糜烂、溃疡出血甚至坏死。表现为脓血便、血水便甚至鲜血便。

3. 肠道肿瘤

结肠癌、直肠癌、肠恶性淋巴瘤等，主要因癌组织破溃或淋巴瘤组织破溃，而表现鲜红色血便或伴有黏液与脓液的血便。小肠良性肿瘤，如小肠神经纤维瘤、平滑肌瘤、腺瘤等出血较少，但瘤体较大可引起肠梗阻。小肠血管瘤感染、破裂可引起急性大出血。

4. 下消化道血管病变

肠系膜动脉栓塞或肠系膜动静脉血栓形成，肠扭转、肠套叠等，因肠部膜缺血、坏死、脱落，肠管发绀、水肿和大量浆液渗出，全层肠壁坏死，大量血性液体渗出，可出现腹泻排出暗红色血便。

（二）全身性疾病

严重感染、缺锌等引起消化道黏膜缺血、糜烂、溃疡导致出血；毛细血管病变可引起出血；出凝血机制障碍，凝血因子缺乏，血小板减少或功能障碍亦可引起便血。

四、诊断

（一）病史

急性细菌性痢疾常有不清饮食史或与痢疾患者接触史，结肠癌、直肠癌、溃疡性结肠炎患者均有较长时间的黏液便及脓血便史，常常有腹痛，有时可触及腹块。结肠息肉患者常常有家族史。内痔便血常在排便前后出血，血呈喷射状流出或便后滴出鲜血。肛裂患者常在排便时及排便后便血，伴有排便时难以忍受的肛门部疼痛。肠伤寒患者均有发热，便血出现在第2周末及第3周初。肠套叠、肠扭转，肠系膜动脉栓塞发病急，伴有严重的腹胀、腹痛、恶心呕吐，严重者可出现休克。白血病、血小板减少性紫癜、血友病等血液系统疾病便血的同时常有全身出血倾向。

（二）体格检查

1. 肛管疾病

脱出肛外的内痔及混合痔，在肛门外可见圆形突起的暗红色的小肿物，直肠镜检查可见内痔呈圆形暗红色痔块。肛裂可见肛管下缘呈线状裂缝，继发感染可形成小溃疡。肛瘘随时可见在肛门附近，会阴部或骶尾部有瘘外口，挤压周围可见有少许脓液从瘘口流出。

2. 直肠及结肠疾病

慢性非特异性直肠。结肠炎查体可发现下腹及左下腹压痛，左下腹可触及肠壁增厚的肠管。肠结核、克罗恩病腹痛常位于右下腹或脐周，压痛明显。由于肠粘连，肠壁与肠系膜增厚，肠系膜淋巴结肿大，腹部可触及肿块。结肠、直肠癌可触及局限性肿块，呈结节性硬条状，如癌侵犯周围组织则肿块固定。结肠、直肠的憩室、息肉查体可无阳性发现，但若继发感染可有局部压痛同时可合并下消化道大出血。

3. 小肠病变

急性出血坏死性小肠炎，常呈突然发作性腹痛、腹泻、便血和毒血症。腹痛常位于左上腹或左中腹，也可位于脐部或全腹，常伴有恶心、呕吐，粪便呈暗红色或鲜红色糊状血便，具有特殊腥臭味。中等度鼓肠，有时可见到蠕动波。腹部压痛明显，当出现腹膜炎时可有腹肌紧张与反跳痛，当出现中毒性肠麻痹时，肠鸣音减弱或消失。肠伤寒出血常在病程的第2周末第3周初，血便特点是暗红色稀赤豆汤样，查体发现伤寒面容与相对缓脉。小肠肿瘤引起出血者较少，小肠恶性淋巴瘤、腺癌、经纤维瘤、平滑肌瘤等瘤体增大，可引起部分或完全性肠梗阻。恶性肿瘤除梗阻外可伴有腹胀。腹痛、食欲缺乏、体重减轻、腹块及血便。小肠血管瘤最主要症状为肠道出血或肠梗阻，可表现为急性大出血，但最多者为长期小量失血所致的贫血。

4. 下消化道血管病变

肠套叠时除腹痛外腹部可出现肿块，小肠套叠肿块多发生在脐周. 移动性较大，回盲部套叠肿块常位于右下腹，呈香蕉形，表面光滑，疼痛发作时包块变硬. 间歇期肿块变软。肠系膜动脉栓塞常常发生在心脏病并发心房纤颤的基础上，患者出现突然腹痛，酷似急腹症，晚期出现肠坏死，临床出现休克及血便。

5. 全身性疾病

流行性出血热患者起病急，有发热、头痛与腰背痛，查体可见面部潮红，血压偏低或出现休克，肾功能损害较重。重者除便血外常常伴有咯血、尿血及皮肤部膜出血。急性白血病、再生障碍性贫血、血友病等患者便血的同时往往有其他器官的出血现象。骨髓检查有异常发现或凝血系统有异常。结缔组织疾病如系统性红斑狼疮、皮肌炎等检查可发现心、肺、肾等多脏器损害，当胃肠出现并发症时可有便血。

（三）实验室检查

1. 粪便检查

细菌性痢疾、溃疡性结肠炎及阿米巴肠病，便常规检查均可呈脓血便，但溃疡性结肠炎粪便反复培养无致病菌生长，而细菌性痢疾可培养出致病菌。阿米巴肠病患者，新鲜粪便反复镜检可找到溶组织阿米巴滋养体或包囊。

2．血液检查

伤寒患者血培养可找到致病菌，白血病患者周围血检查可发现幼稚细胞，骨髓检查可确诊。血小板减少症周围血及骨髓检查均可发现血小板异常减少。

（四）影像学及内镜检查

1．X 线钡剂及钡灌肠检查

X 线钡剂，特别是气钡双重造影能提高 X 线诊断率。必要时结合小肠造影及钡灌肠检查对小肠的恶性淋巴瘤、脂肪瘤、息肉、憩室、肠结核、克罗恩病、结肠的肿瘤及溃疡性结肠炎等有一定的诊断价值。

2．内镜检查

纤维结肠镜检查可发现直肠、乙状结肠及整个结肠的病变，尤其是电子结肠镜的广泛应用对大肠病变有了更进一步的诊断和治疗价值。操作过程中可以录像，病变部位可以刷片、括检、电切、止血等进行诊断和治疗。近年来小肠镜已开始应用于临床，对不明原因的小肠出血有一定的诊断价值，但因操作难度大，仍未广泛推广使用。

3．选择性腹腔动脉造影

经以上检查出血部位及出血原因仍不明确者，可进行选择性腹腔动脉造影。一般出血速度在每分钟 0.5 mL 以上时，动脉造影可以显示出血部位。

五、鉴别诊断

（一）肛管直肠疾病

1．内痔

内痔是血便最常见的原因，其特点为排便时或排便后滴出或喷出鲜血，血液与粪便不混合，出血量多少不等，一般为数毫升至十数毫升。粪便干燥，排便时腹内压增高，导致内痔静脉丛血压升高，加上粪便的直接摩擦，常常导致痔核破裂出血。肛门指检可触及肛门内的痔核，肛镜检查时，可在肛管直肠环平面以下呈圆形暗红色的痔块突入镜内。内痔与直肠癌、直肠息肉导致的出血相鉴别。

2．肛裂

肛裂发生于肛管下缘，多见于慢性便秘患者，因粪便过硬，用力过猛，强行通过肛门，使肛门受到较深的撕裂，然后继发感染而逐渐形成溃疡。肛裂也可因肛窦炎并发肛管皮下脓肿破裂而成。肛裂是肛管内全层皮肤的梭形裂口，一般为单发，出血量不多，排便时在粪便表面或便纸上有血迹，有时可滴出少量鲜血。排便时和排便后肛门剧烈疼痛是肛裂的主要症状，检查时双手轻轻分开肛门皮肤，即可见到肛裂。

3．直肠癌

凡 30 岁以上（甚至更年轻的）患者，不明原因的便血，伴有里急后重、体重减轻、贫血等症状、均应可疑直肠癌，癌肿破溃或感染时常常排出黏液血便。癌肿引起直肠狭窄，常见粪便变细。肛门指检在肠壁上可摸到硬性肿块或溃疡，肠腔有狭窄，指套有血、脓或部液，直肠镜检查可直接看到肿瘤，并可做活检以确定诊断。

4．慢性非特异性直肠炎

本病是一种病因不明的直肠和结肠的慢性炎症性疾病，主要临床表现是腹泻，排便次数增多，黏液脓血便，严重时呈血水便伴有腹痛和里急后重。病变单侵犯直肠者称为慢性非特异性直肠炎。钡灌肠 X 线检查显示结肠正常、纤维结肠镜检查可见直肠黏膜有弥漫性充血、水肿，黏膜下血管模糊不清，黏膜表面呈颗粒状，脆性增大，接触易出血，重者常常有糜烂及多发性小溃疡。

（二）结肠疾病

1．急性细菌性痢疾

急性细菌性痢疾以夏秋季多见，发病急，患者常常有发热、脓血样便，次数频繁伴有腹痛、里急后重及毒血症症状，严重者可出现休克及昏迷。反复便培养可找到致病菌，用抗生素治疗有效。

2. 阿米巴肠病

本病大多起病缓慢，病变主要位于盲肠，其次为结肠、直肠。排便次数增多伴有下腹痛，典型者粪便呈果酱样有腐败腥臭味，也可为或液脓血便或血便，多次新鲜粪便检查可发现溶组织阿米巴包囊或滋养体。结肠镜检查可见肠部膜有溃疡，刮取渗出物或黏液血便，镜检可发现滋养体，抗阿米巴治疗效果好。

3. 慢性特异性结肠炎

病变波及结肠者称慢性非特异性结肠炎。本病活动期的典型症状是黏液血性腹泻，每日数次至数十次，粪便中含有血、脓和黏液，严重时呈血水便。常有腹痛及下腹压痛，重症者伴有发热、贫血，低蛋白血症、腹胀甚至中毒性巨结肠。钡灌肠检查可见结肠黏膜皱襞紊乱，溃疡形成时肠壁边缘呈锯齿状。后期结肠袋消失，管壁变硬，肠腔狭窄。有假息肉形成时，肠腔呈多发圆形充盈缺损。纤维结肠镜检查肠或膜充血、水肿、糜烂、出血及溃疡，本病需与慢性细菌性痢疾、克罗恩病、结肠癌鉴别。

4. 结肠癌

结肠癌晚期癌肿破溃而出现鲜红色血便，或伴有黏液与脓液。本病发生部位以乙状结肠最多见，其次为盲肠及升结肠，降结肠、横结肠较少见。表现排便次数增多或腹泻、便秘交替，便中有脓血、黏液。X线钡灌肠可见癌肿部位充盈缺损、黏膜破坏、肠腔狭窄，结肠镜检查可见肿瘤大小、形态并能做活检。

5. 克罗恩病

一种原因未明的好发于青壮年的慢性肉芽肿性炎症病变，以回肠末端及结肠受累最常见。本病起病隐袭，常反复发作，少数患者发病急，酷似急性阑尾炎或肠梗阻、肠穿孔。临床表现有腹痛、腹泻、发热、腹部包块及瘘管。粪便呈糊状或软便，很少为脓血。小肠广泛受累时可表现水样泻、脂肪泻，结肠受累时有黏液血便，偶可便血。X线检查表现呈节段性肠道病变，呈跳跃征象，病变黏膜皱襞粗乱，有铺路石样充盈缺损。典型的X线征象是回肠下段肠腔狭窄，肠壁僵硬，黏膜皱襞消失，呈现细小的条状钡剂影称为线样征。纤维结肠镜检查黏膜充血、水肿、溃疡及结节，活检非干酪性肉芽肿有助于诊断。

6. 肠结核

肠结核是结核杆菌侵犯肠引起的慢性特异性感染，常继发于肠外结核。本病的好发部位为回盲部，其次为升结肠、空肠、横结肠、降结肠。其临床特点为起病缓慢，有腹痛、腹泻与便秘、腹部包块，增生型肠穿孔及肠出血，表现血便。X线表现可见回盲部有激惹，肠腔狭窄或不规则充盈缺损。纤维结肠镜检查可明确诊断。

（三）小肠疾病

1. 急性出血坏死性肠炎

本病病因不明，临床多见于小儿及青少年。其临床特征为突发性急性腹痛、腹泻、便血和毒血症。早期为黄色水样便，继而出现暗红色或鲜红色糊状便，具有特殊腥臭味，腹泻次数不一，每日可数次至数十次，腹部有压痛及反跳痛，腹胀常明显，全身中毒症状明显，常有高热、抽搐、麻痹性肠梗阻、休克、昏迷。

2. 梅克尔（Mecke）憩室炎或溃疡

回肠远端憩室患者65%～70%无症状，如憩室并发炎症、溃疡、出血、穿孔时常出现疼痛甚至血便，血便量多少不等。便血期间做肠系膜动脉造影，可显示回肠远端部位有造影剂浓集区。注入放射性核素示踪红细胞，可在相应部位的肠段出现放射性增强区。

3. 小肠血管瘤

本病主要症状为肠道出血或肠梗阻，可出现急性大出血，但更多见者为长期小量失血所致的贫血。如发生肠梗阻，则有发作性剧烈腹痛，由于血管瘤引起肠腔狭窄肠套叠所致。确诊一般在出血期间做肠系膜上动脉造影，可显示造影剂浓集区。

（四）血管病变

1. 肠套叠

2岁以下儿童多见，男性发病多于女性，主要症状为腹痛、呕吐及果酱样血便，触诊腹部可触及腊肠形具有一定压痛的肿块。诊断依据是X线空气或钡剂灌肠检查可见空气或钡剂在结肠受阻，受阻端钡剂呈"杯口"状，甚至呈"弹簧"状阴影。

2. 肠系膜上动脉栓塞

患者常有心瓣膜病、细菌性、内膜炎、心房纤颤等病史，突然发作的上中腹疼痛，呈阵发性加剧，并有频繁呕吐。早期腹部体征不明显，晚期出现高热，呕血或便血.腹胀明显。肠鸣音消失，腹部有压痛、反跳痛、肌紧张。腹穿可抽出血性液体。

六、预防

1. 养成定时大便的习惯，大便以稀糊状为佳。

2. 减少增加腹压的姿态，如下蹲、屏气。忌久坐、久立、久行和劳累过度。

3. 忌食辛热、油腻、粗糙、多渣的食品，忌烟酒、咖啡。

4. 多食具有清肠热、滋润营养黏膜、通便止血作用的食品，如生梨汁、藕汁、荸荠汁、芦根汁、芹菜汁、胡萝卜、白萝卜（熟食）、苦瓜、茄子、黄瓜、菠菜、金针菜、卷心菜、蛋黄、苹果、无花果、香蕉、黑芝麻、核桃肉、白木耳等。

5. 要心情开朗，勿郁怒动火。心境不宽，烦躁忧郁会使肠黏膜收缩，血行不畅。

6. 减少房事，房事过频会使肠黏膜充血，加重出血。

第五节　低血容量休克

低血容量休克是由于大量失血，血浆丧失或严重脱水、失盐所引起的急性周围血液循环衰竭的表现。患者反应迟钝、脸色苍白、四肢湿冷、脉搏细速、血压下降及尿量减少等。

一、病因

1. 大量失血或血浆丧失

如消化性溃疡、胃癌、食管静脉曲张破裂、炎症性肠病及伤寒肠出血所致的大量呕血或便血；肺结核、支气管扩张引起大咯血；阴道流血、脾破裂或异位妊娠等引起的内出血；大手术、严重创伤或大面积烧伤等。

2. 严重脱水失盐

各种原因引起的剧烈呕吐、腹泻或大量出汗；急性或慢性肾上腺皮质功能不全；过度应用利尿剂或脱水剂等。

二、诊断要点

1. 病史

（1）注意有无呕血、便血、黑粪、阴道流血、创伤出血、剧烈呕吐或腹泻等有关失血或丧失体液的病因或病史。

（2）剧烈腹痛伴有休克者应考虑空腔脏器穿孔、异位妊娠破裂出血。

2. 体检

（1）仔细测量血压、脉搏、体温及呼吸变化。

（2）一般情况：注意神志及表情，皮肤及黏膜有无苍白、青紫、湿冷程度。有无失水、出血点及瘀斑等情况。

（3）腹部检查：注意腹膜炎及肠道梗阻等体征。疑脾破裂、异位妊娠破裂出血时，应做腹腔试探性穿刺。

（4）注意四肢肢端的颜色、湿度、静脉充盈度，借以判断末梢循环的状况。

3. 化验

（1）血、尿、粪三大常规，及做血细胞比容检查。

（2）生化检查：血清钾、钠、氯、钙及尿素氮、二氧化碳结合力，血气分析等测定。

4. 特检

（1）X线检查：对心、肺、胸腔、急腹症等疾病的诊断有帮助，但应注意休克时不宜搬动，可考虑床边摄片。

（2）心电图检查：了解心肌受损及心律失常的性质。

（3）必要时做中心静脉压及有效血容量测定、甲皱循环的观察。

三、治疗要点

1. 原则

重症监护、病因治疗、抗休克治疗，并发症防治同时进行。

2. 一般紧急处理

绝对静卧，保暖，给氧，保持呼吸道通畅，密切监护血压、脉搏、呼吸、神志、皮肤温度、肢端色泽、每小时尿量、并记录24小时出入水量，有条件时监测中心静脉压。

3. 病因治疗

尽快找出休克病因，及时去除。

4. 抗休克的重要措施

（1）迅速恢复有效血容量。

①补液量：根据病因一般每日在2 000～3 000 mL或以上。

②补液种类：葡萄糖盐水、平衡液适用于大多数休克患者；鲜血、血浆、低分子右旋糖酐适用于失血或失血浆患者（低分子右旋糖酐24小时内不超过1 000 mL）。

③补液速度：最初阶段要快，可静脉注射或快速滴注。有条件时在监测中心静脉压的情况下，酌情调整输液速度。

（2）纠正代谢性酸中毒：根据休克和酸中毒程度，可选用5%碳酸氢钠溶液或11.2%乳酸钠溶液静脉滴注。

（3）血管活性药物的应用：根据休克的病因、休克的时期、血容量补充的反应，选用血管扩张药或血管收缩药。血管活性药物一般应在补充血容量和纠正酸中毒的前提下使用，且常常联合应用，剂量不宜过大。

（4）积极防治并发症：如肺水肿、脑水肿、呼吸衰竭、急性肾衰竭、高血钾、DIC等均应密切观察，早期发现，及时治疗。

第六节　腹痛

腹痛是指由于各种原因引起的腹腔内外脏器的病变，而表现为腹部的疼痛。腹痛可分为急性与慢性两类。病因极为复杂，包括炎症、肿瘤、出血、梗阻、穿孔、创伤及功能障碍等。

一、病因学

（一）腹腔脏器的病变

按发病率的高低排列如下：

1. 炎症

急性胃炎、急性肠炎、胆囊炎、胰腺炎、腹膜炎等。

2. 穿孔

胃穿孔、肠穿孔、胆囊穿孔等。

3. 阻塞和扭转

肠梗阻、胆道结石梗阻、胆道蛔虫病、输尿管结石梗阻、急性胃扭转、大网膜扭转及卵巢囊肿扭转等。

4. 破裂

异位妊娠破裂、卵巢囊肿破裂、脾破裂、肝癌结节破裂等。

5. 血管病变

肠系膜动脉血栓形成、腹主动脉瘤、脾梗死、肾梗死等。

6. 其他

肠痉挛、急性胃扩张、经前紧张症等。

（二）腹外脏器与全身性疾病较常见的有以下几种。

1. 胸部疾病

急性心肌梗死、急性心包炎、大叶性肺炎、胸膜炎和带状疱疹等。

2. 变态反应性疾病

腹型紫癜症、腹型风湿热等。

3. 中毒及代谢性疾病

铅中毒、血紫质病等。

4. 神经精神系统疾病

腹型癫痫、神经官能症等。

二、发病机制

腹痛可分为内脏性腹痛、躯体性腹痛及感应性腹痛。

1. 内脏性腹痛

因腹腔中空性器官的平滑肌过度紧张收缩或因腔内压力增高而被伸展、扩张所引起。亦可因实质性器官的包膜受到内在的膨胀力或外在的牵引而引起。痛觉自内脏感觉神经末梢有关脊神经传入中枢。

2. 躯体性腹痛

因分布于腹部皮肤、腹壁肌层和腹膜壁层以及肠系膜根部份脊神经末梢，因受腹腔内外病变或创伤等刺激而引起。经 $T_6 \sim L_1$ 各种脊神经传入中枢。

3. 感应性腹痛

在腹腔脏器病变时在相应神经节段的体表或深部感到的疼痛。亦有表现在远隔部位的则为放射性痛。

三、诊断

（一）病史

1. 性别与年龄

（1）儿童腹痛常见的病因是蛔虫病、肠系膜淋巴结炎与肠套叠等。

（2）青壮年则多见溃疡病、肠胃炎、胰腺炎。

（3）中老年则多胆囊炎、胆结石，此外还需注意胃肠道、肝癌与心肌梗死的可能性。

（4）肾绞痛较多见于男性，而卵巢囊肿扭转、黄体囊肿破裂则是妇女急腹症的常见病因，如系育龄期妇女则应考虑宫外孕。

2. 起病情况

（1）起病隐袭的多见于溃疡病、慢性胆囊炎、肠系膜淋巴结炎等。

（2）起病急骤的则多见于胃肠道穿孔、胆道结石、输尿管结石。肠系膜动脉栓塞、卵巢囊肿扭转、肝癌结节破裂、异位妊娠破裂等。发病前曾饱餐或过量脂肪餐的应考虑胆囊炎和胰腺炎的可能。

3. 既往病史

史胆绞痛与肾绞痛者以往曾有类似发作史。有腹腔手术史者有肠粘连的可能。有心房纤颤史的则要考虑肠系膜血管栓塞等。

（二）临床表现

1. 腹痛本身的特点

（1）部位：腹痛的部位常提示病变的所在，是鉴别诊断的重要因素。胃痛位于中上腹部。肝胆疾患疼痛位于右上腹。急性阑尾炎疼痛常位于麦氏点。小肠绞痛位于脐周。结肠绞痛常位于下腹部。膀胱痛位于耻骨上部。急性下腹部痛也见于急性盆腔炎症。疼痛的放射部位时诊断亦有一定的提示作用，如胆道疾病常有右侧肩背部的射痛、胰腺炎的疼痛常向左腰部放射。肾绞痛则多向会阴部放射等。

不过许多内脏性疼痛常定位含糊。所以压痛的部位要比病人自主感觉疼痛的部位更为重要。

（2）程度：腹痛的程度在一定的意义上反映了病情的轻重。一般而言，胃肠道穿孔、肝脾破裂、急性胰腺炎、胆绞痛、肾绞痛等疼痛多较剧烈，而溃疡病、肠系膜淋巴结炎等疼痛相对轻缓。不过疼痛的感觉因人而异，特别在老年人，有时感觉迟钝，如急性阑尾炎时，甚至直到穿孔时才感腹痛。

（3）性质：疼痛的性质大致与程度有关，剧烈的痛多被病人描述为刀割样痛、绞痛．消化性溃疡穿孔常突然发生，呈剧烈的刀割样、烧灼样持续性中上腹痛。胆道蛔虫病病人的疼痛常被描述为特征性的剑突下钻顶样痛。胆绞痛、肾绞痛、肠绞痛也相当剧烈，病人常辗转不安。而较缓和的疼痛则可能被描述为酸痛、胀痛。持续性广泛性剧烈腹痛见于急性弥漫性腹膜炎。

（4）节律：腹痛节律对诊断的提示作用较强．实质性脏器的病变多表现为持续性疼痛、中空脏器的病变则多表现为阵发性。而持续性疼痛伴阵发性加剧则多见于炎症与梗阻同时存在情况，如胆囊炎伴胆道梗阻、肠梗阻后期伴腹膜炎等。

（5）诱发加剧或缓解疼痛的因素：急性腹膜炎腹痛在静卧时减轻．腹壁加压或改变体位时加重。肠绞痛时病人常喜按。胆绞痛可因脂肪餐而诱发。暴食是急性胃扩张的诱因。暴力作用常是肝、脾破裂的原因。急性出血性坏死性肠炎多与饮食不清有关。

2. 伴随的症状

腹痛的伴随症状在鉴别诊断中甚为重要。①伴发热的提示为炎症性病变，伴寒战、高热可见于急性化脓性胆道炎症、腹腔脏器脓肿、大叶性肺炎、化脓性心包炎等，伴发热、咳嗽等则需考虑有肺炎的可能；②伴吐泻的常为食物中毒或胃肠炎，仅伴腹泻的为肠道感染，伴呕吐可能为胃肠梗阻、胰腺炎；③伴黄疸的提示胆道疾病，可见于急性肝胆道疾病、胰腺疾病、急性溶血、大叶性肺炎等；④伴便血的可能是肠套叠、肠系膜血栓形成；⑤伴血尿的可能是泌尿系疾病如输尿管结石；⑥伴腹胀的可能为肠梗阻；⑦上腹痛伴心律失常、血压下降的则心肌梗死亦需考虑等；⑧伴休克常见于急性腹腔内出血、急性梗阻性化脓性胆道炎症、绞窄性肠梗阻、消化性溃疡急性穿孔、急性胰腺炎、腹腔脏器急性扭转、急性心肌梗死、休克型肺炎等。

3. 体征

腹部的体征是诊断的要点。首先应查明是全腹压痛还是局部压痛，全腹压痛表示病灶弥散。麦氏点压痛为阑尾炎的体征。检查压痛时尚需注意有无肌紧张与反跳痛。肌紧张往往提示为炎症，而反跳痛则表示病变（通常是炎症）涉及腹膜。注意检查有无腹部肿块，如触及有压痛和边界模糊的腹部肿块，多提示为炎症。无明显压痛，边界亦较清晰的肿块，提示有肿瘤的可能性。肿瘤性的肿块质地皆较硬。肠套叠、肠扭转、闭襻性肠梗阻亦可扪及病变的肠管，小儿小肠中的蛔虫团、老年人结肠中的粪便亦可能被当作"腹部肿块"扪及。

在腹壁上看到胃型、肠型，是幽门梗阻、肠梗阻的典型体征。听到亢进的肠鸣音提示肠梗阻，而肠鸣音消失则提示肠麻痹。

下腹部和盆腔的病变，常需做直肠指诊。右侧陷窝触痛或扪及包块，提示阑尾炎或盆腔炎。直肠子宫陷窝饱满、子宫颈有举痛可能提示宫外孕。

由于腹外脏器的病变亦可引起腹痛，故心和肺的检查必不可少。体温、脉搏、呼吸、血压反映病人的生命状况。腹股沟是疝的好发部位，检查中不可忽略。锁骨上淋巴结肿大，可提示腹腔内肿瘤性疾病。

（三）辅助检查

1. 血、尿、粪的常规检查

血常规检查几乎是每个腹痛病人皆需检查的项目。血白细胞总数及中性粒细胞增高提示炎症病变。尿中出现大量红细胞提示泌尿系统结石、肿瘤或外伤。有蛋白尿和白细胞则提示泌尿系统感染。脓血便提示肠道感染，血便提示绞窄性肠梗阻、肠系膜血栓栓塞、出血性肠炎等。

2. 血液生化检查

血清淀粉酶增高提示为胰腺炎，是腹痛鉴别诊断中最常用的血生化检查。血糖与血酮的测定可用于排除糖尿病酮症引起的腹痛。血清胆红素增高提示胆道梗阻性疾病。

3. 腹腔穿刺液的常规及生化检查

腹痛诊断未明而发现腹腔积液时，必须行腹腔穿刺检查。穿刺所得液体应送常规及生化检查，必要时还需做细菌培养。通常穿刺液的肉眼观察已有助于腹腔内出血、感染的诊断。

4. X线检查

腹部X线平片检查在腹痛的诊断中有重要意义。膈下发现游离气体胃肠道穿孔可基本确定。肠腔积气扩张、肠管中多数液平则可诊断肠梗阻。输尿管部位的钙化影可提示输尿管结石。腰大肌影模糊或消失提示后腹膜炎症或出血。X线钡剂造影或钡灌肠检查可以发现胃十二指肠溃疡、肿瘤等。疑有肠梗阻时应禁忌钡剂造影检查。胆囊、胆管造影，内镜下的逆行胰胆管造影及经皮穿刺胆管造影常用于胆系及胰腺疾病的鉴别诊断。

5. 超声与CT检查

对肝、胆、胰疾病的诊断和鉴别诊断有重要作用，必要时在超声定位下做肝穿刺可明确肝脓肿、肝癌等的诊断。

6. 内镜检查

可用于胃肠道疾病的诊断和鉴别诊断。慢性腹痛的病人内镜检查非常重要。

四、鉴别诊断

1. 急性胃肠炎

腹痛以上腹部与脐周部为主，常呈持续性腹痛伴阵发性加剧。常伴恶心、呕吐、腹泻，亦可有发热。体格检查时可发现上腹部或及脐周部有压痛，多无肌紧张，更无反跳痛，肠鸣音稍亢进。结合发病前的不洁饮食史及大便化验可明确诊断。

2. 胃、十二指肠溃疡

好发于中青年，腹痛以中上腹部为主，大多为持续性疼痛，多在空腹时发作，进食或服抗酸药可以缓解为其特点。体格检查可有中上腹压痛，但无肌紧张亦无反跳痛。频繁发作时可伴粪便隐血试验阳性。胃肠钡剂检查或内镜检查可以明确诊断。

如果病人原有胃、十二指肠溃疡病史或有类似症状，突然发生中上腹部剧烈疼痛，如刀割样，并迅速扩展至全腹，检查时全腹压痛，腹肌紧张，呈"板状腹"，有反跳痛、肠鸣消失，出现气腹和移动性浊音，肝浊音区缩小或消失则提示为胃、十二指肠穿孔。腹部X线平片发现膈下游离气体、腹腔穿刺抽出炎性渗液可明确诊断。

3. 急性阑尾炎

大多数病人起病时先感中腹持续性隐痛，数小时后转移至右下腹，呈持续性隐痛，伴阵发性加剧。亦有少数病人起病时即感右下腹痛。中上腹隐痛经数小时后转右下腹痛为急性阑尾炎疼痛的特点。可伴发热与恶心。体检麦氏点有压痛反跳痛，并可有肌紧张，是阑尾炎的典型体征。结合白细胞总数及中性粒细胞增高，急性阑尾炎的诊断可以明确。若急性阑尾炎未能及时诊断治疗，1～2 d后右下腹部呈持续性痛，麦氏点周围压痛、肌紧张及反跳痛明显，白细胞总数及中性粒细胞显著增高，则可能已成坏疽性阑尾炎。若在右下腹扪及边缘模糊的肿块，则可能已形成阑尾周围脓肿。

4. 胆囊炎、胆结石

此病好发于中老年妇女。慢性胆囊炎者常感右上腹部隐痛,进食脂肪餐后加剧,疼痛可向右肩部放射。急性胆囊炎常在脂肪餐后发作,呈右上腹持续性剧痛、向右肩部放射,多伴有发热、恶性呕吐。患胆石症者多同伴有慢性胆囊炎。胆石进入胆囊管或在胆管中移动时可引起右上腹阵发性绞痛,亦向右肩背部放射。亦常伴恶性。体格检查时在右上腹有明显压痛和肌紧张,Murphy 征阳性是胆囊炎的特征。若有黄疸出现说明胆道已有梗阻,如能扪及胆囊说明梗阻已较完全。急性胆囊炎发作时白细胞总数及中性粒细胞明显增高。超声检查与 X 线检查有助于确诊。

5. 急性胰腺炎

多在饱餐后突然发作,中上腹持续性剧痛,常伴恶性呕吐及发热。上腹部深压痛、肌紧张及反跳痛不甚明显。血清淀粉酶明显增高可以确诊本病。不过血清淀粉酶的增高常在发病后 6～8 h,故发病初期如若血清淀粉酶不高不能排除此病的可能。如若腹痛扩展至全腹,并迅速出现休克症状,检查发现全腹压痛,并有肌紧张及反跳痛,甚至发现腹水及脐周、腹侧皮肤斑,则提示为出血坏死性胰腺炎。此时血清淀粉酶或明显增高或反不增高。X 线平片可见胃与小,肠充分扩张而结肠多不含气而塌陷。CT 检查可见胰腺肿大、周围脂肪层消失。

6. 肠梗阻

肠梗阻可见于各种年龄的病人,儿童以蛔虫病、肠套叠等引起的为多。成人以疝或肠粘连引起的多,老年人则可由结肠癌等引起。肠梗阻的疼痛多在脐周,呈阵发性绞痛,伴呕吐与停止排便排气。体征检查时可见肠型、腹部压痛明显,肠鸣音亢进,甚至可出现"气过水声"。如若腹痛呈持续性疼痛伴阵发性加剧,腹部压痛明显伴肌紧张及反跳痛,或更发现腹水,并迅速呈现休克者则提示为绞窄性肠梗阻。X 线平片检查,若发现肠腔充气,并有多数液平时肠梗阻的诊断即可确立。

7. 腹腔脏器破裂

常见的有因外力导致的脾破裂,肝癌结节因外力作用或自发破裂,宫外孕的自发破裂等。发病突然,持续性剧痛涉及全腹,常伴休克。检查时多发现为满腹压痛,可有肌紧张. 多有反跳痛。常可发现腹腔积血的体征。腹腔穿刺抽出不凝血即可确诊为腹腔脏器破裂。宫外孕破裂出血如在腹腔未能穿刺到可穿刺后穹隆部位,常有阳性结果。超声检查、CT 检查、妇科检查等可有助于常见脏器破裂的鉴别诊断。

8. 输尿管结石

腹痛常突然发生,多在左或右侧腹部呈阵发性绞痛,并向会阴部放射,多伴有恶心、呕吐。腹部压痛不明显。疼痛发作同时可见血尿为本病的特征,做腹部 X 线摄片、静脉肾盂造影等可以明确诊断。

9. 急性心肌梗死

见于中老年人,梗死的部位如在膈面,尤其面积较大者多有上腹部痛。其痛多在劳累、紧张或饱餐后突然发作,呈持续性绞痛,并向左肩或双臂内侧部位放射。常伴恶心,可有休克。体征检查时上腹部或有轻度压痛、无肌紧张和反跳痛,但心脏听诊多有心律失常。做心电图检查及冠状动脉造影可以确诊本病。

10. 铅中毒

见于长期接触铅粉尘或烟尘的人,偶尔亦见由误服大量铅化合物起者。铅中毒有急性与慢性之分。但无论急性、慢性,阵发性腹绞痛为其特征。其发作突然,多在脐周部。常伴腹胀、便秘及食欲缺乏等。检查时腹部体征可不明显,无固定压痛点,肠鸣音多减弱。此外,牙龈边缘可见铅线,为铅中毒特征性体征。周围血中可见嗜碱性点彩红细胞,血铅和尿铅的增高可以明确诊断。

五、治疗措施

腹痛者应查明病因,针对病因进行治疗。有些如绞窄性肠梗阻、胃肠道穿孔、坏死性胰腺炎、急性阑尾炎等应及时进行手术治疗。腹痛的一般治疗包括以下几种。

(1)禁饮食、输液、纠正水、电解质和酸碱平衡的紊乱。

(2)积极抢救休克。

（3）有胃肠梗阻者应予胃肠减压。

（4）应用广谱抗生素以预防和控制感染。

（5）可应用解痉镇痛药，除非诊断已经明确应禁用麻醉镇痛药。

（6）其他对症治疗。

第七节　腹泻

腹泻是指排便次数增加，粪便稀薄并可带有黏液、脓血或未消化的食物。腹泻可分急性与慢性腹泻两类，腹泻超过 2 个月者属于慢性腹泻。

一、病因

1. 急性腹泻

（1）肠道疾病：包括由病毒、细菌、真菌、原虫、蠕虫等感染所引起的肠炎。急性出血性坏死性肠炎、急性克罗恩病、溃疡性结肠炎急性发作、急性肠道缺血等。

（2）全身性疾病：如败血症、伤寒或副伤寒、钩端螺旋体病。

（3）急性中毒：食用毒蕈、河豚、鱼胆及化学毒物如砒、磷等引起腹泻。

（4）其他：如变态反应性肠炎、过敏性紫癜、甲亢、肾上腺皮质功能减退危象、尿毒症等。

2. 慢性腹泻

（1）肠源性慢性腹泻：慢性菌痢、沙门菌属感染、肠结核、肠道菌群失调、肠道寄生虫病、溃疡性结肠炎、克罗恩病、结肠憩室炎、结肠息肉并发炎症、肠道肿瘤及原发性小肠吸收不良等。

（2）胃源性腹泻：慢性萎缩性胃炎、胃癌、胃空肠吻合术后。

（3）胰源性腹泻：慢性胰腺炎、胰腺癌。

（4）肝胆疾病所致的慢性腹泻。

（5）全身性疾病：尿毒症、系统性红斑狼疮、恶性贫血、糖尿病、甲亢，慢性汞、砷、铅中毒等。

（6）药物不良反应：如利血平、甲状腺素、洋地黄、消胆胺等。

（7）神经功能紊乱：如肠易激综合征、神经功能性腹泻。

二、诊断要点

1. 病史

（1）腹泻的特点：起病与病程，持续性或间断性腹泻，大便次数与性状、诱因或原因等。

（2）伴随症状：有无发热、腹痛，腹痛与排便的关系，腹痛的部位。有无便秘与腹泻交替，有无里急后重及便血，有无明显消瘦。

（3）既往史：有无急性肠道细菌性感染或寄生虫感染，有无慢性内脏器质性疾病，有无腹部手术史，有无长期毒物接触史，有无习惯应用泻剂

（4）过敏史等。

2. 体检

（1）一般营养状况、皮肤及黏膜包括舌及口腔变化等，有无金身或局部淋巴结肿大。

（2）腹部有无压痛、肿块，有无肝脾大和腹水等。

（3）肛门指检：有无狭窄、肿瘤、压痛，检查后观察指套上有无血液、脓或黏液附着。

3. 化验

（1）粪常规检查．粪便细菌培养及隐血试验。

（2）血常规检查及红细胞沉降率。

（3）必要时做胰腺功能试验、小肠功能试验、胃液分析或肿瘤标志物的检查。

4. 特检

（1）消化道内镜检查。

（2）X 线检查：胃肠钡餐或钡剂灌肠检查。

（3）如腹内有肿块应做超声波检查，或腹部 CT 扫描检查。

三、治疗要点

（1）诊断未明确前应予床边隔离。

（2）诊断未明确前，一般忌用止泻剂。

（3）一般给予营养丰富、低脂肪无渣流质或半流质饮食。

（4）病因治疗，尽早明确诊断，排除恶性病变，根据不同病因进行治疗。

（5）对症治疗，如解痉剂、镇静剂应用及精神疗法等。

（6）局部治疗，采用药物保留灌肠，每日 1 次，10 ～ 14 天为一疗程。灌肠药物根据可能的病因进行选择。

微信扫码
◆临床科研
◆医学前沿
◆临床资讯
◆临床笔记

第五章　胃部疾病

第一节　胃黏膜巨肥症

胃黏膜巨肥症有两个综合征，即 Menetrier 病和肥厚性高酸分泌性胃病。Menetrier 病的特点是胃黏膜皱襞粗大及增厚仅限于胃底及胃体的黏膜层，可曲折迂回呈脑回状，有的呈结节状或息肉样隆起，大弯侧较显著，皱襞嵴上可见糜烂或溃疡，但黏膜下及肌层往往正常。组织学显示黏膜层增厚，胃小凹增生延长，伴有明显囊状扩张，胃底腺主细胞和壁细胞相对减少，代之以黏液细胞化生，导致胃泌酸功能降低，但炎症细胞浸润不明显。

胃黏膜巨肥症的病因不明，表现一定的家族易感性，有报道与巨细胞病毒感染有关，转化生长因子-α（TGF-α）也可能在其发病中起重要作用，TGF-α 可促进胃黏膜细胞更新、抑制胃酸分泌。临床表现亦无特异性，男性比女性多见，发病多在 50 岁以后，也可见于儿童，有 2.5 岁儿童患本病的报道，推测与巨细胞病毒感染有关。主要症状为上腹痛、水肿、体重减轻及腹泻。由于血浆蛋白经增生的胃黏膜漏入胃腔，造成低蛋白血症与水肿。有时患者可无自觉症状，仅以全身水肿为表现。少数患者出现反复上消化道大出血或梗阻表现。内镜检查可见巨大皱襞．充气后不消失，表面颜色可为苍白、灰色或红色。皱襞表面不规则，嵴上可见糜烂或溃疡，皱襞间有深的裂隙。儿童患者症状和内镜下表现轻于成人。病理活检有助于诊断。

本症轻者无须特殊治疗。上腹痛明显者给予抗酸或解痉治疗多数有效。低蛋白血症者可静脉注射清蛋白及高蛋白、高热量饮食。目前已证实激素对本病无效。对反复上消化道出血及蛋白丧失严重者应考虑手术治疗。因 8% ~ 10% 的本症可发生癌变，故应对患者密切随访观察。少数患者亦可自行缓解。

肥厚性高胃酸分泌性胃病是胃体黏膜全层肥厚增大包括胃腺体在内，壁细胞和主细胞显著增多，引起高胃酸分泌，常同时伴十二指肠溃疡，但缺乏卓-艾综合征的特点。

第二节　急性胃扩张

急性胃扩张是指胃和十二指肠内由于大量气体、液体或食物潴留而引起胃和十二指肠上段的高度扩张。Rokitansky 于 1842 年首先描述．Fagge 于 1873 年简述了急性胃扩张的临床特征及治疗。儿童及成人均可发病，男性多见，发病年龄大多在 21 ~ 40 岁。

一、病因及发病机制

该病多发生于腹部手术后、某些慢性消耗性疾病及长期卧床的患者，而国内报道多因暴饮暴食所致。常见病因可分类为以下几种。

（一）胃及肠壁神经肌肉麻痹

其主要见于：①麻醉和外科手术后。②中枢神经损伤。③腹腔及腹膜后的严重感染。④慢性消耗性疾病如慢性肺源性心脏病、尿毒症、肝性脑病时的毒血症。⑤代谢性疾病及电解质紊乱如糖尿病合并神经病变、低血钾症等。⑥药物如抗胆碱药物过量。⑦暴饮暴食。⑧其他如自主神经功能紊乱等。

（二）机械性梗阻见于

其主要见于：①脊柱前凸性畸形。②肠系膜上动脉压迫综合征。③胃幽门区良性狭窄及恶性肿瘤。④十二指肠肿瘤及其周围良性狭窄和恶性肿瘤等。

在前述某一或多个病因存在下，胃排空障碍而使胃扩张，达到一定程度时，胃壁肌肉张力降低，使胃和十二指肠交界处角度变成锐角，胃内容物排出受阻，胃腔膨大，进而可压迫十二指肠，并将系膜和小肠挤向盆腔，造成幽门远端的梗阻。而当胃和十二指肠麻痹后，其所分泌的液体如胃液、胆汁、胰液及十二指肠液因不能被吸收而潴留在胃和（或）十二指肠内，加上吞咽的气体及发酵产生的气体，使胃和十二指肠进一步扩张，形成恶性循环。大量液体潴留在胃和十二指肠内，造成反应性呕吐，大量频繁的呕吐，除导致水分的大量丢失造成脱水外，同时造成了电解质成分的丢失，引起酸碱平衡紊乱。在胃扩张后，扩张胃机械性地压迫门静脉、下腔静脉，使血液潴留在腹腔内脏，回心血量减少，加之水分的丢失使有效血容量减少，最后导致休克。

二、诊断要点

根据病史、查体及腹部 X 线检查一般可以明确诊断。基本要点如下：

（一）病史

病前有相关外科手术史、慢性疾患史或暴饮暴食史存在。

（二）症状

1. 腹痛、腹胀：病初有上腹部饱胀，上腹部或脐周持续性胀痛，可有阵发性加重，但多不剧烈。

2. 恶性、呕吐：伴随腹胀、腹痛的加重而出现，并且逐渐加重。呕吐物初为胃内容物，反复频繁呕吐后转为棕褐色酸性液体。

3. 排气排便停止：在后期易于出现。

4. 脱水、休克：主要因失水及电解质丢失所致。表现有口渴、精神萎靡、嗜睡、半昏迷、呼吸急促、少尿或无尿和血压下降等。

（三）查体

可有脱水貌。腹部高度膨隆，可见"巨胃窦征"，可有腹部压痛和肌紧张，但反跳痛不明显。胃区振水音阳性，肠鸣音减弱或消失。

（四）辅助检查

1. 胃管吸液：插入胃肠减压管吸出大量胃内液体（3～4 L）则可确诊。

2. 腹部 X 线检查：立位透视或平片，可见大胃泡伴液气平。在肠穿孔时，可有膈下游离气体出现。

3. B 型超声波：可见胃高度扩张，胃壁变薄，可见大量潴留物，气体较多时，界限不易与肠胀气区别。

4. 实验室检查：白细胞计数多不增高，但有穿孔等并发症存在时，可有细胞计数增高甚至出现核左移。在明显脱水时，可见红细胞计数及血红蛋白增高。尿液检查，可见尿比重增高、蛋白尿、管形尿。血生化检查可见低钾、低钠、低氯，尿素氮和二氧化碳结合力升高等。

三、鉴别诊断

（一）胃扭转

亦有腹胀、腹痛和呕吐。但其起病急，腹痛较剧烈，呕吐频繁而量少，胃内溶液无胆汁，查体见上腹部膨胀呈半球状而脐下平坦，胃管不能插入胃内，X 线透视或腹部平片可见胃腔扩大，出现一个或两个液气平。钡剂造影钡剂不能进入胃内而在食管下段受阻，梗阻端呈尖削阴影等有助于鉴别。

（二）原发或继发性腹膜炎

腹部亦膨胀、肠鸣音减弱或消失。但其常有脏器穿孔或（和）腹腔感染史，腹部呈弥漫性膨隆伴腹膜刺激征，腹水征阳性，腹穿呈渗出性改变，胃肠减压不能使症状缓解有助于鉴别。

（三）高位机械性肠梗阻

亦可有腹痛和呕吐，腹胀满可见肠胃型，X 线腹部立位透视或平片照相检查可见胃肠腔扩大。但其多有消化性溃疡、手术后局部粘连、胃肠及腹腔肿瘤等病史存在，腹痛多为急性发作性腹部绞痛，常伴高亢的肠鸣音，X 线腹部立位透视或平片照相检查可见肠管呈多个梯形液气平，胃肠减压症状不能缓解有助于鉴别。

（四）急性胃炎

急性胃炎在饱餐之后亦可出现呕吐和上腹部疼痛，有时较明显，但急性胃炎在呕吐后腹痛可减轻，且无明显胀满或扩大的胃型等有助于鉴别。

四、并发症

（一）电解质及酸碱平衡

紊乱由于频繁和大量呕吐，胃液成分大量丢失，可出现低血钾、低血钠、低血氯和二氧化碳结合力增高。

（二）穿孔

由于胃壁过度扩张，胃壁变薄，其表面血管扩张、充血，胃黏膜缺血而发生胃壁坏死，严重者出现穿孔。

（三）休克

主要由于呕吐引起的水分大量丢失所致。

五、治疗

（一）一般治疗

1. 禁食、禁水：一经确诊，应予禁食禁水，以免使胃的扩张加重。

2. 洗胃：可用等渗温盐水洗胃，直至胃内容物清除干净，吸出正常胃液为止。

3. 持续胃肠减压：清除胃内容物后，应继续给予持续胃肠减压，直至恶心、呕吐、腹痛、腹胀症状消失、肠鸣音恢复为止。

4. 病情容许时可采取治疗性体位，即俯卧位或膝胸卧位。在腹胀减轻、肠鸣音恢复后，可进少量流食，如症状无反复，可逐渐增加进食量，并逐步过渡到半流食、普食。

（二）药物治疗

1. 输液、补充足够的水分、热卡和电解质，维持有效血容量和能量需要。常用液体有 5% ~ 10% 葡萄糖、5% 葡萄糖生理盐水、平衡盐、复合氨基酸、脂肪乳、维生素及钾盐等。在禁食患者，输液量一般需 3 000 ~ 4 000 mL；具体入液量可根据体重、体液丢失量计算，同时应注意心肺功能情况，供应热卡应不少于 26 kJ（30 kcal）/（kg·d）。

2. 抗感染：在合并穿孔时，应给予积极抗感染治疗。常用的有氨苄青霉素、氧哌嗪青霉素、环丙沙星、甲硝唑等。感染较重时，可给予输新鲜血及血浆，以便加强支持治疗和提高抗病能力。

（三）治疗并发症

1. 抗休克：在并发休克时，应积极抗休克治疗。

2. 纠正酸碱平衡和电解质紊乱：由于呕吐导致大量酸性胃液丢失及电解质丢失，前者易于引起代谢性碱中毒，后者容易导致钠钾氯等离子的丢失。对此可给予 0.1% ~ 0.2% 氯化氢或氯化铵静脉滴注，注意前者必须选用大静脉，否则可能导致严重的周围静脉炎，亦可给予精氨酸静脉滴注，并注意补充钾盐。

3. 穿孔：合并穿孔时，应及时给予手术治疗。

（四）外科治疗

1. 手术指征

（1）餐后极度胃扩张而胃内容物无法吸出者。

（2）内科治疗 8 ~ 12 h 病情不能缓解者。

（3）有胃十二指肠机械梗阻因素存在者。

（4）合并穿孔或胃大出血者。

（5）胃功能长期不能恢复而无法进食者。

2. 手术方法

力求简单有效，术后处理与其他胃疾病相同。方法有：①胃壁切开术。②胃壁内翻缝合术。③胃部分切除术。④十二指肠 – 空肠吻合术。

六、预后

急性胃扩张是内科急症，既往在治疗不及时得当的情况下，病死率可高达 20%。随着近代医疗卫生知识的普及和诊疗技术的进展，发生率已明显减少。单纯性急性胃扩张若能及时地获得诊断和治疗，大部分预后良好；伴有休克、穿孔等严重并发症者，预后仍较差。

第三节　胃扭转

胃扭转是指胃的一部分绕另一部分发生 180° 或更大的旋转，造成闭合襻甚至梗阻。其可分为原发性胃扭转和继发性胃扭转。

一、病因

原发性胃扭转的致病因素主要是胃的支持韧带发生先天性松弛或过长，同时伴胃运动功能异常，如饱餐后胃的重量增加容易导致胃扭转。除解剖学因素外，急性胃扩张、剧烈呕吐、横结肠胀气等亦是胃扭转的诱因。

继发性胃扭转多为胃本身或周围脏器的病变造成，最常见的是作为食管旁疝的并发症之一；也可能与其他先天性或获得性腹部异常如先天性粘连、外伤性疝、左膈突出、膈神经麻痹、胃底折叠术、胃或十二指肠肿瘤等相关；亦可由胆囊炎、肝脓肿等造成胃粘连牵拉引起。

二、病理

（一）按旋转方位分类

1. 器官轴型扭转（沿长轴扭转）

器官轴型扭转指胃绕其解剖轴的扭转，即胃沿贲门至幽门的连线为轴心向上扭转，造成胃大弯在上、胃小弯在下，胃后壁变成"胃前壁"，贲门和胃底的位置基本无变化。胃绕其长轴扭转后形成新生合襻，产生梗阻，这是最常见的类型（约占 2/3）。

2. 系膜轴型扭转（左右扭转）

系膜轴型扭转指胃绕胃大、小弯中点连线为轴线的扭转。扭转后胃体与胃窦重叠，使胃形成两个小腔，自左向右旋转时胃体位于胃窦之前，自右向左旋转时胃窦位于胃体之前。此类型较常见（约占 1/3）。

3. 混合型扭转

有器官轴型扭转及系膜轴型扭转两者的特点。此类型少见。

（二）扭转范围分类

1. 完全扭转

整个胃除了与横膈附着处以外都发生扭转。

2. 部分扭转

仅胃的一部分发生扭转，常为胃幽门终末部。

（三）扭转性质分类

1. 急性胃扭转

发病急、症状重，有急腹症的临床表现。

2. 慢性胃扭转

发病缓慢，常出现上腹部不适，偶有呕吐等临床表现，可以反复发作。

（四）病因分类

1. 原发性胃扭转

不伴有胃本身或邻近器官的病变。

2. 继发性胃扭转

继发于胃本身或周围脏器的病变。

三、临床表现和诊断

与扭转的范围、程度及发病的快慢有关。

（一）急性胃扭转

约 1/3 患者表现为急性。临床上常出现：①上腹部突然剧烈疼痛，可放射至背部及左胸部；②呕吐，量常不多，不含胆汁，以后有难以消除的干呕，进食后可立即呕出，这是由于胃扭转使贲门口完全闭塞所致。③上腹部进行性膨胀，下腹部平坦柔软。④鼻胃管不能经食管插入胃中。⑤急性胃扭转易并发血管绞窄和胃壁坏死，引起穿孔，甚至发生休克，病死率高达 30% ~ 50%。1904 年，Brochard 描述了急性胃扭转的特征性三联征，即突然发作的剧烈上腹痛、干呕、不能插入胃管。

胃扭转可产生假性心绞痛症状，表现为胸痛并有心电图改变。疼痛可向颈部、肩部、背部放射，与呼吸困难有关。若幽门被牵拉至裂孔水平，压迫胆总管可出现梗阻性黄疸。

X 线检查可有以下表现：①立位腹部平片可显示显著扩张并充满气体和液体的胃阴影。②胃呈"发针"样襻，胃角向右上腹或向后，此襻位置固定，不因体位改变而变化。③钡餐检查钡剂停留在食管下端不能通过贲门。④可有膈疝或膈膨升等 X 线征。

急性胃扭转应与胃十二指肠溃疡急性穿孔、急性胆囊炎及急性胰腺炎等疾病鉴别。

（二）慢性胃扭转

较急性胃扭转多见，多为系膜轴扭转型，可有各种不同的临床表现，亦可无症状仅在钡餐检查时才发现。主要症状是间断发作的上腹部疼痛，有的病史可长达数年。进食后可诱发疼痛发作，可伴有呕吐和上腹膨胀。

钡餐检查显示：①胃腔有两个液平。②胃大弯在小弯之上。③贲门和幽门在同一水平面。④胃黏膜皱襞扭曲交叉。⑤腹腔段食管比正常增长。⑥胃可呈葫芦形或伴有胃溃疡、胃肿瘤或膈疝等 X 线征。

四、治疗

（一）急性胃扭转

1. 内科保守治疗

可先试行放置胃管，如能插入胃内吸出大量气体和液体可使急性症状缓解，但疗效短暂且易复发。插入胃管时有损伤食管下段的危险，操作时应予注意。

2. 急诊手术

治疗急性胃扭转大多需急诊手术治疗。如胃管不能插入应做好术前准备，尽早手术治疗。手术治疗的目的是：①减轻、消除胃膨胀。②复位。③病因探查和治疗。④胃固定。手术中异常扩张扭转的胃囊复位多较困难，常需用套管针插入胃腔抽吸大量气体和液体后才能将扭转的胃复位。根据患者情况可进一步作胃固定或胃大部切除等，手术后需持续胃肠减压直至胃肠道功能恢复正常。

3. 辅助治疗

（1）禁食和胃肠减压：手术或非手术复位成功后应持续胃肠减压、禁食，以保持胃腔空虚，一般术后 3～4 d 方可少量进食。

（2）补液：纠正失水、电解质紊乱和酸碱失调，并补充热量。

（3）饮食：胃肠减压停止后，可少量进食流质，逐渐增加饮食量。

（二）慢性胃扭转

1. 内科保守治疗

如无症状，无须治疗。对有症状者可采用鼻胃管减压，也可试用中医中药，本病属中医学胃脘痛范畴，多因肝气太盛，横逆犯胃，胃弱不堪重负而致胃扭转发作。可用调胃汤，药物组成：柴胡、白术、砂仁、旋覆花、炙甘草、莪术各 10 g，枳实、佛手、茯苓、代赭石、薏苡仁各 15 g。气滞胁痛加川楝子、延胡索各 10 g，郁金 15 g；口苦、胃脘灼热加蒲公英 15 g，白花蛇舌草 30 g，脾虚加党参 15 g，五味子 10 g。水煎，每日 1 剂，分 2 次口服，15 剂为 1 个疗程，一般 2～3 个疗程。

2. 内镜复位

治疗方法是：首先进行注气复位，胃镜进入胃腔后，循腔进镜，边进镜边注气观察，如胃镜顺利进入幽门。说明复位成功。如单用注气法不能复位，可将胃镜进到胃窦部，然后抽干胃腔内气体，使胃壁与镜身相贴，弯曲镜头适当注气，按胃扭转相反方向转动镜身并不断拉直镜身，从而使胃扭转复位。如仍不能转复，可按上述方法重新进行。

3. 手术治疗

手术适应证为：①症状较重，发作频繁。②内镜复位失败或复位后迅速复发。③继发性慢性胃扭转须进行病因治疗，如膈疝、胃癌等。手术治疗原则是将扭转的胃复位，寻找、纠正致病源因以达到根治及预防复发的目的。伴有胃溃疡或胃肿瘤者可作胃大部切除术；由粘连引起者则分离粘连；合并有食管裂孔疝或膈疝者应作修补术；对膈膨升症者除作膈升部膈肌折叠缝合修补外，有人主张做胃固定及结肠移位术。对原发性胃扭转的患者，复位后应行胃固定术。

第四节 胃内异物

一、外源性异物

外源性异物是指不能被消化的异物经过有意或无意吞服，并滞留在消化道内的异物。

（一）病因

1. 无意吞服

常见于儿童将各种玩具、硬币等放于口中无意吞服，成人义齿也可能无意吞服入胃内。进餐时也可能将鱼刺、鸡鸭骨等无意中吞入消化道，此类异物因为多为不规则尖锐异物，常嵌顿在食管第一狭窄处。

2. 有意吞服

常见于罪犯、吸毒者为逃避法律制裁而故意将异物吞服，此类异物多为尖锐异物，如玻璃、刀片、金属等。

3. 医源性因素

如外科小器械、手术后吻合钉、缝合线等。

（二）分类

依据异物的形状和性质，可将外源性异物分为：①圆形异物，如金属硬币、戒指、瓶盖、棋子等。②长条状异物，筷子、钥匙、电视天线、牙刷、笔套等。③不规则异物，如义齿、鱼骨、鸡鸭骨等。④尖锐异物，铁丝、缝针、刀片、鱼刺、玻璃等。光滑异物较容易吞服进入胃内，尖锐异物常常滞留或嵌顿在消化道狭窄处，并可能引起消化道出血或穿孔。

（三）临床表现

消化道异物的临床表现可因异物的性质、形状、大小及在消化道滞留的部位的不同而不同。直径小于 1 cm，表面光滑的异物，多可以通过消化道自然排出而无特殊不适。如果异物较大，不能通过幽门，异物滞留在胃内可以引起腹胀，甚至幽门梗阻。尖锐的异物常在食管狭窄处，尤其是食管第一狭窄处嵌顿，可以引起咽喉部和胸骨后疼痛，在吞咽时加重，以致患者常常不敢吞咽。婴儿常常哭闹不止、拒食。尖锐的异物还可以引起消化道黏膜损伤，表现为消化道出血，严重者甚至出现消化道穿孔。手术后残留的丝线和手术钉长期滞留可以引起吻合口炎症，表现为吻合口充血、糜烂、溃疡。

（四）诊断

病史对诊断消化道异物具有重要的作用，大部分患者具有明确的意外或有意吞服异物的病史。对怀疑有消化道异物者，如果为金属类不能透过 X 线者，可以行 X 线透视明确，也可以口服少量稀钡透视观察，以确定异物滞留的部位、异物大小和形状。对怀疑有鱼刺、动物骨嵌顿在食管者，可以吞服稀钡后，X 线透视观察食管有无钡剂滞留帮助判断。对不能透过 X 线者，尤其是可能引起消化道穿孔和出血者，需要胃镜取出时，可以通过胃镜检查来确定有无异物，并在胃镜下行异物取出术。

（五）治疗

较小的、表面光滑的消化道异物常常可以自行排出，口服润肠剂（如液状石蜡、蓖麻油等）有助于保护胃肠黏膜。对于直径超过 2 cm、可能引起胃肠穿孔的尖锐异物及含有对身体有毒的异物应该及时取出。吻合口残留的丝线和吻合钉常常引起吻合口炎，不管是否有症状也应该择期取出。消化道异物取出术首选内镜直视下用异物钳等内镜器械取出。内镜直视下可以根据异物的形状选择异物钳、鳄口钳、三爪钳、网篮等器械将异物钳住后置于内镜前端与内镜一起缓慢退出，退出时在经过贲门、食管狭窄处要注意不能强力通过，必要时要调整方向以利于异物通过。对针、刀片等可能引起消化道黏膜损伤的锐利异物，可以在胃镜前端安置专用橡胶套，将异物尖锐端置于保护套内，以免划伤消化道黏膜。对于嵌顿在食管壁的异物，应特别注意不能强行取出，以免加重损伤。有时异物可能已经刺穿消化道壁，强力取出后可能引起纵隔气肿和纵隔炎，如果刺入大血管内，强行取出异物可能导致大出血。对已经刺入食管内的嵌顿异物，如果位于大血管旁要特别注意，必要时需要手术取出。90% 以上的异物可以在胃镜直视下，通过各种专用器械取出，一般无严重并发症。但对于尖锐异物、较大的不规则异物、异物嵌顿在取出过程中可能造成消化道黏膜损伤，严重者甚至可能导致穿孔和大出血死亡，因此对此类异物除需要熟练的内镜技巧外，还应选择合适的器械，试行不同的方向。对确实胃镜下取出困难的异物，应谨慎权衡，必要时应采用外科手术取出。

对异物在消化道引起黏膜损伤，尤其是伴有消化道出血时应使用抑制胃酸分泌药物和黏膜保护药。一般不需抗生素治疗，但对消化道有穿孔、伴有纵隔炎者应及时使用抗生素治疗。

二、内源性异物

内源性异物是指主要在体内逐渐形成的不能通过消化道自身排除的异物，也称为胃石。依据胃石的核心成分可以将胃石分为植物性胃石、毛发性胃石和混合性胃石。

（一）病因

植物性胃石最常见的原因是进食柿子引起，故也称为胃柿石。柿子中含有大量的鞣酸，尤其是未成熟的柿子中鞣酸的含量可以达 25%。鞣酸具有很强的收敛性，在胃酸的作用下，能与蛋白结合成不易溶解的鞣酸蛋白沉淀，以此为核心和柿皮、柿纤维、食物残渣等混合形成胃柿石。除进食柿子外，进食枣、山楂等含鞣酸的植物果物也可以引起胃石。毛发结石多见于女性和儿童。常有异食癖病史，吞食的毛发在胃内黏附于胃壁不易排除，相互缠绕形成发球，以发球为核心和食物残渣、胃液沉积物等混合形成毛发结石。

（二）临床表现

大部分患者有腹胀、食欲缺乏、上腹部隐痛、恶心、呕吐。严重者出现幽门梗阻、胃潴留、上消化道出血、肠梗阻等表现。出血是因为胃石长期刺激胃黏膜引起胃黏膜糜烂和溃疡，如果不取出胃石，溃疡则很难愈合。也有患者平时无明显症状，而以出血和梗阻为首发症状，体检时可以在上腹部触及包块。

（三）实验室检查

内镜和 X 线检查是诊断本病的主要方法，尤其是内镜，不仅可以确诊，还可以进行治疗，是本病首选的诊断方法。X 线检查时胃石不能透过 X 线，腹部平片在上腹部可以发现密度增高的胃石影。钡餐造影时可以见到胃内活动性圆形或椭圆形的充盈缺损。内镜下可以观察到黑褐色可以移动的胃石，毛发胃石还可以看到胃石上的残留毛发，一般胃石位于胃体黏液湖内，因为该处位置最低。有时较小的胃石由于胃内浑浊的黏液覆盖，可能漏诊，需要将胃黏液抽吸干净后更易观察到胃石。

（四）治疗

一旦确定为胃石，应该通过药物、内镜或手术等将胃石取出，否则胃石在胃内会逐渐增大，而出现梗阻、出血、溃疡等并发症。直径在 1.5 cm 以下的胃石一般通过内镜，用取石篮或圈套器可以顺利取出。超过 2 cm 的胃石取出时，通过贲门时可能会困难，如果强行通过可能造成贲门损伤，可以用异物钳或网篮将大的胃石绞成小的胃石再取出。对于有些质地坚硬的胃石，机械分割困难时，可用激光气化等方法将胃石分成小的胃石取出。一般 1 cm 以下的胃石可以通过自然排出，加用促动力药物和润肠剂有利于胃石排除。由于大部分胃石的表面黏附着大量的黏液沉积物，用大量 5% 碳酸氢钠溶液洗胃可使胃石表面的沉积物溶解，使胃石体积缩小，有利于排除或内镜取出。植物性胃石常常含有大量的鞣酸和果胶，有人使用果胶酶治疗柿石取得了较好的效果，果胶酶可以使柿石大部分溶解排出。对于体积太大的胃石或内镜取石失败的患者需要通过外科手术取石。

第六章 小肠疾病

第一节 小肠吸收不良综合征

吸收不良综合征（malabsorption syndrome）是指一种由各种原因所致的小肠营养物质消化和／或吸收功能障碍所引起的临床综合征。包括对脂肪、蛋白质、碳水化合物、维生素、矿物质及其他微量元素的吸收不足，以脂肪吸收障碍表现明显，各种营养物质缺乏可单一或合并存在。临床表现为腹泻、腹胀、体重减轻、贫血、皮肤色素沉着、关节痛等。

一、Whipple 病

Whipple 病又称肠源性脂肪代谢障碍综合征（intestinal lipodystrophy），是一种由 T. Whipple 杆菌引起的少见的吸收不良综合征。该病特点为在小肠黏膜和肠系膜淋巴结内有含糖蛋白的巨噬细胞浸润，临床表现为腹痛、腹泻、咳嗽、贫血、体重减轻等消化吸收不良综合征。病变可累及全身各脏器。若无有效治疗，患者可死于继发的严重的营养不良。

（一）流行病学

Whipple 于 1907 年首次报道本病，本病极其少见，至今全世界报告仅有 2 000 余例，我国自 1990 年首例报道以来，到目前为止仅报道了 2 例。多见于 30 ~ 60 岁男子，多为农民或与农产品贸易有关的商人。尚无人与人之间传播的证据。

（二）病因和发病机制

发病机制尚不清楚。现已明确本病与感染有关，病原体为 Whipple 杆菌，约 $2.0\mu m$ 宽，$1.5 ~ 2.5\mu m$ 长，具有革兰阳性细菌的特征。病原体经口侵入，通过淋巴系统进入小肠固有层内繁殖，进而侵犯小肠绒毛及毛细血管，并可侵犯全身各个脏器。经长期抗生素治疗后，患者可得以恢复，细菌亦逐渐消失。

Whipple 杆菌侵入人体组织后可导致大量的巨噬细胞集聚，产生临床症状。Whipple 病患者存在持续或暂时性的免疫缺陷，提示可能与免疫反应有关。

（三）临床表现

本病症状无特异性，诊断较困难。多数患者表现为胃肠道症状，以普遍性吸收不良为突出表现，典型症状为腹泻，每日 5 ~ 10 次，水样便、量多、色浅，逐渐出现脂肪泻，伴腹痛、腹胀、食欲下降，可引起体重减轻。少数患者出现消化道出血。肠道外症状最常见的是长期的多发的反复发作的关节炎和发热，可先于典型胃肠症状数年发生。还可表现为慢性咳嗽、胸痛、充血性心力衰竭、淋巴结肿大、皮肤色素沉着等，累及中枢神经系统，可出现神经精神症状。

体征主要取决于受累及的器官，腹部可有轻度压痛，可有消瘦、皮肤色素沉着、舌炎、口角炎、杵状指、肢体感觉异常、共济失调、淋巴结肿大等。

（四）实验室检查及特殊检查

1. 实验室检查：主要与严重的小肠吸收不良有关，如贫血、血沉增快、电解质紊乱、凝血酶原时间延长等。木糖吸收试验提示小肠吸收功能减损，脂肪平衡试验提示脂肪吸收不良。

2. 影像学检查：超声、CT、MRI 及小肠气钡对比造影可见肠黏膜皱襞增厚。中枢神经系统受累时，CT 及 MRI 可见占位性稀疏区。肺部受累时，胸片可显示肺纤维化、纵隔及肺门淋巴结肿大及胸腔积液等。关节检查多无明显异常。

3. 活组织检查：小肠活组织检查是 Whipple 病确诊的最可靠依据。小肠黏膜或其他受侵犯部位活组织检查出现 PAS 染色阳性的巨噬细胞浸润，电镜证实有由 Whipple 杆菌组成的镰状颗粒的存在即可确诊。

（五）诊断和鉴别诊断

本病症状缺乏特异性。活检发现含有糖蛋白的泡沫状巨噬细胞，PAS 染色阳性，便可确立诊断。

Whipple 病与肠道淋巴瘤、麦胶等引起的肠道疾病鉴别不难。临床上主要与下列疾病相鉴别：

1. 风湿系统疾病：Whipple 病在胃肠道症状出现之前即可有关节症状存在，但多无关节变形，血清学检查阴性，抗生素治疗可能有效，有助于鉴别。

2. 获得性免疫缺陷综合征（AIDS）：伴发鸟型分枝杆菌感染的 AIDS 临床表现与本病相似，Whipple 杆菌抗酸染色阴性是最基本的鉴别方法。

3. 其他疾病：如不明原因的发热、巨球蛋白血症和播散性组织胞浆菌病等。

（六）治疗

1. 一般治疗：加强营养，增强体质，注意营养物质、维生素及矿物质的补充，纠正营养不良和电解质紊乱，必要时可施行全胃肠外营养。

2. 药物治疗：有效的抗生素治疗可挽救患者生命并迅速改善症状。多种抗革兰阳性细菌的抗生素都有疗效，如氯霉素、四环素、青霉素、氨苄西林、柳氮磺氨吡啶等。

目前尚无研究表明什么治疗方案及治疗疗程最好。有一推荐的治疗方案：肌注普鲁卡因 - 青霉素 G120 万 U 及链霉素 1.0 g，每日 1 次，共 10 ~ 14 天；继之口服四环素 0.25 g，每日 4 次，共 10 ~ 12 个月。可显著改善临床症状，降低复发率。

中枢神经系统病变首次治疗宜选用可通过血脑屏障的药物，且疗程应达到 1 年。有研究发现，脑脊液缺乏溶菌素和调理素活性，可应用抗菌活性高的第 3 代头孢菌素及喹诺酮类药物清除脑组织中的残存活菌。利福平也可取得满意疗效。

抗生素长期应用不良反应较多，合理的疗程设计非常重要。一般来说，临床症状完全消失，病原菌被彻底清除，即可停药。

（七）其他治疗

伴严重腹泻时，可适当给予止泻药，但减少肠蠕动的止泻药慎用。肾上腺皮质激素仅用于伴发肾上腺皮质功能减退和重症患者。

二、麦胶肠病

麦胶肠病（gluten-induced enteropathy），是由于肠道对麸质不能耐受所致的慢性吸收不良性疾病。又称乳糜泻、非热带脂肪泻。通常以多种营养物质的吸收减损、小肠绒毛萎缩及在食物中除去麸质即有临床和组织学上的改善为特征。

（一）流行病学

麦胶肠病在国外人群发病率为 0.03%，主要集中在北美、欧洲、澳大利亚等地，各地发病率存在差异。男女比为 1 :（1.3 ~ 2），任何年龄皆可发病，儿童与青少年多见。在我国本病少见。

（二）病因和发病机制

本病与进食面食有关，目前已有大量研究表明麦胶（俗称面筋）可能是本病的致病因素。麦胶可被乙醇分解为麦胶蛋白，后者在致病过程中起主要作用。麦胶蛋白的发病机制尚不清楚，目前存在以下几种学说：

1. 遗传学说：本病有遗传倾向，在亲属中发病率远远高于一般人群，孪生兄弟的发病率为16%，一卵双生达75%，提示可能与遗传有关。

2. 酶缺乏学说：正常小肠黏膜细胞中有一种多肽水解酶，可将麦胶蛋白分解成更小分子而失去毒性。而在活动性麦胶肠病患者的小肠黏膜细胞，因此酶数量减少或活性不足，不能完全分解麦胶蛋白而致病，但经治疗病情稳定后此酶即恢复正常，故两者之间的因果关系尚有待进一步研究。

3. 免疫学说：本病的免疫病理研究发现，患者小肠黏膜层上皮淋巴细胞增多，主要是 CD_8 淋巴细胞，这些细胞可分泌细胞毒素损伤黏膜，使绒毛丧失和隐窝细胞增生。此外，在患者的肠腔分泌物、血浆及粪便中可查出抗麦胶蛋白的 IgA、IgG 抗体增多，近来又有人检出抗网状纤维、抗肌内膜的 IgA 抗体。研究发现，患者在禁食麦胶食物一段时间后，再进食麦胶时，血中溶血补体及 C3 明显下降，并可测出免疫复合物。

（三）临床表现

本病的临床表现差异很大，常见的症状和体征如下。

1. 腹泻、腹痛：大多数患者表现为腹泻，典型者为脂肪泻，粪便呈油脂状或泡沫样、色淡，常有恶臭。每日从数次到 10 余次不等。腹泻可引起生长迟缓、身材矮小、疱疹样皮炎或复发性溃疡性口炎。很多成人患者是以贫血、骨质疏松、浮肿、感觉异常等症状出现，并没有典型的消化道表现，常被漏诊。

2. 乏力、消瘦：几乎所有的患者都存在不同程度的体重减轻、乏力、倦怠，严重者可发生恶病质。主要与脂肪、蛋白质等营养物质吸收障碍及电解质紊乱有关。

3. 电解质紊乱与维生素缺乏：其症候群主要表现为舌炎、口角炎、脚气病、角膜干燥、夜盲症、出血倾向、感觉异常、骨质疏松、骨痛、贫血等。

4. 浮肿、发热及夜尿：浮肿主要由严重低蛋白血症发展而来。发热多因继发感染所致。活动期可有夜尿量增多。还可有抑郁、周围神经炎、不育症、自发流产等征象。

（四）体征

腹部可有轻度压痛。还可出现面色苍白、体重下降、杵状指、水肿、皮肤色素沉着、口角炎、湿疹、贫血及毛发稀少、颜色改变等。

（五）实验室检查及特殊检查

1. 实验室检查：可有贫血、低蛋白血症、低钙血症及维生素缺乏。粪便中可见大量脂肪滴。血清中补体 C3、C4 降低，IgA 可正常、升高或减少。抗麦胶蛋白抗体、抗肌内膜抗体可阳性，麦胶白细胞移动抑制试验阳性。

2. D 木糖吸收试验：本试验可测定小肠的吸收功能，阳性者反映小肠吸收不良。

3. 胃肠钡餐检查：肠腔弥漫性扩张；皱襞肿胀或消失，呈"腊管征"；肠曲分节呈雪花样分布现象；钡剂通过小肠时间延缓等可提示诊断。此检查尚有助于除外其他胃肠道器质性病变引起的继发性吸收不良。

4. 小肠黏膜活组织检查：典型改变为小肠绒毛变短、增粗、倒伏或消失，腺窝增生，上皮内可见淋巴细胞增多及固有层内浆细胞、淋巴细胞浸润。

（六）诊断和鉴别诊断

根据长期腹泻、体重下降、贫血等营养不良表现，结合实验室检查、胃肠钡餐检查、小肠黏膜活检可做出初步诊断，而后再经治疗性试验说明与麦胶有关，排除其他吸收不良性疾病，方可做出明确诊断。

（七）鉴别诊断

1. 弥漫性小肠淋巴瘤：本病可有腹泻、腹痛、体重减轻等表现，是由于淋巴回流受阻引起的吸收障碍。如同时伴淋巴组织病，应怀疑本病可能，进行胃肠钡餐检查及小肠活检，必要时剖腹探查可明确诊断。

2. Whipple 病：由 Whipple 杆菌引起的吸收不良综合征，抗生素治疗有效，小肠活组织检查有助于鉴别。

3. 小肠细菌过度生长：多发生于老年人，慢性胰腺炎及有腹部手术史的患者，抗生素治疗可改善症状，小肠 X 线摄片及小肠活检可资鉴别。

（八）治疗

1. 一般治疗：去除病因是关键，避免各种含麦胶的饮食，如大麦、小麦、黑麦、燕麦等。多在 3 ~ 6 周症状可改善，维持半年到 1 年。

2. 药物治疗：对于危重患者或对饮食疗法反应欠佳及不能耐受无麦胶饮食者可应用肾上腺皮质激素治疗，改善小肠吸收功能，缓解临床症状。

3. 其他治疗：给予高营养、高热量、富含维生素及易消化饮食。纠正水电解质紊乱，必要时可输注入体白蛋白或输血。

（九）预后

本病经严格饮食治疗后，症状改善明显，预后良好。

三、热带脂肪泻

热带脂肪泻（tropical sprue），又称热带口炎性腹泻，好发于热带地区，以小肠黏膜的结构和功能改变为特征，是小肠的炎症性病变。临床上表现为腹泻及维生素 B_{12} 等多种营养物质缺乏。

（一）流行病学

本病主要好发于热带居民及热带旅游者，南美、印度及东南亚各国尤多。任何年龄均可患病，无明显性别差异，成人多见。

（二）病因和发病机制

病因尚未完全明确，本病具有地区性、流行性、季节性，抗生素治疗有效的特点。现多认为与细菌、病毒或寄生虫感染有关，但粪便、小肠内容物及肠黏膜中均未发现病原体。尚有人认为是大肠杆菌易位所致。

（三）临床表现

本病常见症状为腹泻、舌痛、体重减轻三联征。可出现吸收不良综合征的所有表现，经过 3 个临床演变期：初期为腹泻吸收不良期，出现腹泻、乏力、腹痛及体重下降，脂肪泻常见；中期为营养缺乏期，表现为舌炎、口角炎、唇裂等；晚期为贫血期，巨幼红细胞贫血多见，其他期临床表现加重。以上三期演变需 2 ~ 4 年。

（四）实验室检查及特殊检查

右旋木糖吸收试验尿排出量减少可见于 90% 以上的病例。24 小时粪脂测定异常，维生素 B_{12}、维生素 A 吸收试验亦不正常，经抗生素治疗后，可恢复正常。白蛋白、葡萄糖、氨基酸、钙、铁、叶酸吸收均减低。

胃肠钡餐透视早期可出现空肠结构异常，渐累及整个小肠，表现为吸收不良的非特异性改变。小肠黏膜活检及组织学可见腺窝伸长，绒毛变宽、缩短，腺窝细胞核肥大，上皮细胞呈方形或扁平状，固有层可见淋巴细胞、浆细胞等慢性炎细胞浸润。

（五）诊断和鉴别诊断

依据热带地区居住史、临床表现，结合实验室检查及小肠活组织检查异常，可做出热带脂肪泻诊断。需与下列疾病鉴别：

1. 麦胶肠病：二者临床表现相似，但麦胶饮食、地区历史及对广谱抗生素的治疗反应不同，麦胶肠病最关键的是饮食治疗，有助于鉴别。

2. 炎症性肠病：溃疡性结肠炎及克罗恩病亦可有营养物质吸收障碍，但其各有特征性 X 线表现。

3. 肠道寄生虫病：如肠阿米巴病、贾第虫病等，大便虫卵检查及相关寄生虫检查可以鉴别，另外，也可给予米帕林或甲硝唑进行试验性治疗，或叶酸、维生素 B_{12} 及四环素口服，可资鉴别。

4. 维生素 B_{12} 缺乏：此病也可引起空肠黏膜异常，贫血纠正后吸收功能可恢复。

（六）治疗

1. 一般治疗：症治疗为主，给予富含营养的饮食，辅以补液，纠正水电解质平衡失调，必要时可行胃肠外营养。腹泻次数过多，可应用止泻药。

2. 药物治疗：维生素 B_{12} 及叶酸治疗需达 1 年，同时服用广谱抗生素疗效较好，可使病情明显缓解。如四环素 250～500 mg，4 次／日，持续 1 个月，维持量为 250～500 mg，3 次／日，持续 5 个月。磺胺药同样有效。

慢性病例对治疗反应很慢，症状改善不明显，治疗应维持半年或更长时间，热带居民在 5 年内可复发，而旅居热带者经治疗离开后一般将不再发生。

（七）预后

本病经积极治疗后预后较好，贫血及舌炎可很快恢复，食欲增强，体重增加。肠道黏膜病变减轻，肠黏膜酶活性增加。持续居住在热带的患者仍可复发。

第二节　小肠动力障碍性疾病

小肠动力障碍性疾病系指由于小肠动力低下或失调所致的一种综合征。主要表现为类似机械性肠梗阻的症状和体征，如腹痛、腹胀、腹泻和便秘等，但肠腔通畅而无机械性肠梗阻的证据存在，故又称小肠假性梗阻（intestinal pseudo-obstruction，IPO）。IPO 按病程可分为急性和慢性两类；按病因可分为原发性和继发性。原发性又分为家族性和非家族性，病因主要是肠道肌肉神经病变。继发性的病因较多，如血管胶原病、内分泌失调、肌肉浸润性病变、神经系统病变、电解质紊乱等，涉及全身各个系统。

一、急性小肠假性梗阻

急性小肠假性梗阻（acute intestinal pseudo-obstruction，AIP）由小肠动力异常引起的急性广泛的小肠扩张、缺血、坏死和穿孔，出现肠梗阻的临床表现和影像学特征，而缺乏机械性肠梗阻的证据，如存在肠内或肠外病变，或有肠腔狭窄或闭塞等。本病病死率较高。

常见的急性小肠假性梗阻相关性疾病见（表 6-1）。

表 6-1　常见的急性小肠假性梗阻相关性疾病

感染	全身脓毒血症、带状疱疹、腹腔或盆腔脓肿
创伤	大面积烧伤、挤压伤、盆腔创伤、腰椎骨折、股骨骨折
手术后	心脏搭桥术、房室隔缺损修补术、肾移植、剖宫产术、颅骨切开术
药物	阿片类或麻醉药、抗抑郁药、抗帕金森病药、滥用泻药
心血管系统	心肌梗死、充血性心衰、恶性高血压、心脏骤停复苏后
神经系统	脑膜炎、脑膜瘤、脑血管意外、帕金森病、阿尔茨海默病、急性脊髓炎
消化系统	急性胰腺炎、急性胆囊炎、自发性细菌性腹膜炎、消化道出血
呼吸系统	慢性阻塞性肺疾患、发作性睡眠呼吸暂停综合征、急性呼吸窘迫综合征
泌尿系统	急、慢性肾功能衰竭

（一）流行病学

多见于 50 岁以上人群，男多于女。目前尚无详细流行病学资料可查。

（二）病因和发病机制

本病为麻痹性肠梗阻，是一种暂时性或可逆性的综合征。严重的腹腔内感染、手术、创伤，消化系统、呼吸系统、循环系统、泌尿系统、神经系统疾病及药理学、代谢紊乱等均可诱发。本病的发病机制目前尚不清楚。

（三）临床表现

1. 症状

小肠假性梗阻患者多在住院期间发病，起病急，常继发于手术、外伤、应用抗抑郁药或其他系统疾病后。全腹痛常见，呈持续性阵发性加剧，部位不固定，伴进行性腹胀，持续 3～5 天。多数患者可有肛门排便、排气减少或消失。其他症状如恶心、呕吐、腹泻及发热等，多轻于机械性肠梗阻的患者。

2. 体征

多有明显的腹部膨隆，全腹膨隆常见。腹部压痛可见于 64% 无缺血的患者，而有缺血和穿孔的患者上升至 87%，气体及肠内容物进入腹腔，出现腹膜刺激征。肠鸣音多可闻及，变化不定，但金属样高调肠鸣音少见。

（四）实验室检查及特殊检查

1. 实验室检查：可有低钾、低钠、低镁血症、高磷酸盐血症等。血常规一般无明显改变，出现中性粒细胞升高，常提示有穿孔或腹膜炎发生。肌酐、尿素氮亦可有异常。

2. 腹部 X 线平片：小肠假性梗阻显示小肠内有大量气体，十二指肠尤为明显，远端小肠气体较少。可有或无气液平面。

结肠假性梗阻患者可见回盲部明显扩张及节段性升结肠、横结肠、降结肠扩张，但结肠袋存在，在结肠脾曲、直肠和乙状结肠连接处及肝曲等处，可见肠腔内充盈的气体突然中断，出现特征性的"刀切征"，气液平面少见。测量盲肠的直径具有重要的临床意义。当盲肠直径小于 12 cm 时，一般不会发生穿孔；盲肠直径大于 14 cm 时，穿孔的危险性极大。

出现肠穿孔时，可见横膈下游离气体。若穿孔较小，可迅速闭合，则平片上难以显示。

3. 其他检查：结肠镜检查和泛影葡胺灌肠有助于排除机械性肠梗阻，但在穿孔或腹膜炎已经明确的情况下，这两种检查则不宜进行。当与机械性肠梗阻区分困难时，可考虑剖腹探查。

（五）鉴别诊断

依据典型的病史、症状、体征，结合腹部 X 线检查，排除机械性肠梗阻可以做出诊断。本病主要需与下列疾病相鉴别：

1. 急性机械性肠梗阻：急性机械性肠梗阻与小肠假性梗阻的症状和体征非常相似，但二者的治疗原则不同，故其鉴别诊断十分重要。机械性肠梗阻存在器质性病变，常能找到梗阻的证据，如肠内或肠外病变压迫致肠腔狭窄或闭塞等；起病急，临床表现为腹部剧烈绞痛，呈阵发性，其他症状还有呕吐、腹胀、恶心及肛门排气、排便停止等；腹部膨隆，可见胃肠型及蠕动波，腹部有压痛、反跳痛及肌紧张，可闻及肠鸣音亢进，呈高调金属音；腹部平片可见较多气液平面；保守治疗无效，宜早期手术。

2. 急性血运性肠梗阻：常是由于肠系膜血管栓塞或血栓形成所致的肠壁血运循环障碍，引发肠麻痹而使肠内容物不能正常运行。本病发病急，呈渐进性发展，初期腹部绞痛明显，腹胀、腹泻少见，腹部平片可见肠管明显扩张。选择性动脉造影可以明确栓塞部位，有助于诊断。

3. 急性麻痹性肠梗阻：常由于急性弥漫性腹膜炎、腹膜后血肿或感染、腹部大手术、脓毒血症或全身性代谢紊乱等引起，为肠道运动障碍性疾病。主要表现为高度的肠胀气，腹部绞痛少见。腹部平片可见肠管扩张，肠壁变薄。该病若能去除病因，可较快恢复，预后较好。

（六）治疗

急性小肠假性梗阻的治疗原则是解除梗阻病因，恢复肠道动力，使肠内容物正常运行；积极补液，纠正水电解质失衡；应用抗生素防治各种感染。应根据病情选择具体的治疗方案。

1. 一般治疗

对于诊断明确而无严重并发症者通常采用内科保守治疗，包括胃肠减压、禁饮食、补充有效循环血量、纠正水电解质平衡紊乱、营养支持及治疗原发病。停用能引起或加重本病的药物，如麻醉剂、泻药、三环类抗抑郁药、抗胆碱类药等。可指导患者不断更换体位，定期采取俯卧位，以利于肠内气体排出。

2. 药物治疗

目前应用的治疗小肠假性梗阻的药物疗效尚缺乏循证医学证实。主要的几种药物包括胆碱酯酶抑制剂、5-羟色胺受体激动剂、胃动素受体激动剂、毒蕈碱受体激动剂、亲神经物质、一氧化氮合成酶抑制剂和生长抑素类似物。急性小肠假性梗阻的患者，因长期低营养状态，致机体抵抗力较低，肠内的细菌繁殖过度，发生细菌移位，引起菌群失调。可应用抗生素防治感染。

3. 其他治疗

（1）结肠镜减压治疗：结肠镜减压是一种安全而有效的治疗方法。但应首先排除炎症性肠病所致的中毒性巨结肠，并由有经验的医师进行。治疗前可先用生理盐水谨慎灌肠，以便于肠腔的观察和吸引减压。治疗后应立即行腹部立位和侧卧位平片检查，了解有无肠穿孔发生。

（2）手术治疗：剖腹探查的指征包括：①内科保守及结肠镜减压治疗无效；②临床体征提示即将或已经发生肠穿孔（出现腹膜炎体征或盲肠直径 > 12 cm 或腹腔内出现游离气体）。若术中确诊有肠管坏死或穿孔，可行肠切除术。

（3）硬膜外麻醉：如已有肠穿孔征象，则不宜再使用此法。

（七）预后

本病死亡率为 25% ~ 30%，若发生肠穿孔，则死亡率更高。

二、慢性小肠假性梗阻

慢性小肠假性梗阻（chronic intestinal pseudo-obstruction，CIP）系指一组以慢性肠梗阻为主要表现，但无机械性肠梗阻的证据的临床综合征，它是由于胃肠道缺乏有效的推动力所致，属胃肠道神经肌肉病。

（一）流行病学

CIP 可出现在任何年龄，女性多于男性。内脏异常可发生于任何年龄，与病因有关。如同时侵犯泌尿系统，出现泌尿道的症状；发育异常多见于婴儿或儿童；而退行性病变则出现较晚。

（二）病因和发病机制

Weiss 于 1939 年首先报告在一个家族内发现了本病。CIP 病变可累及整个胃肠道和其他脏器肌肉，如膀胱，但主要是小肠。CIP 的病变基础在于肠道平滑肌发育不全或衰退和厂或自主神经功能障碍，使小肠动力低下或紊乱，引起慢性肠管扩张而无内分泌系统异常。CIP 可分为原发性和继发性两组。

1. 慢性原发性小肠假性梗阻

通常无明显诱因，起病突然，病因尚不明确，常有内脏疾病和内脏神经病变。原发性 CIP 具有明显的遗传倾向，分为家族性和非家族性两类。前者约占 3%，多为常染色体隐性或显性遗传。后者多为散发。

2. 慢性继发性小肠假性梗阻

继发性 CIP 多见，其病因达数十种，常继发于其他疾患。

（1）内脏平滑肌病：进行性系统性硬化、系统性红斑狼疮、皮肌炎、进行性肌萎缩、肌营养不良、线粒体肌病、淀粉样变、弥漫性淋巴滤泡样浸润、放射性损伤、Ehlers-Dan-los 综合征等可引发继发性小肠平滑肌病变。其组织学特征为小肠固有层肌肉的退行性变和、纤维化，而空泡样变性少见。

（2）神经系统疾病：帕金森病、脊髓横断、脑干肿瘤、神经元核内包涵体病、多发性硬化症等可致肠道及肠外神经系统中的胆碱能神经功能紊乱，引起 CIP。

（3）小肠憩室病：小肠多发、弥漫性憩室常伴有肠道肌肉和神经病变，引起慢性小肠假性梗阻。

（4）其他疾病：内分泌病（甲亢或甲减、糖尿病、嗜铬细胞瘤）、结缔组织病（进行性系统性硬化症早期、淀粉样变性）、药物（抗帕金森病药、吩噻嗪、三环类抗抑郁药、麻醉药、长春新碱等）、恶性肿瘤、手术后等。

（三）临床表现

1. 症状：慢性小肠假性梗阻主要表现为腹痛、腹泻、呕吐、便秘和腹泻等肠梗阻症状，有的表现为腹泻与便秘交替发生，多为反复发作性或持续发作性。腹部疼痛可能与肠腔胀气及平滑肌痉挛或内脏高敏性有关，程度轻重不等。腹胀程度差异很大，主要取决于病变的性质、部位和程度，重度腹胀者常难以忍受，腹部明显膨隆。

CIP 主要在小肠者多发生细菌过度生长及停滞襻综合征，引起脂肪痢和腹泻。侵犯结肠时，则结肠明显扩张，发生顽固性便秘。十二指肠、胃及食管亦可累及，产生胃轻瘫、吞咽困难、胸痛等症状。

由于病程较长，且常反复发作，长期腹胀、便秘等可致水电解质及酸碱平衡紊乱、营养吸收障碍，出现食欲下降、体重减轻、营养不良等。

2. 体征：体检常见有恶病质和腹胀。腹部膨隆，小肠受侵为主者，通常在中腹有振水音，胃受累者则多在左上腹部。叩诊呈高度鼓音。听诊肠鸣音低下或消失，偶有肠鸣音亢进，但无气过水声及金属样高调肠鸣音。

（四）实验室检查及特殊检查

1. 实验室检查：实验室检查异常多反映吸收不良和营养不良的严重程度。腹泻患者可发生脂肪泻，继发小肠细菌过度增殖。有的患者存在维生素 B_{12} 吸收不良，可做小肠活检，明确有无黏膜损害。

2. 影像学检查：本病影像学表现类似麻痹性或机械性肠梗阻。当疑及肠梗阻时，可行全消化道钡餐透视，检查胃肠道有无机械性肠梗阻的证据，如能确认多个部位异常，更有利于本病的诊断。对于便秘的患者，应在清肠后，根据情况选择适当的检查方法，以免导致粪便嵌塞。CIP 的影像学表现与病变受累的部位相关，且可能对病变的性质有提示作用。内脏疾病主要特征是结肠增宽增长，缺少结肠袋；内脏神经病的特点是平滑肌收缩不协调，转运迟缓。

3. 肠道动力学检查：小肠动力学检查显示小肠动力低下或紊乱。

4. 其他检查：内镜检查、病理学检查有助于诊断。

（五）诊断和鉴别诊断

CIP 诊断较困难。对于有肠梗阻的临床表现、辅助检查，并排除机械性肠梗阻者方能诊断。

CIP 主要与机械性肠梗阻相鉴别：

1. 机械性肠梗阻：因 CIP 与机械性肠梗阻两者临床表现及腹部 X 线检查相似，但二者的治疗方法完全不同，故必须排除机械性肠梗阻。机械性肠梗阻多能找到梗阻的病因，如肿瘤、寄生虫、外压等。

2. 麻痹性肠梗阻：根据临床症状、体征、辅助检查及病情变化可以鉴别。

3. 血运性肠梗阻：多是由肠系膜上动脉血栓形成或来自心脏的栓子所致。起病急，发展快，初期腹部绞痛明显，腹部平片及选择性动脉造影有助于诊断。

（六）治疗

CIP 的诊断确定后，应区分原发性和继发性，对于继发性 CIP 应明确病因，治疗原发病。一般以对症支持治疗为主，辅以促胃肠动力药，恢复肠动力。

1. 一般治疗

急性发作期，应禁饮食、静脉输液支持，纠正水电解质失衡；非急性期，可进低糖、低脂、低纤维饮食，此外还需补充维生素、微量元素。对于重症患者，可行胃肠造瘘饲管或全胃肠外营养。

2. 药物治疗

（1）促胃肠动力药：在排除机械性肠梗阻的情况下，可应用促胃肠动力药，改善肠道动力。

西沙必利：其作用机制在于选择性地作用于胃肠道 5-HT 受体，使肌间神经末梢释放乙酰胆碱，加强肠壁收缩力，提高传输速度。近年发现西沙必利存在心脏副作用，其广泛应用受到限制。

莫沙必利：是新一代 5-HT 受体激动剂，克服了西沙必利在心血管系统的副作用，且不受进食的影响，目前临床上应用较多。

替加色罗：是 5-HT 受体部分激动剂，与西沙必利类似，具有促进胃排空和增加消化道动力作用，但没有心脏毒性。对于肠易激综合征亦有效。

红霉素：最新的研究表明，低于抗感染剂量的红霉素具有胃动素样作用，直接作用于胃肠道平滑肌，从而产生收缩效应，促进胃肠蠕动。

（2）抗生素：CIP 多伴有肠道内细菌过度生长，可适当给予抗生素抑制细菌生长，减轻腹胀、腹泻，如环丙沙星，甲硝唑等。但对有严重梗阻症状或便秘的患者抗生素应禁用。调节肠道菌群的制剂亦可应用，如思连康、整肠生等。

（3）生长抑素：大剂量生长抑素类似物可减轻腹泻，而小剂量则能引发 MMC，促进肠蠕动，同时抑制细菌生长。因其抑制胆囊排空，故不宜长期应用。

3. 其他治疗

食管受累患者如症状似贲门失弛缓症，可行球囊扩张治疗；腹胀明显者，可予结肠镜减压治疗，减压后应行腹部立位平位片，防止发生肠穿孔。其他方法还有硬膜外麻醉等。必要时采用手术治疗。

（七）预后

原发性 CIP 因目前缺乏有效的治疗方法，预后差，死亡率较高。继发性 CIP 明确病因后，通过病因治疗及支持对症治疗后，症状可明显减轻或消失，预后较好。儿童 CIP 死亡率高，预后极差。

第三节　小肠菌群紊乱

一、小肠菌群过度生长综合征

小肠菌群过度生长综合征（enteric bacterial over-growth syndrome，EBOS）系指由于近端小肠内细菌数目增加而引起消化吸收障碍的一种疾病。因本病多发生于空肠憩室、狭窄及外科所致的盲襻，过去亦称盲襻综合征、小肠淤滞综合征或淤积襻综合征。临床主要表现为慢性腹泻和小肠吸收不良。

（一）流行病学

目前本病尚缺乏完整的流行病学资料。

（二）病因和发病机制

正常人的小肠近端常是无菌的，这是因为胃及小肠内存在调控正常菌群分布的机制，如胃酸、胆汁和胰液的杀菌作用、胃肠黏膜的正常保护机制、肠内细菌之间的生存竞争机制及回盲瓣的解剖学作用等均可抑制细菌过度生长。如果上述因素发生改变，则可导致小肠内细菌过度生长。小肠憩室、小肠远端狭窄及小肠结肠瘘等小肠结构异常亦是小肠菌群过度生长的原因之一。某些引起小肠动力障碍的疾病也可引起小肠细菌过度生长，如假性肠梗阻、糖尿病、系统性硬化症、淀粉样变性等。

（三）临床表现

临床上多以腹泻、吸收不良、低蛋白血症为首发症状。腹泻可为脂肪泻或水样泻，多伴腹胀、腹痛。其他症状还有消瘦、水肿、贫血、毛发脱落、夜盲、黏膜出血及低钙血症等。

（四）实验室检查及特殊检查

1. 实验室检查：血常规可有贫血，多为巨细胞性贫血。人血白蛋白、胆固醇、甘油三酯、微量元素及矿物质等均可降低。口服柳氮磺胺吡啶或多巴胺，经肠内细菌分解为磺胺吡啶或间羟苯乙酸，尿中可查见这两种物质增多。

2. 呼气试验：患者口服某种药物后，该物质可在肠道内由细菌分解，其产物由口中呼出。通过测定分解产物的含量可间接判断肠内细菌的数量。

3. 小肠液检查：该检查是小肠菌群过度生长综合征的最直接最可靠的一种诊断方法，可明确细胞内感染的情况，通过小肠插管从肠管中吸出小肠液进行细菌学检查，并可测定间接胆汁酸和挥发性脂肪酸，有助于小肠菌群过度生长的判断。

4. 其他检查：消化道钡餐透视及小肠活组织检查亦有助于诊断。

（五）诊断和鉴别诊断

对于有胃肠手术史、胃酸缺乏、糖尿病、硬皮病等病史的患者，如出现脂肪泻、吸收不良、贫血、低蛋白血症、体重减轻等症状时即应怀疑本病。进行相关辅助检查，可做出初步诊断。本病需与菌群失调、小肠吸收不良综合征、短肠综合征等相鉴别。

（六）治疗

小肠细菌过度生长综合征的治疗原则：①积极消除病因，纠正可能存在的结构或生理异常；②纠正营养缺乏；③应用抗生素抑制细菌过度生长。

1. 一般治疗

存在小肠结构异常者,如肠瘘、小肠憩室可行手术治疗,恢复小肠正常功能。饮食上以高蛋白、高热量、低脂肪食物为宜,少量多餐,同时注意维生素、微量元素及矿物质的补充。必要时可行全胃肠外营养(TPN)。

2. 药物治疗

(1)抗菌药物:对小肠内过度生长的细菌,原则上选用敏感性高、不良反应小、抗菌谱广、对需氧菌和厌氧菌都有效的抗生素,如头孢菌素、青霉素、甲硝唑、左氧氟沙星等。疗程为 7 ~ 10 d。

(2)促胃肠动力药:促胃肠动力药可有助于肠道细菌的清除,如甲氧氯普胺、莫沙必利等。对于常规的促胃肠动力药物效果不明显时,可应用奥曲肽及其类似物,50 μg,睡前注射,每天 1 次。

(3)微生态制剂:微生态制剂是一类活的细菌制剂,对肠道菌群失调引起的腹泻有较好疗效,如金双歧、培菲康、整肠生、米雅 BM 等。一般不宜与抗生素同时服用。

(七)预后

本病经有效抗生素治疗后,预后较好。

二、抗生素相关性小肠炎

抗生素相关性小肠炎,亦称假膜性肠炎是一种主要发生于结肠、小肠,也可累及的急性肠黏膜纤维素渗出性炎症,黏膜表面有假膜形成。临床上常发生于应用抗生素治疗之后。现已有证据表明,抗生素相关性小肠炎的病原体是艰难梭菌。

(一)流行病学

本病尚无详细流行病学资料可查。

(二)病因和发病机制

本病的致病菌是艰难梭菌,该菌为革兰阳性菌,其产生的肠毒素是主要的致病因子,引起局部肠黏膜血管通透性增加,炎性细胞浸润、出血和坏死,黏液分泌增加。

随着近年来抗生素应用越来越广泛,抗生素相关性肠炎的发生也相应增加,其机制可能为:①对肠道黏膜的直接刺激和损害,引起肠黏膜充血、水肿、糜烂、出血和坏死,发生的部位主要在十二指肠;②抗生素:如林可霉素、阿莫西林、第 3 代头孢菌素等的不合理应用,使肠道正常微生物的生长受到抑制,而使另一些微生物,特别是艰难梭菌过度增殖,最终导致肠道菌群失调。艰难梭菌产生肠毒素,引起一系列的病理生理改变而致病;③抗生素尚可引起血管和凝血功能的改变,继而造成肠道黏膜异常。

(三)临床表现

一般发生于 50 岁以上人群,女性多于男性。发病急,患者多有胃肠手术或其他严重疾患病史,并有长期或近期应用抗生素史。

本病最主要的症状是腹泻,90% ~ 95% 为水样便,程度和次数不等,多者 10 ~ 20 次 / 日,少者可 1 ~ 2 次 / 日。轻者可于停用抗生素后自愈,重者粪便中可见斑片状或管状假膜排出。多有下腹部疼痛,可为顿痛、绞痛或胀痛,伴腹胀、恶心等。腹部可有压痛、反跳痛和腹肌紧张,易误诊为急腹症。部分患者可出现毒血症症状,如发热、谵妄、低血压、休克,年老体弱者常常发生脱水、电解质酸碱平衡紊乱等。

(四)实验室检查及特殊检查

1. 实验室检查:血常规显示周围血白细胞升高,多在 20×10^9 以中性粒细胞为主。大便常规可见脓细胞和白细胞,潜血实验呈阳性,但肉眼血便少见。疑诊病例应至少送两份大便标本,进行艰难梭菌的培养,毒素鉴定为致病菌可确诊。

2. 内镜检查:内镜检查能直接明确病变的性质、范围和程度。急性期内镜检查应注意预防肠黏膜出血和穿孔,动作应轻柔、谨慎小心。抗生素相关性肠炎内镜下表现为肠壁充血水肿、糜烂,黏膜表面坏死、斑点状或地图状假膜形成,不易脱落,部分假膜脱落后可形成浅表溃疡。

3. 活组织检查:可见肠黏膜上黏液附着,炎症区有炎性细胞浸润、出血和坏死。伪膜由纤维素样物质、坏死细胞、多核白细胞及细菌菌落组成。血管腔内可见血栓形成。

4. 影像学检查:腹部平片可见无特殊发现,部分可见肠扩张、积气,由于结肠增厚水肿,可出现广泛而显著的指印征。气钡灌肠双重对比造影有助于诊断，但可加重病情，有发生肠穿孔的危险，故一般不主张施行。

（五）诊断和鉴别诊断

根据胃肠手术及抗生素应用的病史，临床上出现腹泻、腹痛、发热等症状，结合实验室和辅助检查，可做出初步诊断。本病需与溃疡性结肠炎、克罗恩病、艾滋病性肠炎及真菌性肠炎等相鉴别。

（六）治疗

抗生素相关性肠炎的治疗包括停用相关抗生素，给予支持对症治疗，促进肠道正常菌群生长，应用抗艰难梭菌药物治疗。

1. 一般治疗

立即停用相关抗菌药物，同时避免应用抑制肠蠕动的药物，减少毒素的吸收。加强支持对症治疗，给予静脉营养支持，纠正水电解质失衡。

2. 药物治疗

对于中、重度病例，应给予抗艰难梭菌抗生素治疗。本病首选万古霉素或甲硝唑。万古霉素或去甲万古霉素，1.0 ~ 2.0 g/d，口服。甲硝唑每次 0.25 ~ 0.5 g，每日 3 ~ 4 次，口服，疗程均为 7 ~ 10 d，大多数患者治疗反应良好。杆菌肽，亦可用于本病，25 000 U，4 次 / 天，口服 7 ~ 10 d。应用微生态制剂可恢复肠道正常菌群，如金双歧、乳酸杆菌片、培菲康等。

3. 其他治疗

对于内科保守治疗无效或出现严重并发症，如肠梗阻、中毒性巨结肠、肠穿孔时，应考虑行手术治疗。

（七）预后

大多数病例经治疗后可获痊愈，轻症病例在停用相关抗生素后，有的可自愈，个别患者经治疗后仍可再度发生腹泻。重症病例，如出现严重并发症如肠梗阻、肠穿孔时，病死率可达 16% ~ 22%。

第四节　急性坏死性小肠炎

急性坏死性小肠炎（acute necrotizing enteritis）是一种病因尚未完全明确的急性节段性肠道炎症，病变主要累及空肠和回肠，病理改变以肠壁出血、坏死为特征，故又被称为急性出血坏死性肠炎。其主要临床表现为腹痛、腹泻、便血、腹胀、呕吐及发热等中毒症状。本病发展快，重者可出现败血症、休克、肠麻痹、肠穿孔等，严重威胁患者生命。

一、流行病学

本病呈散发和流行趋势。急性坏死性小肠炎的爆发常因进食未煮熟或变质的肉类引起，如发生于第 2 次世界大战后的德国和 1963 年巴布亚新几内亚的两次流行。本病曾是巴布亚新几内亚高原儿童生病和死亡的主要原因，乌干达、泰国、印度、新加坡和斯里兰卡等国亦有病例报道。我国四川、云南、贵州、甘肃、湖北、浙江、山东等省有散在报道，而以辽宁和广东两省报道的病例最多。农村发病率显著高于城市。本病全年皆可发生，以夏秋季多见。任何年龄均可发病，但儿童、青少年为主要发病对象，男女之比约为 1.7：1。

二、病因和发病机制

病因尚未完全阐明，现多认为其发病与感染产生 β 毒素的 C 型产气荚膜梭状杆菌（Welchii 杆菌）有关，一些不良饮食习惯可为促发因素。

C 型产气荚膜梭状杆菌是专性厌氧耐热细菌，产生的 β 毒素可致肠道组织坏死，产生坏死性肠炎。从患者的肠道组织、粪便和可疑食物中可分离出产气荚膜梭状杆菌，针对 β 毒素的免疫可使急性坏死性小肠炎发病明显减少。β 毒素是一种蛋白质，对蛋白溶解酶极为敏感，一些饮食习惯或疾病可以使肠腔中蛋白酶含量或活性降低，β 毒素破坏减少，机体易于发生急性坏死性小肠炎，例如在发病率颇高的巴布亚新几内亚高原地区，当地居民肠腔内蛋白酶浓度低下，这和低蛋白饮食及当地作为主食的甘薯中所含的耐热性胰蛋白酶抑制因子有关。动物实验证实，给动物口服或胃内灌注 Welchii 杆菌菌液并不致病，但如同时灌注含有蛋白酶抑制因子的甘薯或大豆粉，则可致小肠坏死，而含有胰蛋白酶的胰提取液可防止和减轻本病的发生发展。

急性坏死性小肠炎主要病理改变为肠壁小动脉血管壁纤维素样坏死，血栓形成而致小肠出血、坏死。病变以空肠与回肠多见且严重，其次为十二指肠，偶可累及结肠和胃，甚至全胃肠道。病变常呈节段性，一段或多段，常始于黏膜，表现为肿胀、广泛性出血，可有片状坏死和散在溃疡，坏死黏膜表面覆以假膜，与正常黏膜分界清楚。病变可延伸至黏膜肌层，甚至累及浆膜，腹腔内可见混浊渗液。受累肠壁明显增厚、变硬，严重者可致肠溃疡和穿孔。显微镜下可见黏膜或肠壁的凝固性坏死，肠壁间有大量的炎性细胞浸润和炎性渗出液，黏膜往往与下层组织分离。

除肠道病变外，还可有肠系膜淋巴结肿大、软化；肝脂肪变性、急性脾炎、间质性肺炎、肺水肿和出血；个别病例有灶性肾上腺坏死。

三、临床表现

1. 发病情况：起病急，发病前多有摄入变质肉类或暴饮暴食史。受冷、劳累、肠道蛔虫感染及营养不良为诱发因素。可有头痛、乏力、全身痛及食欲不振等前驱症状。

2. 腹痛腹泻：腹痛常是首发症状，病初常表现为逐渐加剧的脐周或中上腹阵发性绞痛，其后逐渐转为全腹持续性痛伴阵发性加剧。儿童常以突然腹痛起病，多为全腹痛。腹痛之后即可有腹泻。腹泻和便血为本病特征之一。粪便初为糊状而带粪质，其后渐为黄水样，1～2日后转为血便，出血量从数毫升至数百毫升不等，根据出血量不同呈棕褐色、赤豆汤样或果酱样粪便，甚至可呈鲜血状或暗红色血块，粪质少而有特殊腥臭味。无里急后重感。腹泻严重者可出现脱水和代谢性酸中毒等。

3. 恶心呕吐：常与腹痛、腹泻同时发生，儿童呕吐发生率较高。呕吐物多为胃内容物，还可含有胆汁或咖啡样物。

4. 全身症状：由于肠壁坏死和毒素吸收，起病即可出现全身不适、软弱和发热等症状。体温一般在 38～39℃，少数可达 40℃以上。发热多于 4～7 d 渐退，持续 2 周以上者少见。

5. 腹部体征：相对较少。可有腹部膨隆，有时见肠型，可扪及充血水肿增厚的肠襻所形成的包块。压痛多在脐周和上腹部，腹膜炎时腹肌紧张，压痛、反跳痛明显。肠鸣音早期可亢进，而后可减弱或消失。

6. 病程：一般腹泻便血持续 2～6 d，长者可达 1 个月以上，且可呈间歇发作或反复多次发作，腹痛在血便消失后减轻，一般血便停止后 3～5 d 消失，但饮食不当可使腹痛加重，或致病情复发。发热时间与血便时间长短相一致。

临床上可以分为以下几型：

1. 胃肠炎型：见于疾病早期，腹痛、腹泻较轻，可伴恶心、呕吐，大便为水样或糊状，全身症状轻或无。

2. 肠出血型：以血水样或暗红色血便为主，量可多达 1～2 L，出现明显贫血和脱水。

3. 肠梗阻型：腹痛、呕吐频繁、腹胀、排便排气停止，肠鸣音消失，可见肠型。此型较少见。

4. 腹膜炎型：较为常见，腹痛明显、恶心呕吐、腹胀，呈局限性或弥漫性腹膜炎表现。受累肠壁坏死或穿孔，腹腔内有血性渗出液。

5. 中毒性休克型：小儿多见，起病急，或由其他类型发展而成。以周围循环衰竭为突出症状，死亡率高。

四、实验室检查及特殊检查

1. 血液检查：周围血白细胞中度以上增高，可是核左移及中毒颗粒，甚至出现类白血病样反应。红细胞及血红蛋白不同程度下降。血沉多增快。中重症患者有不同程度的电解质、酸碱紊乱。

2. 粪便检查：外观呈暗红或鲜红色，或潜血试验强阳性，镜下见大量红细胞，可见少量或中等量脓细胞，偶见脱落的肠黏膜。大便培养可能发现 C 型产气荚膜杆菌。

3. X 线检查：腹部平片可显示小肠扩张或肠麻痹。钡灌肠检查可见肠壁增厚，显著水肿，结肠袋消失，但急性期禁做钡餐和钡灌肠检查，以免诱发肠穿孔。部分病例可见肠痉挛、狭窄和肠壁囊样积气现象。部分病例尚可见肠壁间积气，为部分肠壁坏死，结肠细菌侵入所致；门静脉周围积气：表现为肝门向肝内呈树枝状的透亮区，提示肠坏死；或可见到溃疡、息肉样病变和僵直。

五、诊断和鉴别诊断

诊断主要根据临床表现，腹部 X 线平片对诊断有一定帮助。患者突然腹痛、腹泻、血便、呕吐及存在中毒症状时，应考虑本病可能。本病误诊率高，需与中毒性菌痢、阿米巴肠病、肠套叠、绞窄性肠梗阻、腹型过敏性紫癜、急性 Crohn 病、急性阑尾炎等鉴别。

六、治疗

本病治疗以非手术疗法为主，约 50% 患者经过内科治疗可获得痊愈。

1. 内科治疗

基本原则为积极支持疗法，纠正水、电解质、酸碱平衡紊乱，解除中毒症状，防治休克等并发症。

（1）一般治疗：休息、禁食，腹痛、便血和发热期应卧床休息和禁食。通常轻症患者禁食 1 周左右，重症者需连续禁食 2～3 周，待腹胀消失、腹痛减轻，腹部体征基本消失，大便潜血转阴，临床一般情况明显好转，可逐渐恢复饮食。禁食期间应静脉输注高营养液。

（2）抗休克：迅速补足有效循环血量。除补充晶体溶液外，应适当输注白蛋白、血浆或新鲜全血等，以保持血压稳定及提高胶体渗透压，在此基础上还可应用血管活性药物。

（3）抗菌药物：控制肠道感染是减轻临床症状的重要环节，常用抗生素有氨苄西林、卡那霉素、甲硝唑、庆大霉素及头孢菌素等，一般选两种联合应用，疗程 7～15 天。

（4）肾上腺糖皮质激素：可减轻中毒症状，抗过敏和抗休克，在高热、中毒性休克时可以使用。成人静脉滴注地塞米松 5～20 mg/d 或氢化可的松 200～300 mg/d，儿童用氢化可的松 4～8 mg/（kg·d）或地塞米松 1～2.5 mg/d，3～5 天逐渐减量停用，以免肠出血及肠穿孔。

（5）支持治疗：本病失水、失钠、失钾者多见，根据病情酌定输液量及成分。一般儿童补液量 80～100 mL/（kg·d），成人 2 000～3 000 mL/d，成分以 5%～10% 葡萄糖液为主，占 2/3～3/4，生理盐水占 1/3～1/4，并注意补充电解质，纠正酸中毒。对重症患者及严重贫血、营养不良者，可施以全胃肠外营养。治疗期间多次少量输血，对改善全身症状、缩短病程十分有利。

（6）对症治疗：一般腹痛可用阿托品、山莨菪碱等解痉剂，此类药物尚能改善肠壁毛细血管痉挛，继而减轻肠壁坏死及出血的发生，腹痛严重者可酌情给予哌替啶。腹胀和呕吐 - 严重者可予胃肠减压。出血者可试用酚磺乙胺、氨甲苯酸、巴曲酶等止血药。高热、烦躁者可给予吸氧、解热药、镇静剂或物理降温甚至冬眠疗法。

（7）其他：蛋白酶可水解 B 毒素，减少其吸收。常用 0.6～0.9 g 口服，每日 3 次。有人用 C 型产气荚膜梭菌的抗毒血清静滴，取得良效。肠蛔虫感染者在出血停止、全身状况改善后应施以驱虫治疗。

2. 外科治疗

下列情况可考虑手术治疗：①因肠坏死或穿孔而出现腹膜刺激征象；②反复大量肠出血，内科治疗无法控制；③在内科治疗下，肠梗阻表现逐渐严重或局部体征加重，全身中毒症状明显，有休克倾向；④不能排除其他需手术治疗的急腹症。

七、预后

本病重在预防。注意饮食卫生，避免进食不洁蔬菜水果、变质的肉类及隔夜宿食。加强营养也很重要。

第七章 大肠疾病

第一节 溃疡性结肠炎

溃疡性结肠炎（ulcerative colitis，UC）是一种慢性非特异性的结肠炎症性疾病。病变主要累及结肠的黏膜层及黏膜下层。临床表现以腹泻、黏液脓血便、腹痛和里急后重为主，病情轻重不一，呈反复发作的慢性过程。

一、流行病学

该病是世界范围的疾病，但以西方国家更多见，亚洲及非洲相对少见。不过，近年我国本病的发病率呈上升趋势。该病可见于任何年龄，但以 20 ~ 30 岁最多见，男性稍多于女性。

二、病因及发病机制

该病病因及发病机制至今仍不清楚，可能与下列因素有关：

1. 环境因素

该病在西方发达国家发病率较高，而亚洲和非洲等不发达地区发病率相对较低；在我国，随着经济的发展，生活水平的提高，该病也呈逐年上升趋势，这一现象提示环境因素的变化在 UC 发病中起着重要作用。其可能的解释是：生活水平的提高及环境条件的改善，使机体暴露于各种致病源的机会减少，致使婴幼儿期肠道免疫系统未受到足够的致病原刺激，以至于成年后针对各种致病源不能产生有效的免疫应答。此外，使用非甾体抗炎药物，口服避孕药等均可促进 UC 的发生；相反，母乳喂养、幼年期寄生虫感染、吸烟和阑尾切除等均能不同程度降低 UC 的发病率。这些均提示环境因素与 UC 的发生发展有关。

2. 遗传因素

本病发病呈明显的种族差异和家庭聚集性。白种人发病率高，黑人、拉丁美洲人及亚洲人发病率相对较低，而犹太人发生 UC 的危险性最高。在家庭聚集性方面，文献报道 29% 的 UC 患者有阳性家族史，且患者一级亲属发病率显著高于普通人群。单卵双胎共患 UC 的一致性也支持遗传因素的发病作用。近年来遗传标记物的研究，如抗中性粒细胞胞质抗体（anti-neutrophil cytoplasmic antibodies，p-ANCA）在 UC 中检出率高达 80% 以上，更进一步说明该病具有遗传倾向。不过该病不属于典型的孟德尔遗传病，而更可能是多基因遗传病。近年对炎症性肠病易感基因位点定位研究证实：位于 16 号染色体上的 CARD15/NOD2 基因与克罗恩病的发病有关，而与 UC 的发病关系不大，提示遗传因素对炎症性肠病的影响，在克罗恩病中较 UC 中更为明显。

3. 感染因素

微生物感染在 UC 发病中的作用长期受到人们的关注，但至今并未发现与 UC 发病直接相关的特异性病原微生物的存在。不过，近年动物实验发现大多数实验动物在肠道无菌的条件下不会发生结肠炎，提示肠道细菌是 UC 发病的重要因素。临床上使用抗生素治疗 UC 有一定疗效也提示病原微生物感染可能是 UC 的病因之一。

4. 免疫因素

肠道黏膜免疫反应的异常目前被公认为在 UC 发病中起着十分重要的作用，包括炎症介质、细胞因子及免疫调节等多方面。其中，各种细胞因子参与的免疫反应和炎症过程是目前关于其发病机制的研究热点。人们将细胞因子分为促炎细胞因子（如 IL-1、IL-6、TNF-α 等）和抗炎细胞因子（如 IL-4、IL-10 等）。这些细胞因子相互作用形成细胞因子网络参与肠黏膜的免疫反应和炎症过程。其中某些关键因子，如 IL-1、TNF-α 的促炎作用已初步阐明。近年采用抗 TNF-α 单克隆抗体（infliximab）治疗炎症性肠病取得良好疗效更进一步证明细胞因子在 UC 发病中起着重要作用。参与 UC 发病的炎症介质主要包括前列腺素、一氧化氮、组胺等，在肠黏膜损伤时通过环氧化酶和脂氧化酶途径产生，与细胞因子相互影响形成更为复杂的网络，这是导致 UC 肠黏膜多种病理改变的基础。在免疫调节方面，T 细胞亚群的数量和类型的改变也起着重要的作用，Th_1/Th_2 比例的失衡可能是导致上述促炎因子的增加和抗炎因子下降的关键因素，初步研究已证实 UC 的发生与 Th_2 免疫反应的异常密切相关。（图 7-1）概括了目前对 UC 病因及发病机制的初步认识。

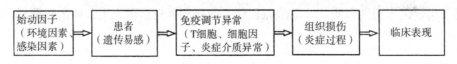

图 7-1　UC 病因及发病机制

三、病理

病变可累及全结肠，但多始于直肠和乙状结肠，渐向近端呈连续性、弥漫性发展及分布。

1. 大体病理

活动期 UC 的特点是：①连续性弥漫性的慢性炎症，病变部位黏膜充血、水肿、出血，呈颗粒样改变；②溃疡形成，多为浅溃疡；③假息肉形成，并可形成黏膜桥（图 7-2A）。缓解期 UC 的特点为：黏膜明显萎缩变薄，色苍白，黏膜皱襞减少，甚至完全消失（图 7-2B）。

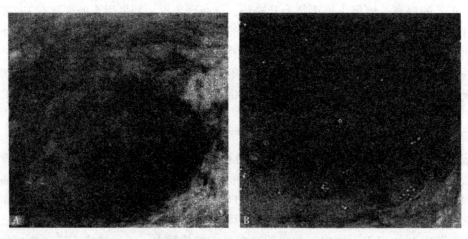

图 7-2　溃疡性结肠炎（内镜）

2. 组织病理学

活动期 UC 炎症主要位于黏膜层及黏膜下层，较少深达肌层，所以较少发生结肠穿孔、瘘管或腹腔脓肿等。最早的病变见于肠腺基底部的隐窝，有大量炎症细胞浸润，包括淋巴细胞、浆细胞、单核细胞等，形成隐窝脓肿（图 7-3）。当数个隐窝脓肿融合破溃时，便形成糜烂及溃疡。在结肠炎症反复发作的慢性过程中，肠黏膜不断破坏和修复，导致肉芽增生及上皮再生，瘢痕形成，后期常形成假息肉。慢性期黏膜多萎缩，黏膜下层瘢痕化，结肠缩短或肠腔狭窄。少数患者可发生结肠癌变。

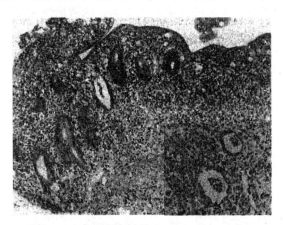

图 7-3　溃疡性结肠炎（HE×40 及 ×200）

四、临床表现

（一）症状和体征

多数起病缓慢，少数急性起病，病情轻重不等，病程呈慢性经过，表现为发作期与缓解期交替。

1. 消化系统症状

（1）腹泻：见于大多数患者，为最主要的症状。腹泻程度轻重不一，轻者每天排便 3 ～ 4 次，重者可达 10 ～ 30 次。粪质多呈糊状，含有血、脓和黏液，少数呈血水样便。当直肠受累时，可出现里急后重感。少数患者仅有便秘，或出现便秘、腹泻交替。

（2）腹痛：常有腹痛，一般为轻度至中度，多局限于左下腹或下腹部，亦可涉及全腹，为阵发性绞痛，有疼痛 – 便意 – 便后缓解的规律。

（3）其他症状：可有腹胀、厌食、嗳气、恶心和呕吐等。

2. 全身症状

中重型患者活动期常有低热或中度发热，重度患者可出现水、电解质平衡紊乱，贫血、低蛋白血症、体重下降等表现。

3. 体征

轻中型患者或缓解期患者大多无阳性体征，部分患者可有左下腹轻压痛，重型或暴发型患者可有腹部膨隆、腹肌紧张、压痛及反跳痛。此时若同时出现发热、脱水、心动过速及呕吐等应考虑中毒性巨结肠、肠穿孔等并发症。部分患者直肠指检可有触痛及指套带血。

4. 肠外表现

UC 患者可出现肠外表现，常见的有骨关节病变、结节性红斑、皮肤病变、各种眼病、口腔复发性溃疡、原发性硬化性胆管炎、周围血管病变等。有时肠外表现比肠道症状先出现，常导致误诊。国外 UC 的肠外表现的发生率高于国内。

（二）临床分型与分期

1. 临床类型

（1）初发型：指无既往史的首次发作。

（2）慢性复发型：发作期与缓解期交替出现，此型临床上最多见。

（3）慢性持续型：症状持续存在，可有症状加重的急性发作。

（4）暴发型：少见，急性起病，病情重，血便每日 10 次以上，全身中毒症状明显，可伴中毒性巨结肠、肠穿孔、脓毒血症等。

上述各型可互相转化。

2. 严重程度

（1）轻度：腹泻每日 4 次以下，便血轻或无，无发热，脉搏加快或贫血，血沉正常。

（2）中度：介于轻度与重度之间。

（3）重度：腹泻每日 6 次以上，伴明显黏液血便，有发热（体温 > 37.5℃），脉速（> 90 次 / 分），血红蛋白下降（ < 100 g/L），血沉 > 30 mm/h；

3. 病情分期

分为活动期及缓解期。

4. 病变范围

分为直肠、乙状结肠、左半结肠（脾曲以远）、广泛结肠（脾曲以近）、全结肠。

（三）并发症

1. 中毒性巨结肠

见于暴发型或重度 UC 患者。病变多累及横结肠或全结肠，常因低钾、钡剂灌肠、使用抗胆碱能药物或阿片类制剂等因素而诱发。病情极为凶险，毒血症明显，常有脱水和电解质平衡紊乱，受累结肠大量充气致腹部膨隆，肠鸣音减弱或消失，常出现溃疡肠穿孔及急性腹膜炎。本并发症预后极差。

2. 结肠癌变

与 UC 病变的范围和时间长短有关，且恶性程度较高，预后较差。随着病程的延长，癌变率增加，其癌变率病程 20 年者为 7%，病程 35 年者高达 30%。

3. 其他并发症

有结肠息肉、肠腔狭窄和肠梗阻、结肠出血等。

五、实验室及其他检查

1. 血液检查

中重度 UC 常有贫血。活动期常有白细胞计数增高，血沉加快和 C 反应蛋白增高，血红蛋白下降多见于严重或病情持续病例。

2. 粪便检查

肉眼检查常见血、脓和黏液，显微镜下可见红细胞和白细胞。

3. 免疫学检查

文献报道，西方人血清抗中性粒细胞胞质抗体（p-ANCA）诊断 UC 的阳性率为 50% ~ 70%，是诊断 UC 较特异的指标。不过对中国人的诊断价值尚需进一步证实。

4. 结肠镜检查

结肠镜检查可直接观察肠黏膜变化，取活检组织行病理检查并能确定病变范围，是诊断与鉴别诊断的最重要手段。但对急性期重度患者应暂缓检查，以防穿孔。活动期可见黏膜粗糙呈颗粒状、弥漫性充血、水肿、血管纹理模糊、易脆出血、糜烂或多发性浅溃疡，常覆有黄白色或血性分泌物。慢性病例可见假息肉及桥状黏膜、结肠袋变钝或消失、肠壁增厚，甚至肠腔狭窄。

5. X 线检查

在不宜或不能行结肠镜检查时，可考虑行 X 线钡剂灌肠检查。不过对重度或暴发型病例不宜做钡剂灌肠检查，以免加重病情或诱发中毒性巨结肠。X 线钡剂灌肠检查可见结肠黏膜紊乱，溃疡所致的管壁边缘毛刺状或锯齿状阴影，结肠袋形消失，肠壁变硬呈水管状，管腔狭窄，肠管缩短。低张气钡双重结肠造影则可更清晰地显示病变细节，有利于诊断。

六、诊断和鉴别诊断

（一）诊断

由于该病无特异性的改变，各种病因均可引起与该病相似的肠道炎症改变，故该病的诊断思路是：必须首先排除可能的有关疾病，如细菌性痢疾、阿米巴痢疾、慢性血吸虫病、肠结核等感染性结肠炎以及结肠克罗恩病、缺血性肠病、放射性肠炎等，在此基础上才能做出本病的诊断。目前国内多采用2007年中华医学会消化病分会制定的UC诊断标准，具体如下：

1. 临床表现

有持续或反复发作的腹泻、黏液脓血便伴腹痛、里急后重和不同程度的全身症状，病程多在4～6周以上。可有关节、皮肤、眼、口和肝胆等肠外表现。

2. 结肠镜检查

病变多从直肠开始，呈连续性、弥漫性分布，表现为：①黏膜血管纹理模糊、紊乱或消失、充血、水肿、易脆、出血和脓性分泌物附着，亦常见黏膜粗糙，呈细颗粒状。②病变明显处可见弥漫性、多发性糜烂或溃疡。③缓解期患者可见结肠袋囊变浅、变钝或消失以及假息肉和桥形黏膜等。

3. 钡剂灌肠检查

①黏膜粗乱和（或）颗粒样改变。②肠管边缘呈锯齿状或毛刺样，肠壁有多发性小充盈缺损。③肠管短缩，袋囊消失呈铅管样。

4. 黏膜组织学检查

活动期和缓解期的表现不同。

活动期：①固有膜内有弥漫性、慢性炎症细胞和中性粒细胞、嗜酸性粒细胞浸润。②隐窝有急性炎症细胞浸润，尤其是上皮细胞间有中性粒细胞浸润和隐窝炎，甚至形成隐窝脓肿，可有脓肿溃入固有膜。③隐窝上皮增生，杯状细胞减少。④可见黏膜表层糜烂、溃疡形成和肉芽组织增生。

缓解期：①中性粒细胞消失，慢性炎症细胞减少。②隐窝大小、形态不规则，排列紊乱。③腺上皮与黏膜肌层间隙增宽。④ Paneth 细胞化生。

可按下列标准诊断：①具有上述典型临床表现者为临床疑诊，安排进一步检查。②同时具备以上条件1和2或3项中任何一项，可拟诊为本病。③如再加上4项中病理检查的特征性表现，可以确诊。④初发病例、临床表现和结肠镜改变均不典型者，暂不诊断为UC，需随访3～6个月，观察发作情况。⑤结肠镜检查发现的轻度慢性直、乙状结肠炎不能等同于UC，应观察病情变化，认真寻找病因。

（二）鉴别诊断

1. 急性感染性结肠炎

包括各种细菌感染，如痢疾杆菌、沙门菌、直肠杆菌、耶尔森菌、空肠弯曲菌等感染引起的结肠炎症。急性发作时发热、腹痛较明显，外周血白细胞增加，粪便检查可分离出致病菌，抗生素治疗有效，通常在4周内消散。

2. 阿米巴肠炎

病变主要侵犯右半结肠，也可累及左半结肠，结肠溃疡较深，边缘潜行，溃疡间黏膜多属正常。粪便或结肠镜取溃疡渗出物检查可找到溶组织阿米巴滋养体或包囊。血清抗阿米巴抗体阳性。抗阿米巴治疗有效。

3. 血吸虫病

有疫水接触史，常有肝脾肿大，粪便检查可见血吸虫卵，孵化毛蚴阳性。急性期直肠镜检查可见黏膜黄褐色颗粒，活检黏膜压片或组织病理学检查可见血吸虫卵。免疫学检查亦有助鉴别。

4. 结直肠癌

多见于中年以后，直肠指检常可触及肿块，结肠镜和X线钡剂灌肠检查对鉴别诊断有价值，活检可确诊。须注意UC也可引起结肠癌变。

5. 肠易激综合征

粪便可有黏液，但无脓血，镜检正常，结肠镜检查无器质性病变的证据。

6. 其他

出血坏死性肠炎、缺血性结肠炎、放射性肠炎、过敏性紫癜、胶原性结肠炎、白塞病、结肠息肉病、结肠憩室炎以及人类免疫缺陷病毒（HIV）感染合并的结肠炎应与本病鉴别。此外，应特别注意因下消化道症状行结肠镜检查发现的轻度直肠、乙状结肠炎，需认真检查病因，密切观察病情变化，不能轻易做出 UC 的诊断。

七、治疗

活动期的治疗目的是尽快控制炎症，缓解症状；缓解期应继续维持治疗，预防复发。

1. 营养治疗

饮食应以柔软、易消化、富营养少渣、足够热量、富含维生素为原则。牛乳和乳制品慎用，因部分患者发病可能与牛乳过敏或不耐受有关。对病情严重者应禁食，并予以完全肠外营养治疗。

2. 心理治疗

部分患者常有焦虑、抑郁等心理问题，积极的心理治疗是必要的。

3. 对症治疗

对腹痛、腹泻患者给予抗胆碱能药物止痛或地芬诺酯止泻时应特别慎重，因有诱发中毒性巨结肠的危险。对重度或暴发型病例，应及时纠正水、电解质平衡紊乱。贫血患者可考虑输血治疗。低蛋白血症患者可补充人血白蛋白。对于合并感染的患者，应给予抗生素治疗。

4. 药物治疗

氨基水杨酸类制剂、糖皮质激素和免疫抑制剂是常用于 IBD 治疗的三大类药物对病变位于直肠或乙状结肠者，可采用 SASP、5-ASA 及激素保留灌肠或栓剂治疗。

在进行 UC 治疗之前，必须认真排除各种"有因可查"的结肠炎，对 UC 做出正确的诊断是治疗的前提。根据病变部位、疾病的严重性及活动度，按照分级、分期、分段的原则选择治疗方案。活动期 UC 治疗方案的选择见（表 7-1）。

表 7-1 活动期 UC 药物治疗的选择

病期、严重程度	部位	药物与给药方式
轻中度	远端结肠炎	口服氨基水杨酸类制剂
		氨基水杨酸类制剂或糖皮质激素灌肠（栓剂）
	近端或广泛结肠炎	口服氨基水杨酸类制剂或糖皮质激素
重度	远端结肠炎	口服/静脉注射糖皮质激素或糖皮质激素灌肠
	近端或广泛结肠炎	口服/静脉注射糖皮质激素
暴发型	广泛结肠炎	静脉注射糖皮质激素或免疫抑制剂
糖皮质激素依赖或抵抗型		加用免疫抑制剂

5. 手术治疗

手术治疗的指征为：①大出血。②肠穿孔。③肠梗阻。④明确或高度怀疑癌变。⑤并发中毒性巨结肠经内科治疗无效。⑥长期内科治疗无效，对糖皮质激素抵抗或依赖的顽固性病例。手术方式常采用全结肠切除加回肠造瘘术。

6. 缓解期的治疗

除初发病例，轻度直肠、乙状结肠 UC 患者症状完全缓解后可停药观察外，所有 UC 患者完全缓解后均应继续维持治疗。维持治疗时间目前尚无定论，可能是 3 ~ 5 年或终身用药。糖皮质激素无维持治疗的效果，在症状缓解后应逐渐减量，过渡到氨基水杨酸制剂维持治疗。SASP 和 5-ASA 的维持剂量一般为控制发作剂量的一半，并同时口服叶酸。免疫抑制剂用于 SASP 或 5-ASA 不能维持或糖皮质激素依赖的患者。

八、预后

初发轻度 UC 预后较好，但大部分患者反复发作，呈慢性过程。急性暴发型，并发结肠穿孔或大出血，或中毒性巨结肠者，预后很差，死亡率高达 20% ~ 50%。病程迁延漫长者有发生癌变的危险，应注意监测。

第二节　结肠息肉

结肠息肉（colonic polyps）是指结肠黏膜隆起性病变。结肠息肉分为有蒂或无蒂息肉。直径小于 5 mm 为小息肉，大于 2 cm 为大息肉。来源于上皮组织的结肠息肉样病变多见，以腺瘤样息肉最多，来源于非上皮组织的脂肪瘤、平滑肌瘤、神经纤维瘤、纤维瘤、脉管瘤等少见。结肠息肉通常无症状，发展到一定程度可形成溃疡，发生肠道出血、腹痛，甚至肠梗阻。尸检发现 55 岁以上 30% ~ 50% 有腺瘤，其中 10% 大于 1 cm。临床表现缺少特征性，并且一部分可以癌变，临床实践中应予以重视。

一、结肠息肉分类（表 7-2）

表 7-2　结肠息肉的分类

肿瘤性息肉	非肿瘤性息肉	黏膜下病变
良性息肉（腺瘤）	正常上皮息肉	深部囊性结肠炎
管状腺瘤	增生性息肉	肠气囊肿
绒毛状腺瘤	幼年性息肉	淋巴性息肉病（良性和恶性）
管状绒毛状腺瘤	Peutz – Jeghers 息肉	脂肪瘤
家族性腺瘤性息肉病	Cowden 综合征	类癌
Gardner 综合征	炎性息肉	转移性肿瘤
Turcot 综合征	炎症性肠病	
恶性息肉（癌）		细菌感染或阿米巴
非浸润性癌		血吸虫
原位癌		
黏膜内癌		
浸润性癌（超过黏膜肌层）		

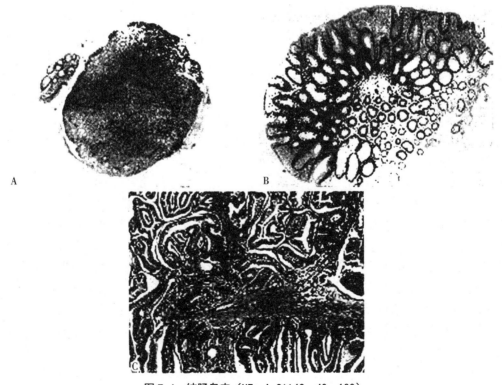

图 7-4　结肠息肉（HE，A-C×40、40、100）

二、病理

结肠炎性息肉,可见被覆的结肠上皮大部分糜烂脱落,黏膜下由大量的炎性肉芽组织组成(图7-4A)。管状腺瘤由大小形态不一的腺管状结构组成,腺上皮增生,细胞核细长笔杆状、呈不同程度的假复层增生(图7-4B)。家族性腺瘤性息肉病,由增生的绒毛状腺体组成,被树枝状分支的血管平滑肌组织分隔成分叶状(图7-4C)。

三、临床表现与诊断

(一)症状和体征

结肠息肉可无任何临床症状,50%以上患者是在体检中发现。大于1 cm的息肉可表现为间断性出血,随着肿瘤体积的增大,症状逐渐明显,表现为不同程度的腹部不适和(或)腹痛、粪便性状或习惯改变,甚至出现消化道大出血、肠套叠和肠梗阻,体检可触及腹部包块。症状与肿瘤组织学类型、发生部位、数目和形态学特征相关,如绒毛状腺瘤易发生便血,较大的有蒂脂肪瘤可致消化道出血,大肠良性肿瘤还可引起肠套叠。幼年性息肉病的发病高峰在4~5岁,仅偶见于成年人。30岁以前结肠多发息肉应考虑为家族性,腺瘤性息肉多见于40岁以后,并随年龄增加而增多。黏膜下肿瘤多见于40岁以后。胃肠道多发性息肉病多有明显的家族史并伴有典型的肠外表现,如Peutz-Jeghers综合征的口周黏膜、指(趾)、皮肤色素沉着具有特征性,对确立诊断极有帮助。

(二)直肠指检和粪便潜血试验

1. 直肠指检

直肠指检为最简便的低位直肠和肛管疾病诊断方法,也最易被忽视。每一例被怀疑结肠息肉的患者,都应进行该项检查。

2. 潜血试验

潜血试验为最早被推广应用的结肠肿瘤筛检试验方法,但对诊断结肠息肉而言价值有限。

3. X线诊断

钡剂灌肠和双重对比钡剂灌肠造影检查在结肠息肉的诊断上敏感性较高,并发症发生率低,患者耐受性好、费用低,受到青睐。结肠充钡时,息肉表现为团形充盈缺损,光滑整齐。有蒂带息肉可稍活动,加压有利于病变显示。双重对比造影息肉显示更清楚,呈现边缘锐利的高密度影,常有一圈钡影环绕,如果表面有糜烂或溃疡则呈现不规则影。绒毛状腺瘤可见多个线条样钡纹影(图7-5)。黏膜下肿瘤表现为边缘光滑、黏膜正常的肠腔内圆形充盈缺损或透亮区,质地较软的脂肪瘤、脉管瘤可有"挤压"征。但直径< 1 cm的小息肉比结肠镜检查更易漏诊,对可疑病变不能取组织活检明确诊断也是其不足。

(三)内镜诊断

内镜检查是结肠息肉的主要诊断手段,包括电子内镜、放大内镜、色素内镜、仿真内镜等,这些技术的应用提高了结肠微小病变的检出率。

1. 结肠镜检查

结肠息肉确诊的首选方法。上皮来源的大肠良性肿瘤内镜直视下表现为黏膜局限性隆起的息肉样病变,与周围正常黏膜呈锐角或有蒂相连(图7-6A),表面光滑或粗糙,有颗粒感,甚至乳头状突起,呈深红色,可单发或多发。内镜下若病灶无蒂或有宽基的短蒂(图7-6B)、体积较大、形状不规则、顶端溃疡或糜烂、表面明显结节不平、质脆或硬、易出血,应高度怀疑息肉癌变。钳取腺瘤顶部、糜烂及溃疡边缘处的组织活检阳性率较高,全瘤切除组织连续切片检查更可靠。黏膜下的大肠良性肿瘤多呈丘状隆起,表面黏膜正常,常有桥形皱襞,肿瘤的质地与肿瘤的来源有关,活检时常可见黏膜在肿物表面滑动,而肿物不与黏膜一同被提起,提起的黏膜呈天幕状外观,深凿式活检才有可能获取足够的组织标本。

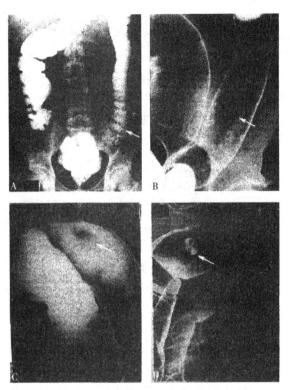

图 7-5　结肠息肉（气钡双重造影）

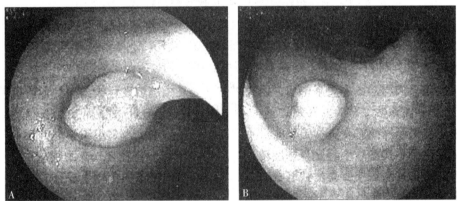

图 7-6　结肠息肉（内镜）

2. 染色内镜和放大内镜

染色内镜即在内镜下对病灶喷洒一些染色剂，如靛胭脂，配合放大内镜可发现常规内镜难以识别的微小病灶，提高诊断敏感性，准确估计病变范围（图 7-7）。诊断肿瘤性息肉的敏感性为 95.1%，特异性为 86.8%，诊断准确性为 91.9%。

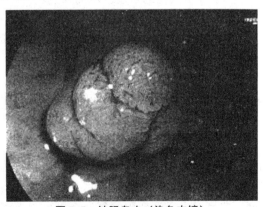

图 7-7　结肠息肉（染色内镜）

3. 超声内镜检查

超声内镜（ultrasonic endoscope，EUS）主要用于肿瘤浸润深度和黏膜下肿瘤的诊断。正常情况下，EUS 所显示的大肠壁 5 层结构包括：第 1 层，即大肠黏膜和腔内液体交界面的强回声层；第 2 层，即黏膜层（包括黏膜肌层），呈现低回声层；第 3 层，即黏膜下层与黏膜下固有层界面反射形成的强回声层；第 4 层，即固有肌层呈现的低回声层；第 5 层，即浆膜与其周围组织交界面呈现的强回声层。EUS 可清晰地显示肿瘤浸润深度、来源、肿瘤内部回声和瘤体大小。EUS 对大肠黏膜下肿瘤的诊断价值较大，优于一般内镜和 X 线影像学检查。

4. 仿真结肠镜检查

仿真结肠镜检查又称 CT 结肠造影检查，是利用特殊的计算机软件功能，将螺旋 CT、高场 MRI、三维 DSA 或超声成像采集的图像源数据在工作站进行图像处理后，对结肠表面具有相同像素的部分进行立体重建，再利用计算机模拟导航技术进行腔内观察，并赋予人工伪彩和光照效果，连续回放，获得类似结肠镜检查直视观察效果的三维动态影像。该技术可显示全结肠，可发现直径 > 0.5 mm 的结肠息肉和肿瘤，其敏感性与病变的大小有关，直径越大，敏感性越高。有报道，诊断直径 > 0.5 mm 的结肠息肉的敏感性为 66% ~ 100%，特异性为 63% ~ 90%；而检测直径 < 0.5 mm 的结肠息肉的敏感性较低（11% ~ 45%）。

四、结肠息肉恶变

结肠腺瘤息肉与结肠癌关系密切，研究发现结肠息肉患者发生大肠癌的危险度是非息肉人群的 22 倍。大多数（50% ~ 70%）的大肠癌是在腺瘤基础上发展而来，腺瘤是结肠癌的前驱现象。与结肠腺瘤恶变密切关联的三个主要特征是腺瘤大小、组织学类型和不典型增生程度。多倾向于不典型增生程度与恶性转化关系更为密切。直径 < 1 cm 的腺瘤中仅有 1.3% 的癌变率，假如其组织主要是由绒毛状成分组成或含有重度不典型增生成分，则癌变率分别增至 10% 和 27%。直径 1 ~ 2 cm 的腺瘤癌变率为 9.5%，直径 > 2 cm 的腺瘤癌变率为 46.0%。不典型增生中，轻度、中度和重度不典型增生的癌变率分别为 5.7%、18.00 ~ 10 和 34.5%。有蒂息肉样腺瘤癌变率为 4.5%，广基腺瘤的癌变率为 10.2%。扁平腺瘤的癌变率为 10% ~ 25%。家族性幼年型息肉癌变率为 10% ~ 20%；家族性腺瘤性息肉病癌变率为 100%。Peutz-Jeghers 综合征癌变率尚有争议，有报告称可达 10%，

五、结肠息肉治疗

（一）内镜治疗

内镜治疗结肠息肉具有方法简单、创伤小、省时、费用低等优点。

1. 内镜治疗的目的

目的：①全瘤组织检查以明确诊断。②治疗结肠息肉的并发症。③切除腺瘤，预防大肠癌的发生。内镜治疗的适应证有：①有蒂腺瘤样息肉。②直径 < 5 mm 的无蒂腺瘤样息肉（EPMR 和 ESD 的应用已可切除直径 > 10 cm 和无蒂息肉）。③分布散在的多发性腺瘤样息肉。

2. 内镜治疗方法

圈套器电凝切除、热活检、分块切除、局部注射息肉切除、双极法切除、内镜下黏膜切除术（EMR）及内镜下黏膜剥离术（ESD）等。

（二）手术治疗

对于内镜下无法切除的良性息肉及恶性息肉应采用腹腔镜或外科手术治疗。

六、治疗后随访

腺瘤切除后易复发，切除后应定期随访。术后第 1 年内再发生息肉的危险性是正常同龄人群的 16 倍，直至 4 ~ 6 年后多数患者才与一般人群相似。复发瘤切除后，再次复发者仍占 1/3 左右，尤其是直径 > 2 cm 的腺瘤、绒毛状腺瘤、重度不典型增生或癌变腺瘤复发率更高。结直肠腺瘤性息肉的息肉切除后监

测包括：

（1）腺瘤切除术后第 1 年应做结肠镜或气钡双重对比造影检查 1 次，发现病灶及时处理；如果没有发现病变，改为 3 年检查 1 次，连续 2 次阴性可结束随访。

（2）高危人群随访可半年 1 次，1 年后每年 1 次，连续 2 年阴性后，改为 3 年 1 次，再连续 2 次阴性后可结束随访。

（3）结肠大息肉切除后的随访：这类息肉切除后早期局部复发或腺瘤残余发生率高达 25%，应间隔 3～6 周行内镜检查，以便发现残留的腺瘤组织，并加以切除，直至切除部位呈现光滑的瘢痕。一旦证实病变完全切除，其后应在 3 个月和 6 个月时内镜检查 1 次，如无复发或发现新的病变，以后可每年内镜检查 1 次。

（4）大肠黏膜下肿瘤内镜下切除后，应每年 1 次，随访 3 年，如未见复发则可结束随访。

第三节　肠易激综合征

肠易激综合征（irritable bowel syndrome，IBS）为一种与胃肠功能改变有关，以慢性或复发性腹痛、腹泻、排便习惯和大便性状异常为主要症状而又缺乏胃肠道结构或生化异常的综合征，常与胃肠道其他功能性疾病如胃食管反流性疾病和功能性消化不良同时存在。临床上根据其症状可分为：①腹泻型；②便秘型；③腹泻 - 腹胀型；④腹泻 - 便秘交替型。以前两种为主。

一、流行病学

IBS 在世界各地的发病率差别很大。据西方统计，IBS 占成年人群的 14%～22%，男女比例 1∶1.1～1∶2.6，其中只有 50% 的 IBS 患者就医。另有资料显示欧美人群的患病率为 7.1%～13.6%。在我国的发病率为 0.8%～5.6%，18～30 岁是高发患者群，目前认为与学习和工作压力过大、生活节奏过快有关，50 岁以上发病率减少。其发病普遍女性多于男性；白种人发病高于有色人种，犹太人高于非犹太人。学生、知识分子和领导干部高于工人、农民，城市患者明显多于农村。

二、病因和发病机制

病因尚不明确，与精神神经因素、肠道刺激因素包括食物、药物、微生物（贺氏杆菌等）等有关。目前认为，IBS 的病理生理学基础主要是胃肠动力学异常和内脏感觉异常，肠道感染后和精神心理障碍是 IBS 发病的重要因素。

1. 胃肠动力学异常：最近一些研究显示 IBS 患者结肠电慢波及小肠电慢波与正常人无显著差异，结肠电慢波主频率为 3～5 周次 /min，小肠电慢波主频率为 9～12 周次 /min。但是对 IBS 患者的肛门直肠测压结果显示 IBS 患者的直肠运动和压力有异常改变。腹泻型 IBS（D-IBS）患者的直肠肛管静息压和最大缩窄压升高，便秘型 IBS（G-IBS）患者的最大缩窄压降低，为 IBS 直肠动力异常提供了新的依据。

2. 内脏感知异常：IBS 患者除腹泻便秘症状外同时可伴有腹痛及腹部不适，单纯用胃肠动力异常解释不了。IBS 患者的结肠肌肉在轻微的刺激下就会发生痉挛，结肠敏感性以及反应性均比正常人高。

3. 精神因素：心理应激对胃肠运动有明显影响。大量调查表明，IBS 患者存在个性异常，焦虑、抑郁积分显著高于正常人，应激事件发生频率亦高于正常人。

4. 分泌异常：IBS 患者小肠黏膜对刺激性物质的分泌反应增强，结肠黏膜分泌黏液增多。

5. 感染：愈来愈多的研究提示部分患者 IBS 症状发生于肠道感染治愈之后，其发病与感染的严重性与应用抗生素的时间有一定相关性。

6. 脑 - 肠作用：近年来，对 IBS 更多的关注在脑肠轴研究方面，IBS 的发病机制是否与肠神经系统或中枢神经系统的生理或生化异常有关有报道 C-IBS 患者肠壁内一氧化氮能神经成分增加，D-IBS 患者减少；最近更发现感染后肠道肌层神经节数量减少，内分泌细胞增多，这种变化持续 1 年以上，并引起 IBS 的一系列症状。精神心理因素在 IBS 发病机制中的作用也被认为是 IBS 脑 - 肠作用机制的证据之一。

7. 其他：约 1/3 患者对某些食物不耐受而诱发症状加重。

三、临床表现

（一）肠道症状

1. 腹痛、腹部不适：常沿肠管有不适感或腹痛，可发展为绞痛，持续数分钟或数小时，排气排便后可缓解。腹痛可为局限性或弥散性，多位于左侧腹部，以左下腹为重，无反射痛，患者多难以准确定位腹痛部位。腹痛不进行性加重，睡眠时不发作。

2. 腹泻或不成形便：常于餐后，尤其是早餐后多次排便。亦可发生在其余时间，但不发生在夜间。大便最多可达 10 次以上。腹泻或不成形便与正常便或便秘相交替。

3. 便秘：每周排便 1～2 次，偶尔 10 余天 1 次。早期多间断性，后期可持续性而需服用泻药。

4. 排便过程异常：患者常出现排便困难、排便不尽感或便急等症状。

5. 黏液便：大便常常带有少量黏液，偶尔有大量黏液或者黏液管型排出。

6. 腹胀：肠道气体有 3 个可能的来源：①进食或嗝逆时吞入的气体，②肠道细菌产气，IBS 患者特殊的肠道菌群增多。③结肠黏膜吸收减少。腹胀白天明显，夜间睡眠后减轻，一般腹围不增大。

7. 非结肠性胃肠道症状：包括消化不良、上腹烧灼样痛、胃灼热症、恶心呕吐等。

（二）肠外症状

纤维肌痛综合征、非心源性胸痛、腰背痛、慢性疲劳综合征、痛经、尿频或排尿困难、性交困难、偏头痛等，特别是泌尿功能失调表现较突出，可用于支持诊断。以上症状出现或者加重与精神因素和一些应激状态有关。

（三）体征

胃肠和乙状结肠常可触及，盲肠多呈充气肠管样感觉；乙状结肠常呈条样痉挛肠管或触及粪便。所触肠管可有轻度压痛，但压痛不固定，持续压迫时疼痛消失，部分患者肛门指检有痛感，且有括约肌张力增高的感觉。行肠镜检查时，患者对注气反应敏感，肠道极易痉挛而影响操作。在体查时，患者由于迷走神经紧张性增强而有乏力、多汗、失眠、脉快、血压升高等自主神经功能紊乱的表现。

四、辅助检查

（一）实验室检查

粪便呈水样便、软便或硬结，可有黏液，无其他异常。

（二）X 线钡剂灌肠检查

常无异常发现，少数病例因肠管痉挛出现"线征"，其他无特异性的表现，也有结肠袋加深或增多等。

（三）乙状结肠镜、纤维结肠镜检查

肉眼观察黏膜无异常，活检也无异常，但在插镜时可引起痉挛、疼痛，或在充气时引起疼痛，如疑有脾区综合征，也可在检查时慢慢注入 100～200 mL 气体，然后迅速将镜拔出，嘱患者坐起，在 5～10 min 后可出现左上腹痛，向左肩反射，这可作为脾区综合征的指标。

（四）测压检查

1. 肛管直肠测压：常见的方法有气囊法、导管灌注法和固态压力传感器法。目前临床应用较普遍的是 Amdofer 系统导管灌注法。

2. 结肠测压：这是目前应用最多的检测结肠运动功能的方法，可以采用液体灌注导管体外传感器法和腔内微型压力传感器法及气囊法进行检测，以前者最为常用。

（五）其他相关检查

1. 结肠转运试验：这是检验结肠动力异常第 1 线检查方法，通过将不被肠道吸收的物质引入到结肠内，随着结肠的蠕动而向前传送，在体外连续监测整个过程，计算局部或整段结肠通过时间，以评估结肠的运转和排空功能是否异常。

2. 结肠肌电图：这是间接反应结肠运动状况的功能性检查手段。因此在 IBS 患者的应用中需与结

肠运转试验、直肠测压等检查方法配合。

3. 功能性脑成像：包括正电子体层扫描术（PET）和功能性磁共振成像技术（fMRI）。

4. 超声检查：由于 IBS 多发于女性，容易产生骨盆痛，可经阴道超声检查乙状结肠支持诊断 IBS，这是新的 IBS 诊断方法。

五、治疗

治疗 IBS 应在以下前提下进行：①确诊；②患者诊疗程序的考虑；③药物与安慰剂均须经过严格的评估；④应用食物纤维；⑤持续照料；⑥分级治疗。

（一）心理治疗

心理学因素在本病发病中十分重要，且常是促使患者就诊的直接原因。亲切询问患者，可使问诊进入患者的生活，而为治疗提供重要线索。瑞典一项研究表明，心理治疗 8 个月后，患者的症状、躯体病态、心理状况的改善较对照组明显，且疗效可持续 1 年以上。而这种心理治疗无须特殊条件和心理医生的参与。可选用地西泮 10 mg 3 次 /d，或多虑平 25 mg 3 次 /d。

（二）调整食物中纤维素的含量

使用富含纤维类的食物治疗便秘应予重视。结合我国具体状况，市售燕麦片具有降脂、营养与促进肠蠕动的作用；水果中的香蕉、无花果，特别是猕猴桃富含维生素 C，也有通便作用，亦可食用黑面包，杂粮面包，均应足量方有效。

（三）药物治疗

能治疗本病的药物很多，但总的说来并无过硬的证据证实任何药物在 IBS 总体治疗中有效。根据临床经验，一些药物在缓解患者各种症状、提高生活质量上有所裨益，主要是根据症状来选择药物，并尽量做到个体化。

1. 解痉药品：抗胆碱能药物：如阿托品 0.3 mg 3 ~ 4 次 /d 治疗以腹痛为突出症状者，有时也引起腹胀加重。钙通道阻滞剂：如匹维溴铵 40 mg 3 次 /d。选择性作用于胃肠道，可解除胃肠道平滑肌的痉挛，减弱结肠张力，对腹痛、腹泻、排便不畅、便急、排便不尽感和由于痉挛引起的便秘有效。吗啡衍生物：如曲美布汀，可松弛平滑肌，解痉止痛。

2. 胃肠动力相关性药物：西沙必利 5 ~ 10 mg 3 次 /d 通过对 5-HT$_4$ 受体的激动增加肌间神经丛后纤维的乙酰胆碱释放，对全胃肠道动力起促进作用，对便秘型 IBS 治疗有效。红霉素强效衍生物，可能有类似西沙必利促动力作用。洛派丁胺又名易蒙停，此药作用于肠壁的阿片受体，阻止乙酰胆碱与前列腺素的释放，故不仅减缓肠蠕动，减少小肠的分泌，还增强肛门括约肌的张力，且不透过血脑屏障，如非假性腹泻，此药不会造成反应性便秘。成人开始剂量为 2 粒，5 岁以上儿童为 1 粒，以后调节维持量至每日解便 1 ~ 2 次即可。此药不宜用于 5 岁以下的儿童。一旦发生便秘、腹胀甚至不全性肠梗阻，应立即停药。对腹泻型 IBS 有效。

3. 激素和胃肠肽制剂：如生长抑素、CCK 拮抗剂、5-HT 受体拮抗剂等正在研究中，有报道可减慢运动，减轻疼痛等。

4. 消除胃肠胀气剂：如二甲硅油和活性炭，可吸收气体，减轻肠胀气，大豆酶可有助于寡糖的吸收，减少某些碳水化合物产气。

5. 泻药：以便秘为主要症状的 IBS 患者，不主张用刺激性泻剂（如酚酞类、大黄、番泻叶等），因刺激肠道运动可加重便前腹痛，久用则肠道自主运动功能减弱，反而使便秘加重。高渗性泻药（如山梨醇、乳果糖）可加重腹胀。可选用液状石蜡等润滑性泻剂以及中药麻仁丸、四物汤治疗。另吸附性止泻药十六角蒙脱石，具有双八面体蒙脱石组成的层状结构，有广阔的吸附面，可以吸附水分及致病菌并能提高肠道黏膜保护力，促进其修复，还能调整结肠运动功能，降低其敏感性，适用于腹泻伴腹胀患者，常用量为 3 g，3 次 /d。

6. 双歧因子：部分 IBS 患者存在肠道菌群紊乱，补充肠道主菌群的双歧杆菌，有时能收到好的疗效。对于腹泻型有一定疗效。

7. 精神药物：对有抑郁、精神紧张、焦虑等精神因素者，可给予三环类抑郁药（tricyclic antidepressant，TCA），即使腹痛不明显，合用此类药物也有好处。如阿米替林 25 mg，睡前一次，每隔 4～5 d 逐渐增加剂量直至出现疗效，一般很少超过 100 mg，此药可出现抗胆碱能或镇静的不良反应，严重心脏病、高血压、前列腺肥大、青光眼患者禁用。TCA 药物由于不良反应较多，可选择使用选择性 5- 羟色胺再摄取抑制剂（SSRI），代表药为盐酸氟西丁，商品名为百忧解，不良反应小。

8. 中医治疗：可以选择一些中药辨证治疗。

六、预后

IBS 不是致命性疾病，但是会严重降低患者的生活质量，需积极治疗。

第八章　肝脏疾病

第一节　肝脓肿

一、病因

阿米巴肝脓肿的发病与阿米巴结肠炎有密切关系，细菌性肝脓肿的是由于细菌侵入而引起，细菌经由各种途径感染肝，引起炎细胞浸润及肝组织坏死液化，即形成细菌性肝脓肿。细菌可以下列途径进入肝。①胆道：细菌沿着胆管上行，是引起细菌性肝脓肿的主要原因；②肝动脉：体内任何部位的化脓性病变，细菌可经肝动脉进入肝；③门静脉：已较少见；④肝外伤：特别是肝的贯通伤或闭合伤后肝内血肿的感染而形成脓肿。

二、临床表现

1. 病史及症状

不规则的脓毒性发热，尤以细菌性肝脓肿更显著。肝区持续性疼痛，随深呼吸及体位移动而增剧。由于脓肿所在部位不同可以产生相应的呼吸系统、腹部症状。常有腹泻病史。因此，应详细讯问既往病史，尤其发热、腹泻史，发病缓急、腹痛部位，伴随症状，诊治经过及疗效。

2. 体征

肝多有增大（肝触痛与脓肿位置有关），多数在肋间隙相当于脓肿处有局限性水肿及明显压痛。部分病人可出现黄疸。如有脓肿穿破至胸腔即出现脓胸，肺脓肿或穿破至腹腔发生腹膜炎。

三、诊断

1. 血常规及血培养

白细胞及中性粒细胞升高尤以细菌性肝脓肿明显可达（20～30）×10^9/L，阿米巴肝脓肿粪中偶可找到阿米巴包囊或滋养体，酶联免疫吸附（ELISA）测定血中抗阿米巴抗体，可帮助确定脓肿的性质，阳性率为85%～95%。肝穿刺阿米巴肝脓肿可抽出巧克力色脓液；细菌性可抽出黄绿色或黄白色脓液，培养可获得致病菌。脓液应做 AFP 测定，以除外肝癌液化。卡松尼皮试可除外肝包虫病。

2. X 线透视和平片检查

可见右侧膈肌抬高，活动度受限，有时可见胸膜反应或积液。

3. B 型超声波检查

对诊断及确定脓肿部位有较肯定的价值，早期脓肿液化不全时，需与肝癌鉴别。

4. CT 检查

可见单个或多个圆形或卵圆形界限清楚、密度不均的低密区，内可见气泡。增强扫描脓腔密度无变化，腔壁有密度不规则增高的强化，称为"环月征"或"日晕征"。

四、并发症

肝脓肿可产生三类并发症，即血源播散、继发细菌感染及脓肿穿破。

五、治疗

肝脓肿诊断明确，应收住院根据其性质分别采取不同治疗。

1. 病情较轻的阿米巴肝脓肿

可门诊服用甲硝唑或甲硝达唑 0.4 ~ 0.8 g。口服 3/d，疗程 5 ~ 10 d，或静脉滴注 1.5 ~ 2.0 g/d。哺乳期妇女，妊娠 3 个月内孕妇及中枢神经系统疾病者禁用。氯喹：成年人第 1、第 2 天 1 g/d，第 3 天以后 0.5 g/d，疗程 2 ~ 3 周。

2. 细菌性肝脓肿

细菌性肝脓肿是一种严重的疾病，必须早期诊断，早期治疗。

（1）全身支持疗法：给予充分营养，纠正水和电解质及酸碱平衡失调，必要时多次小量输血和血浆以增强机体抵抗力。

（2）抗生素治疗：应使用较大剂量。由于肝脓肿的致病菌以大肠埃希菌和金黄色葡萄球菌最为常见，在未确定病原菌之前，可首选对此两种细菌有效的抗生素，然后根据细菌培养和抗生素敏感试验结果选用有效的抗生素。

（3）手术治疗：对于较大的单个脓肿，应施行切开引流，病程长的慢性局限性厚壁脓肿，也可行肝叶切除或部分肝切除术。多发性小脓肿不宜行手术治疗，但对其中较大的脓肿，也可行切开引流。

（4）中医中药治疗：多与抗生素和手术治疗配合应用，以清热解毒为主。

第二节 肝囊肿

肝囊肿通俗点说就是肝中的"水泡"。绝大多数肝囊肿都是先天性的，即因先天发育的某些异常导致了肝囊肿形成。后天性的因素少有，如在牧区，人们染上了包囊虫病，在肝中便会产生寄生虫性囊肿。外伤、炎症，甚至肿瘤也可以引起肝囊肿。囊肿可以是单发的，就只一个，小至 0.2 cm；也可以多到十来个、几十个，甚至也可有一个是大至几十厘米的。多发性肝囊肿病人有时还合并其他内脏的囊肿，如伴发肾囊肿、肺囊肿及偶有胰囊肿、脾囊肿等。

一、病因

肝囊肿病因大多数系肝内小胆管发育障碍所致，单发性肝囊肿的发生是由于异位胆管造成。肝囊肿生长缓慢，所以可能长期或终身无症状，其临床表现也随囊肿位置、大小、数目以及有无压迫邻近器官和有无并发症而异。

1. 潴留性肝囊肿

为肝内某个胆小管由于炎症、水肿、瘢痕或结石阻塞引起分泌增多，或胆汁潴留引起，多为单个。也可因肝钝性挫伤，致中心破裂的晚期。病变囊内充满血液或胆汁，包膜为纤维组织，为单发性假性囊肿。

2. 先天性肝囊肿

由于肝内胆管和淋巴管胚胎时发育障碍，或胎儿期患胆管炎，肝内小胆管闭塞，近端呈囊性扩大及肝内胆管变性，局部增生阻塞而成，多为多发。

二、诊断

（一）症状与体征

肝囊肿是指肝的局部组织呈囊性肿大，对人体的健康影响不大。体积较小时，没有明显症状，常常在腹部超声检查或腹部手术时发现，不需要治疗。

当囊肿过大时，可出现消化不良、恶心、呕吐和右上腹不适或疼痛等症状。可采用以下治疗方法，如手术开窗引流、切除囊壁，也可经超声引导穿刺引流后，再注入无水乙醇使囊壁硬化，疗效均较满意。

少数肝囊肿可出现以下状况，如囊肿破裂、囊内出血、感染或短期内生长迅速有恶变倾向等，因此对于所有肝囊肿需要定期检查观察，必要时施行手术治疗。

（二）影像学检查

在影像诊断中超声波检查最为重要。在肝囊肿的定性方面，一般认为超声波检查比 CT 更准确。但在全面了解囊肿的大小、数目、位置以及肝和肝周围的有关脏器时，特别是对于需行手术治疗的巨大肝囊肿患者，CT 检查对于手术的指导作用显然优于超声。一般情况下，肝囊肿患者并不需要做彩色超声及磁共振成像（MRI）检查。化验检查对肝囊肿的诊断价值不大。通常，肝囊肿并不导致肝功能的异常。但有时为了鉴别诊断，做某些血液检查仍然是必要的，特别是血液甲胎蛋白（AFP）检查，以排除原发性肝癌。

（三）肝囊肿的并发症

1. 囊肿感染

囊肿感染是多囊肝的少见并发症。患者近期内有过腹部手术史，肾移植和慢性炎症为其危险因素。临床表现有：发热，右上腹痛，红细胞沉降率加快，血白细胞增多；近 50% 的患者伴血清碱性磷酸酶升高，而较少有胆红素及谷草转氨酶的升高，绝大多数以大肠埃希菌感染为主；CT 片发现囊肿内有气泡形成提示感染，但如果近期有囊肿穿刺史或含气的胆管相通，CT 上亦显示看到气体，囊肿穿刺抽液有利于诊断，治疗以囊液引流加抗生素治疗为主。

2. 其他并发症

可并发肝静脉流出道阻塞，梗阻性黄疸，部分患者伴有先天性纤维化。发病年龄从出生至 24 岁，常伴有脾大及门静脉高压表现。

三、治疗

单发性巨大囊肿可考虑穿刺引流或切除。多发性囊肿可考虑部分肝切除术；囊肿破裂感染可应用抗生素治疗。多数肝囊肿一般是无临床症状，当囊肿长大到一定程度，可能会压迫胃肠道而引起症状，如上腹不适饱胀；也有因囊肿继发细菌感染出现腹痛、发热而需要治疗的。

四、诊疗风险的防范

（一）肝囊肿是否需要治疗

多数肝囊肿对人体的健康影响不大，只需要定期随诊就可以了。是否需要治疗主要是根据下面的情况而定。如巨大肝囊肿可能压迫邻近的器官或肝内的胆管，引起相应的症状和体征。或压迫胃而引起嗳气、腹胀、食欲缺乏。

少数严重多发的肝囊肿，可同时伴有肝纤维化和门静脉高压者，会造成肝功能损害，门静脉高压可能引起上消化道大出血，因此需要积极治疗。

有少数的肝囊肿患者，其囊肿和胆道系统有交通，由于细菌能通过胆道系统进入到囊肿内而引起感染，这样感染容易复发，且可能引起胆管炎，个别病毒例也可能癌变，应该尽早手术切除。如囊肿随访过程中发现囊肿壁增厚，或者化验血有 CA19-9 糖抗原、癌胚抗原升高者，应该及时手术切除。

（二）肝囊肿随访注意事项

1. 肝囊肿大多是先天性的，有的单独一个，也有多个的，有的还合并肾囊肿。一般来说肝囊肿对人体健康没有多大影响，应告知患者不必紧张。

2. 多个的小囊肿，在 B 超或 CT 检查时有时发现得多，有时发现得少，主要是因为检查设备的局限性或检查者的仔细程度不一样，囊肿数目的多少与临床症状、预后并无关系。

3. 对于直径过大的肝囊肿，对肝本身或周围的器官有压迫症状的或有炎症的应接受治疗，可行穿刺针吸出其中的液体，但易复发；也可手术行肝囊肿开窗术打开以减轻压力。

4. 超声与 CT 诊断肝囊肿十分可靠，一般不必做更多的检查。

5. 肝囊肿并不影响患者的工作与生活，当体检发现肝囊肿时不需要治疗。另外，肝囊肿不会癌变，告知患者不必有心理压力。

第三节　肝动脉闭塞

一、病因

肝动脉闭塞的原因可为栓塞、血栓形成、外来压迫、血管壁增厚和医源性因素等。结节性多动脉炎、亚急性心内膜炎脱落的栓子；炎症、肿瘤浸润及肝动脉受损伤时血栓形成；恶性肿瘤的外来浸润和压迫；动脉硬化时的血管壁增厚、内膜破坏、增生或脱落、继发血栓形成以及外科手术时的不慎结扎等，均可导致肝动脉闭塞。近年来随着介入技术的普及，在导管造影检查或介入栓塞治疗中，导致肝动脉栓塞者有上升趋势。故严格选择适应证，严格技术操作规范，以便尽可能减少意外和不良后果。

二、发病机制

肝动脉闭塞的后果是肝梗死，若同时发生门静脉阻塞，则往往致死。肝动脉阻塞发生于正常肝的病死率高于肝硬化患者。肝梗死大小视侧支动脉循环范畴而定。病变区的中央苍白，其四周充血出血，中央区见大量肝细胞坏死。周围虽有肝细胞坏死，但汇管区无大的改变，梗死区内的肝细胞杂乱与不规则。

三、临床表现

中老年病例居多，发病急骤，突发右上腹剧痛，大汗淋漓，面色苍白，脉搏细速，血压下降，肝区压痛和叩击痛，肌紧张，黄疸迅速加深伴发热. 肝功能损害明显，凝血酶原时间急剧延长，且非维生素 K 治疗所能恢复。多可伴有肠麻痹、少尿、休克和昏迷状态，并且很快死亡。若患者度过急性期，应注意各系统内脏功能变化及所出现的相应的症状和体征，如脾大、胰腺肿胀、肠道缺血性表现、肾缺血引起少尿、无尿或尿毒症等。

四、诊断

本病术前诊断困难，只有在原发病如细菌性心内膜炎、胃癌的前提下伴有上述临床表现时应联想到本病。再结合 CT 及肝动脉造影等检查才可确诊。

1. 实验室检查

（1）血象：白细胞数增多。

（2）肝功能试验：谷丙转氨酶、谷草转氨酶明显增高。

（3）凝血酶原：时间明显延长，而非维生素 K 所能恢复。

2. 影像学检查

（1）多普勒超声波检查：可见肝动脉血流中断。可有侧支代偿，但少见。肝实质内可有液化灶。

（2）CT：可见肝实质内有集中或分散的密度减低区。腹腔动脉造影对诊断最有意义. 可见肝动脉呈截断或锥状征，其周边可有侧支形成。

五、鉴别

诊断本病突发腹痛时应与胆绞痛、急腹症、急性腹膜炎相鉴别。

六、治疗

治疗原则是抗休克、镇静、镇痛、解痉、镇痛、供氧和抗生素应用，同时给予护肝治疗。低分子右旋糖苷可改善内脏的微循环，血浆及其代用品可缓解休克。有条件者应送ICU，充分供氧或人工辅助呼吸，由麻醉医师配合，同时给予解痉、镇痛、静脉快速补液等，以使病人度过休克及血管痉挛期，期待侧支循环的代偿，同时进一步查明病因、病变部位，以争取针对病因、病情做进一步的处理，如取栓、溶栓等措施。

七、预后

本病预后视阻塞部位和形成侧支循环而定。若闭塞位于胃、十二指肠动脉和胃右动脉起源的近端，常有足够侧支循环形成而维持生命；若阻塞在这些动脉起源的远端，则其后果随动脉的种类而异。曾有人报道因手术时不慎结扎肝动脉而致死的病例，但亦有能恢复者。继续生存的患者，或因有膈动脉或肝包膜下动脉的良好侧支循环的形成，或因动脉主干未被切断之故。缓慢发生的血栓形成的预后较突然阻塞者为佳。

第九章　胆囊疾病

第一节　急性胆囊炎

急性胆囊炎起病多与饱食、吃油腻食物、劳累及精神因素等有关，常突然发病，一开始就出现右上腹绞痛，呈阵发性加剧，并向右肩或胸背部放射，伴有恶心及呕吐。在发病早期可以没有发冷及发热，当胆囊有化脓感染时，则可出现寒战及发热。有些患者还可以出现双眼巩膜黄染。当炎症波及胆囊周围时，病情日益严重，腹痛加重，范围也比原来扩大。这时右上腹部不能触碰，稍加用力按压更感疼痛难忍。

一、病因病机

（一）单纯性胆囊炎
常常多见于炎症发生的早期，此时胆囊充血、水肿、炎性细胞浸入胆囊黏膜。

（二）急性化脓性胆囊炎
胆囊黏膜高度水肿，细菌感染及胆囊积脓瘀血。

（三）坏疽性胆囊炎
除了急性炎症外，主要由于胆囊的循环障碍引起出血及胆囊组织坏死。

（四）胆囊穿孔
由于胆囊坏死，囊壁穿孔，常见穿孔在胆囊底部血管分开较少的部位，穿孔后的脓性胆汁污染整个胆管而引起胆汁性腹膜炎及肝内、外胆管炎等。

急性结石性胆囊炎的起病是由于结石阻塞胆囊管，造成胆囊内胆汁滞留，继发细菌感染而引起急性炎症。如仅在胆囊黏膜层产生炎症、充血和水肿，称为急性单纯性胆囊炎。如炎症波及胆囊全层，胆囊内充满脓液，浆膜面亦有脓性纤维素性渗出，则称为急性化脓性胆囊炎。胆囊因积脓极度膨胀，引起胆囊壁缺血和坏疽，即为急性坏疽性胆囊炎。坏死的胆囊壁可发生穿孔，导致胆囊性腹膜炎。胆囊穿孔部位多发生于胆囊底部或结石嵌顿的胆囊壶腹部或者颈部。如胆囊穿孔至邻近脏器中，如十二指肠、结肠和胃等，可造成胆内瘘。此时胆囊内的急性炎症可经内瘘口得到引流，炎症可很快消失，症状得到缓解。如胆囊内脓液排入胆总管可引起急性胆管炎，少数患者还可发生急性胰腺炎。致病菌多数为大肠埃希菌、肺炎克雷白杆菌和粪链球菌，厌氧菌占 10% ～ 15%，但有时可高达 45%。

1. 结石
在胆囊管嵌顿引起梗阻、胆囊内胆汁滞积，浓缩的胆盐损害胆囊黏膜引起炎症。

2. 细菌感染
常见的致病菌为大肠埃希菌、产气杆菌、绿脓杆菌等，大多从胆管逆行而来。

3. 化学刺激
如胰液经"共同通路"反流入胆管内引起胰酶性胆囊炎。近年来，随着国人的饮食习惯的改变，城市人的胆囊结石发病率明显升高，故急性胆囊炎以城市居民为多，成年人发病率高，尤其是肥胖女性，据统计女：男为 2：1。本病急性症状反复发作可转为慢性胆囊炎。目前本病外科治疗治愈率高。病情轻的单纯性胆囊炎可选用药物治疗；对于化脓性或坏疽性胆囊炎应及时手术治疗，避免并发症发生。

二、临床表现

有以下临床表现：①突发性右上腹持续性绞痛，伴向右肩胛下区放射，伴有恶心、呕吐。②发冷、发热、纳差、腹胀。③10% 的患者可有轻度黄疸。④过去曾有类似病史，脂餐饮食易诱发。胆囊结石引起者，夜间发病为一特点。⑤右上腹肌紧张，压痛或反跳痛，Murphy 征阳性。30% ~ 50% 的患者可触及肿大胆囊有压痛。

三、辅助检查

（一）口服法胆囊造影

口服法胆囊造影可见：①胆囊不显影（20% 的正常人也可因其他原因而不显影）；②胆囊显影浅淡、延迟，胆囊缩小或增大，是诊断慢性胆囊炎较为可靠的征象；③胆囊收缩功能不良，对诊断价值有限。静脉法胆系造影如胆管显影良好而胆囊不显影或胆囊显影延迟、密度浅淡而轮廓模糊，可诊断有胆囊疾病存在。

口服法胆囊造影，根据胆囊不显影而作胆囊炎的诊断时，必须排除引起胆囊不显影的其他因素，包括造影剂剂量不足（过分肥胖或体重超过 80 kg）；服造影剂后呕吐、腹泻；幽门梗阻；造影剂崩解不良或停留于食管或十二指肠憩室内；肝功能明显受损；小肠吸收不良；妊娠期或哺乳期的妇女；胆管与肠管间有异常通道或 Oddi 括约肌松弛，使含碘胆汁不进入胆囊；严重的糖尿病；胆囊位置异常胆囊先天性缺如；照片太小未能将胆囊包括在内；胆囊已切除等。

（二）实验室检查

当医生检查患者的腹部时，可以发现右上腹部有压痛，并有腹肌紧张，大约在 1/3 的患者中还能摸到肿大的胆囊。化验患者的血液，会发现多数人血中的白细胞计数及中性粒细胞增多。

（三）B 超

B 超检查可发现胆囊肿大、囊壁增厚，并可见结石堵在胆囊的颈部。

四、诊断

（一）B 超

急性结石性胆囊炎主要依靠临床表现和 B 超检查即可得到确诊。B 超检查能显示胆囊体积增大，胆囊壁增厚，厚度常超过 3 mm，在 85% ~ 90% 的患者中能显示结石影。在诊断有疑问时，可应用同位素 ^{99m}Tc-IDA 作胆系扫描和照相，在造影片上常显示胆管，胆囊因胆囊管阻塞而不显示，从而确定急性胆囊炎的诊断。此法正确率可达 95% 以上。急性非结石性胆囊炎的诊断比较困难。诊断的关键在于创伤或腹部手术后出现上述急性胆囊炎的临床表现时，要想到该病的可能性，对少数由产气杆菌引起的急性气肿性胆囊炎中，摄胆囊区平片，可发现胆囊壁和腔内均有气体存在。

①有典型的阵发性腹绞痛发作及右上腹压痛、肌紧张征象。②血白细胞总数剧增，中性粒细胞比例增高。③B 型超声检查，胆囊增大，囊壁增厚，可能看到结石的影像。

（二）诊断依据

急性胆囊炎是一种临床常见病，多发生于有结石的胆囊，也可继发于胆管结石和胆管蛔虫等疾病。多由化学性刺激和细菌感染等因素引发此病。

诊断依据：①白细胞总数 > 10×10^9/L，核左移。②腹部 X 线摄片胆囊区可见阳性结石。③B 超检查示胆囊增大，壁厚 > 3.5 mm，内有强光团伴声影。④静脉胆管造影胆囊不显影。⑤CT 或 MRI 显示胆囊结石。

（三）临床表现

急性胆囊炎的症状主要有右上腹疼、恶心、呕吐和发热等。急性胆囊炎会引起右上腹疼痛，一开始疼痛与胆绞痛非常相似，但急性胆囊炎引起的腹痛其持续的时间往往较长，作呼吸和改变体位常常能使疼痛加重，因此患者多喜欢向右侧静卧，以减轻腹疼。有些患者会有恶心和呕吐，但呕吐一般并不剧烈。大多数患者还伴有发热，体温通常在 38.0 ~ 38.5℃，高热和寒战并不多见。少数患者还有眼白和皮肤轻度发黄。

（四）体格检查

急性结石性胆囊炎患者体检时，常表现为急性病容、痛苦表情和呼吸短浅以及虚脱现象。此与急性胆囊炎相同，但尚可出现以下特点：①胆绞痛发作后 1 ~ 2 d 内，可见轻度眼巩膜黄染和尿色变深，很快自然消退；如黄疸较深或持久不退，须考虑伴有胆总管结石的存在。②患者取平卧位，检查者用右手指触压患者的右上腹部时，患者诉腹痛或有痛苦的表情，同时右上腹肌呈局限性轻度紧张感。③患者取直立位深吸气时，检查者用右手食、中及无名指深压胆囊区，患者诉说疼痛。④患者取平卧位，检查者用右手指深压右上腹部时，患者有轻痛感。⑤患者取右侧卧位或俯卧位时感有上腹部疼痛。⑥检查者用左手掌置于患者的右季肋部，右手握拳用中度力叩击左手背时，患者诉说疼痛。

根据以上的症状、体格检查和各种辅助检查，医生一般能及时做出急性胆囊炎的诊断。

五、鉴别诊断

本病多见于 40 岁以上的肥胖女性。根据典型症状、体征、B 型超声波、X 线，急性胆囊炎的诊断大多都能明确。但需与以下疾病进行鉴别：如急性病毒性肝炎、急性胰腺炎、急性阑尾炎、消化性溃疡急性穿孔和右心衰竭等疾病，一般经过有关的辅助检查，结合病史及体格检查，均能做出正确的诊断。

青年女性患者应与 Fitz–Hugh–Curtis 综合征相鉴别，这是由于急性输卵管炎所伴发的肝周围炎，可有右上腹部疼痛，易误诊为急性胆囊炎；如妇科检查发现附件有压痛，宫颈涂片可见淋球菌或沙眼包涵体可资鉴别。如鉴别有困难则可进行腹腔镜检查，本病可见肝包膜表面有特殊的琴弦状粘连带。

六、治疗

（一）急性胆囊炎的治疗措施

1. 卧床休息、禁食

严重呕吐者可行胃肠减压。应静脉补充营养，维持水、电解质平衡，供给足够的葡萄糖和维生素以保护肝脏。

2. 解痉、镇痛

可使用阿托品、硝酸甘油、哌替啶、盐酸美沙酮等，以维持正常心血管功能和保护肾脏等功能。

3. 抗菌治疗

抗生素使用是为了预防菌血症和化脓性并发症，通常选用氨苄青霉素、氯林可霉素和氨基糖苷类联合应用，或选用第二代头孢霉素治疗，抗生素的更换应根据血培养及药敏试验结果而定。

在进行上述治疗的同时，应做好外科手术的准备，在药物治疗不能控制病情发展时，应及时改用手术疗法切除胆囊。

（二）急性胆囊炎的治疗方法

1. 非手术治疗

妊娠合并急性胆囊炎，绝大多数合并胆石症，主张非手术疗法。多数经非手术治疗有效。

（1）饮食控制：应禁食，必要时胃肠减压，缓解期给予低脂肪、低胆固醇饮食。

（2）支持疗法：纠正水、电解质紊乱和酸碱失衡。

（3）抗感染：需选用对胎儿无害的广谱抗生素，如氨苄西林以及头孢唑林钠、头孢噻肟钠等。

（4）对症治疗：发生胆绞痛时给予解痉镇痛药，如阿托品、哌替啶肌注。缓解期给予利胆药物，如苯丙醇、非布丙醇等。

非手术疗法对大多数（80%～85%）早期急性胆囊炎的患者有效。此法包括解痉镇痛，抗生素的应用，纠正水电解质和酸碱平衡失调，以及全身的支持疗法。在非手术疗法治疗期间，必须密切观察病情变化，如症状和体征有发展，应及时改为手术治疗。特别是老年人和糖尿病患者，病情变化较快，更应注意。据统计约 1/4 的急性胆囊炎患者将发展成胆囊坏疽或穿孔。

2. 手术治疗

目前对于手术时机的选择还存在着争论，一般认为应采用早期手术。早期手术不等于急诊手术，而是患者在入院后经过一段时期的非手术治疗和术前准备，并同时应用 B 超和同位素检查进一步确定诊断后，在发病时间不超过 72 h 的前提下进行手术。早期手术并不增加手术的死亡率和并发症的发生率。对非手术治疗有效的患者可采用延期手术（或称晚期手术），一般在 6 周之后进行。

手术方法有 2 种，一种为胆囊切除术，在急性期胆囊周围组织水肿，解剖关系常不清楚，操作必须细心，此免误伤胆管和邻近重要组织。有条件时，应用术中胆管造影以发现胆管结石和可能存在的胆管畸形。另一种手术为胆囊造口术，主要应用于一些老年患者，一般情况较差或伴有严重的心肺疾病，估计不能耐受胆囊切除手术者，有时在急性期胆囊周围解剖不清而致手术操作困难者，也可先作胆囊造口术。胆囊造口手术可在局麻下进行，其目的是采用简单的方法引流胆囊炎症，使患者度过危险期，待其情况稳定后，一般于胆囊造口术后 3 个月，再作胆囊切除以根治病灶。对胆囊炎并发急性胆管炎者，除作胆囊切除术外，还须同时作胆总管切开探查和 T 管引流。

对症状较轻微的急性单纯性胆囊炎，可考虑先用非手术疗法控制炎症，待进一步查明病情后进行择期手术。对较重的急性化脓性或坏疽性胆囊炎或胆囊穿孔，应及时进行手术治疗，但必须作好术前准备，包括纠正水电解质和酸碱平衡的失调，以及应用抗生素等。

对于急性非结石性胆囊炎患者，由于病情发展较快，一般不采用非手术疗法，宜在做好术前准备后及时进行手术治疗。关于急性胆囊炎应用抗生素的问题，由于胆囊管已阻塞，抗生素不能随胆汁进入胆囊，对胆囊内的感染不能起到预期的控制作用，胆囊炎症的发展和并发症的发生与否，并不受抗生素应用的影响。但是抗生素的应用可在血中达到一定的药物治疗浓度，可减少胆囊炎所造成的全身性感染，以及能有效地减少手术后感染性并发症的发生。对发热和白细胞计数较高者，特别是对一些老年人，或伴有糖尿病和长期应用免疫抑制剂等有高度感染易感性的患者，全身抗生素的应用仍非常必要。一般应用于广谱抗生素，如庆大霉素、氯霉素、先锋霉素或氨苄青霉素等，并常联合应用。

3. 针灸治疗

急性胆囊炎的针灸治疗，始见于 50 年代末。60 年代初，已有人就针刺治疗胆囊炎的机制作了初步探讨。但有关资料还不太多。近 30 年来，在方法上有较大发展，电针、穴位注射、耳针、光针、腕踝针等法竞相应用，使治疗效果有所提高。从目前情况看，针灸及其各种变革之法对急性单纯性胆囊炎疗效确切，如属急性化脓型、急性坏疽型胆囊炎或伴中毒性休克的胆囊感染则宜采用中西医综合治疗，甚或手术处理。

（三）慢性胆囊炎的治疗方法

1. 内科治疗

内科治疗主要是消炎利胆的方法，如消炎利胆片、利胆醇、舒胆通、胆通、去氢胆酸以及熊去氧胆酸等，有些患者有效，但难根治。

2. 外科治疗

反复发作胆绞痛、胆囊无功能、有急性发作，尤其是伴有结石者，应手术治疗。80% 的胆囊癌并有慢性胆囊炎胆石症，手术可起到预防胆囊癌的作用。

经常保持愉快的心情，注意劳逸结合，寒温适宜。劳累、气候突变、悲观忧虑均可诱发此病急性发作。常服用利胆药物及食物，保持大便通畅。

（四）其他措施

其他措施有以下几点：①急性发作时应卧床休息、禁食。静脉输液以纠正脱水和酸中毒。在右上腹热敷等。待急性发作缓解后，酌情给予流质或半流质饮食。②严重病例，应配合中西药物抗感染治疗。

③针灸效果不显时，须即改用其他有效疗法（包括手术疗法）。

七、并发症

（一）气肿性胆囊炎
气肿性胆囊炎是急性胆囊炎的变型，应及时进行外科手术治疗。

（二）开放性穿孔
开放性穿孔是少见的并发症，死亡率可高达25%，应及时手术治疗，同时应用抗生素治疗感染。

（三）局限性穿孔
局限性穿孔多数可施行胆囊切除术，严重者也可进行胆囊造瘘和脓肿引流术治疗。

（四）胆石性肠梗阻
该病极易延误诊断，故死亡率可达15%～20%，一般给予手术治疗。

八、预防

（一）注意饮食
食品以平淡为宜，少食油腻和炸、烤食品。

（二）保持大便畅通
六腑以通为用，肝胆湿热，大便秘结时，症状加重，保持大便畅通很重要。

（三）要改变静坐生活方式
多走动，多运动。

（四）要养性
长期家庭不睦，心情不畅的人可引发或加重此病，要做到心胸宽广，心情愉快。

第二节　慢性胆囊炎

慢性胆囊炎系指胆囊慢性炎症性病变，大多为慢性结石性胆囊炎，占85%～95%，少数为非结石性胆囊炎，如伤寒带菌者。本病可由急性胆囊炎反复发作迁延而来，也可慢性起病。临床表现无特异性，常见的是右上腹部或心窝部隐痛，食后饱胀不适，嗳气，进食油腻食物后可有恶心，偶有呕吐。在老年人，可无临床症状，称无症状性胆囊炎。

一、流行病学

本病分成慢性结石性胆囊炎与慢性非结石胆囊炎。临床上最为多见的是结石性胆囊炎，其发病率高达85%～95%，胆囊急性炎症消退后遗留下来的病理状态，是慢性胆囊炎最常见的类型。

二、病因病机

（一）慢性结石性胆囊炎
与急性胆囊炎一样，因为胆囊结石引起急性胆囊炎反复小发作而成，即慢性胆囊炎和急性胆囊炎是同一疾病不同阶段的表现。

（二）慢性非结石性胆囊炎
在尸检或手术时，此型病例占所有胆囊病变患者的2%～10%。

（三）伴有结石的慢性萎缩性胆囊炎
伴有结石的慢性萎缩性胆囊炎又称瓷瓶样胆囊。结石引起的炎症与刺激，导致胆囊壁钙化所形成，钙化可局限于黏膜、肌层或两者皆有。以65岁以上的女性患者多见。

（四）黄色肉芽肿样胆囊炎
比较少见，占胆囊炎性疾病的0.7%～1.8%。系由于胆汁脂质进入胆囊腔的结缔组织致炎性反应形成。

三、临床表现

在不同患者可有甚大区别，且与实际的病理变化也常不一致；大多数患者合并有胆囊结石，过去多有胆绞痛发作史。患者症状可以明显地继急性胆囊炎首次发作后即不断出现，也有发病隐匿，症状轻微，甚至诊断确定后才注意有症状存在。

主要症状为：①消化不良：表现为上腹饱闷、不适、饱食后上腹不适。②对脂肪性食物不耐受。③右上腹痛：患者还常感右肩胛骨下或右腰部隐痛，有时和胆绞痛相仿。④体检除右上腹轻度触痛外，常无阳性体征。偶可扪及肿大的胆囊，亦可在第 8 ~ 10 胸椎右侧有压痛。

四、辅助检查

十二指肠引流收集胆汁进行检查，可发现胆汁内有脓细胞、胆固醇结晶、胆红素钙沉淀、寄生虫卵等。胆汁培养可发现致病菌。

（一）B 超检查

B 超检查最有诊断价值，可显示胆囊大小、囊壁厚度、囊内结石和胆囊收缩情况。

（二）放射学检查

腹部 X 线平片可显示阳性结石、胆囊钙化及胆囊膨胀的征象；胆囊造影可显示结石、胆囊大小、形状、胆囊收缩和浓缩等征象。

（三）造影

口服、静脉胆管造影除可显示结石、胆囊大小、胆囊钙化、胆囊膨胀的征象外，还可观察胆总管形态及胆总管内结石、蛔虫、肿瘤等征象，对本病有很大诊断价值。有条件时以逆行胰胆管造影为好，不仅结果可靠，并可行十二指肠镜下治疗。

五、诊断

本病的诊断主依据：临床症状及体征；实验室及其他辅助检查。

六、鉴别诊断

慢性胆囊炎应与以下疾病相鉴别。

（一）反流性食管炎

因有胃 – 食管酸性或碱性液体的反流，故胸骨后烧灼感或疼痛是主要症状，部分患者同时伴上腹部隐痛或不适，故易与慢性胆囊炎相混淆。胃镜检查及 24 h 食管内 pH 值动态监测对反流性食管炎有重要诊断价值。如系碱性反流，则测定食管内胆汁酸含量对诊断有帮助（Bilitec–2000 胆汁监测仪）。而 B 超检查可确定慢性胆囊炎的诊断。

（二）慢性胃炎及消化性溃疡

多为上腹部的隐痛与饱胀等，常无慢性胆囊炎急性发作时的右上腹绞痛。消化性溃疡的上腹部疼痛常具有节律性，疼痛与饮食关系更加密切。十二指肠溃疡除有饥饿痛外，还常有夜间痛，同时常伴有反酸症状。胃镜检查对慢性胃炎及消化性溃疡的诊断有重要帮助。必须指出，少数患者慢性胆囊炎可与慢性胃炎或消化性溃疡并存。

（三）慢性胰腺炎

慢性胰腺炎的上腹部疼痛等症状常与慢性胆囊炎、胆石症相类似（但需注意，慢性胆囊炎患者有时可并存有慢性胰腺炎）。慢性胰腺炎还常有左侧腰背部的疼痛，疼痛常与体位有关，即平卧位时疼痛加重，躯体前倾时疼痛可减轻。B 超、CT 或 MRI、ERCP 及胰腺外分泌功能检查等，均有利于慢性胰腺炎与慢性胆囊炎的鉴别。

（四）右侧结肠病变

升结肠或肝曲部癌可引起右上腹疼痛不适，易误诊为慢性胆囊炎（有时两者也可并存）。但升结肠或肝曲癌多有大便习惯的改变。钡剂灌肠或结肠镜检查可发现肿瘤。B 超检查对结肠癌的诊断也有重要的辅助价值。

（五）心绞痛

有少数心绞痛患者的疼痛可位于剑突下，与慢性胆囊炎的疼痛部位与性质相类似。但前者的疼痛持续时间比胆绞痛要短，多数患者休息后疼痛可缓解。心电图、血清肌酸磷酸激酶等测定有利于心绞痛的诊断。少数慢性结石性胆囊炎患者可出现期前收缩等心脏病症状，但其心脏本身并无病变，在行胆囊切除术后，期前收缩等心脏症状也随之消失。这种因胆囊病变而引起的心脏症状，称之为"胆心综合征"。

七、治疗

（一）内科治疗

1. 一般治疗

低脂饮食，可减少发病机会。

2. 解痉、镇痛

一般情况下可给予 33% 硫酸镁 10 ~ 30 mL，口服利胆，或单用抗胆碱能药物，如阿托品 0.5 mg，或山莨菪碱 10 mg 肌内注射，解除 Oddi 括约肌痉挛。

3. 驱虫治疗

如十二指肠引流物发现有梨形鞭毛虫或华支睾吸虫感染者，应进行驱虫治疗。

4. 溶石疗法

口服熊去氧胆酸、鹅去氧胆酸溶石，但疗效不肯定。近年来，通过逆行胰胆管造影放置鼻胆管，鼻胆管内直接将溶石药物注入胆管及胆囊内，可提高疗效，但疗程较长，费用也较昂贵。

5. 抗菌治疗

对于感染性胆囊炎或其他类型胆囊炎合并细菌感染者，应给予抗生素抗感染治疗，抗生素应用方案与急性胆囊炎基本相同。

（二）外科治疗

一些非结石的慢性胆囊炎可通过饮食控制及内科治疗而维持不发病，但疗效不可靠。对伴有结石者，由于其反复急性发作的可能性大，且可引发一系列并发症，因而目前普遍认为手术仍是慢性胆囊炎的最佳治疗方案。

1. 有症状的患者

尤其是反复发作伴有胆囊结石的慢性胆囊炎患者，手术切除胆囊，根本去除感染病灶，防止一切并发症，是首选的治疗方案。

2. 对临床症状

轻微、不典型或诊断不确定的患者手术切除胆囊疗效可能较差，所以手术时应注意适应证的选择。

3. 对于全身情况

较差而不利于手术的患者应先给予积极的内科治疗，待全身情况好转后再行手术治疗。

（三）内镜治疗

1. 腹腔镜下胆囊切除术

对于与周围组织无明显粘连的慢性胆囊炎或合并胆囊结石的胆囊炎，尤其是全身一般情况不宜实施普通外科手术者，可通过该方案切除胆囊。

2. 十二指肠镜下 Oddi 括约肌切开术

对于伴有胆管结石的慢性胆囊炎患者，有条件的情况下必须在手术前作 ERCP 及乳头括约肌切开取石术，再根据情况决定是否手术切除胆囊。

八、并发症

（一）胆囊积水

慢性胆囊炎时，胆囊黏膜上皮分泌黏液过多。当胆石阻塞于胆囊管时不断增加的黏液使胆囊缓慢地无痛地逐渐扩张（如迅速地扩张会引起疼痛）。若无急性炎症发生，则胆汁为无菌。此时右上腹可扪及一无痛性肿大的胆囊。胆囊积水应与因胆总管缓慢阻塞引起胆囊扩张相鉴别。后者的扩张不是因为黏液分泌引起，并伴有黄疸，而胆囊积水不伴有黄疸。

（二）白胆汁

当胆囊积水持续数周，胆色素被分解、吸收后，胆汁变成无色透明。

（三）石灰乳胆汁

糊状或乳状，胶状石灰石沉积于胆囊内称之为石灰乳胆汁。1.3% ~ 3.4% 的胆石症手术患者可见有石灰乳胆汁。男女之比为 1：2.7。1911 年 Churchman 报道首例石灰乳胆汁以来，目前对此病已有深入了解。

（四）瓷器样胆囊

所谓瓷器样胆囊是胆囊壁钙化，似瓷器样硬而易碎。瓷器样胆囊见于 0.06% ~ 0.80% 的胆囊摘除术，男女之比为 1：3，平均发病年龄为 54 岁，癌变率大于 25%。

九、预防

注意饮食卫生防止感染发生；当炎症出现时及时应用有效的抗生素。合理调配食谱不宜过多食用含动物脂肪类食物，如肥肉和动物油等；当有肠虫（主要为蛔虫）时及时重点应用驱虫药物，用量要足，以防用药不足，虫活跃易钻入胆管造成阻塞，引起胆管蛔虫症。

第三节　胆结石

胆结石病又称胆系结石病或胆石症，是胆管系统的常见病，是胆囊结石、胆管结石（又分肝内、肝外）的总称。胆结石应以预防为主，发病后应即时治疗，一般有非手术及手术治疗两类治疗手段。

一、流行病学

胆结石患病随年龄增加而增加，并且好发于女性。育龄妇女与同龄男性的患病比率超过 3：1，而70 岁以后则下降到 2：1。怀孕、肥胖、西化的饮食、全胃肠外营养等因素可增加胆结石的患病风险。另外，人种因素亦与发病相关，如美国西部印第安人患病率超过 75%，是全球胆石最高发的人群。

1983—1985 年对我国 26 个省市 11 342 例胆石患者调查显示，胆石的分布、类型与地域、饮食、职业、感染相关。在饮食习惯中，凡蛋白质、脂肪或糖类其中任何一类吃得多者，其胆囊结石或胆固醇结石发病率较高，而普通饮食或蔬菜吃的多得则胆管结石和胆色素结石增高。

城市胆管结石：胆管结石为（3 ~ 5）：1，农村为 15：1。职业中职员胆囊结石接近 70%，胆管为20%；工人中胆囊结石接近 60%，胆管 30%；农民中胆囊结石仅 25%，胆管占 65%。胆固醇结石 73%在胆囊，17% 在肝内外胆管；胆色素结石 62% 在肝内外胆管，胆石症每年造成约 10 000 人死亡。因与胆石有关的疾病而每年都有 50 多万人的胆囊被切除，其费用超过 60 亿美元。

二、病因病机

作为结石形成的一般规律，其具有胆汁成分的析出、沉淀、成核及积聚增长等基本过程。其发病机制包括几种要素，首先，胆汁中的胆固醇或钙必须过饱和；其次，溶质必须从溶液中成核并呈固体结晶状而沉淀；第三，结晶体必须聚集和融合以形成结石，结晶物在遍布于胆囊壁的黏液、凝胶里增长和集结，胆囊排空受损害有利于胆结石形成。

胆固醇结石：胆固醇结石形成的基础为胆汁中胆固醇、胆汁酸以及卵磷脂等成分的比例失调，导致胆汁中的胆固醇呈过饱和状态而发生成品、析出、结聚、成石。大部分胆汁中的胆固醇来源于肝细胞的生物合成，而不是饮食中胆固醇的分泌。胆固醇结石的形成，主要是由于肝细胞合成的胆汁中胆固醇处于过饱和状态，以及胆汁中的蛋白质促胆固醇晶体成核作用，另外的因素则应归因于胆囊运动功能损害，它们共同作用，致使胆汁淤滞，促发胆石形成。此外，目前还有一些研究显示，胆囊前列腺素合成的变化和胆汁中钙离子浓度的过高也可能促发胆石形成。在部分患者中，胆石形成的前提条件是胆泥生成。所谓胆泥，是由含胆固醇晶体的黏滞的糖蛋白组成。这种胆泥在超声下可以查见，并且可能是胆绞痛、胰腺炎或胆管炎患者进行辅助检查所能发现的唯一异常处。

胆色素结石包括黑色结石和棕色结石两种。黑色结石主要在患有肝硬化或慢性溶血性疾病患者的胆囊内形成，而棕色结石则既可在胆囊，又可在胆管内形成。细菌感染是原发性胆管结石形成的主要原因。原发性胆管结石在亚洲十分常见，感染源可能归咎于寄生虫如华支睾吸虫或其他不太清楚的病因。

三、临床表现

（一）发热与寒战
发热与胆囊炎症程度有关。坏疽性胆囊炎及化脓性胆囊炎可有寒战、高烧。

（二）胃肠道症状
胆囊结石急性发作时，继腹痛后常有恶心、呕吐等胃肠道反应。呕吐物多为胃内容物，呕吐后腹痛无明显缓解。急性发作后常有厌油腻食物、腹胀和消化不良等症状。

（三）黄疸
部分胆囊结石患者可以出现一过性黄疸，多在剧烈腹痛之后，且黄疸较轻。胆囊结石伴胆管炎，肿大胆囊压迫胆总管，引起部分梗阻，或由于感染引起肝细胞一过性损害等，都可造成黄疸，表现为眼睛巩膜颜色变黄。

（四）腹痛
腹痛是胆囊结石主要临床表现之一。胆囊结石发作时多有典型的胆绞痛。其特点为上腹或右上腹阵发性痉挛性疼痛，伴有渐进性加重，常向右肩背放射。腹痛原因为结石由胆囊腔内移动至胆囊管造成结石嵌阻所引起。由于胆囊管被结石梗阻，使胆囊内压升高，胆囊平滑肌收缩及痉挛，并企图将胆石排出而发生剧烈的胆绞痛。

90%以上胆绞痛为突然发作，常发生在饱餐、过度劳累或剧烈运动后。平卧时结石容易坠入胆囊管，部分患者可以在夜间突然发病。除剧烈疼痛外，常有坐卧不安，甚至辗转反侧、心烦意乱、大汗淋漓、面色苍白等表现。每次发作可持续10 min至数小时，如此发作往往需经数日才能缓解。疼痛缓解或消失表明结石退入胆囊，此时其他症状随之消失。

四、辅助检查

胆石症的辅助检查主要有：超声检查；口服或静脉胆囊造影；计算机断层扫描（CT）；经内镜逆行胆胰管造影术（ERCP）；经皮肝穿刺胆管造影（PTC）；超声内镜（EUS）；核磁共振胆管成像MRCP；螺旋CT胆管成像；放射性核素扫描。

五、鉴别诊断

主要为胆石症与胆囊炎的鉴别诊断。

急性胆囊炎，可出现右上腹饱胀疼痛，体位改变和呼吸时疼痛加剧，右肩或后背部放射性疼痛，高热，寒战，并可有恶心、呕吐。慢性胆囊炎，常出现消化不良，上腹不适或钝疼，可有恶心，腹胀及嗳气，进食油腻食物后加剧。

胆石症的表现很多与胆石的大小和部位有关。如果结石嵌入并阻塞胆囊管时，可引起胆绞痛，中上腹或右上腹剧烈疼痛，坐卧不安，大汗淋漓，面色苍白，恶心，呕吐，甚至出现黄疸和高热。但也有症状不典型，不感疼痛的，称"无疼性胆石"。

胆囊炎并发胆石症者,结石嵌顿时,可引起穿孔,导致腹膜炎,疼痛加重,甚至出现中毒性休克或衰竭。胆囊炎胆石症可加重或诱发冠心病,引起心肌缺血性改变。专家认为:胆囊结石是诱发胆囊癌的重要因素之一。胆囊炎胆石症常可引起胰腺炎,由胆管疾病引起的急性胰腺炎约占 50%。因此,胆囊炎要及时调治。

六、治疗

(一)胆结石的非手术疗法

1. 溶石疗法(口服胆酸等药物溶石)

形成胆囊结石的主要机制是胆汁理化成分的改变,胆汁酸池的缩小和胆固醇浓度的升高。通过实验发现予口服鹅去氧胆酸后,胆汁酸池便能扩大,肝脏分泌胆固醇减少,从而可使胆囊内胆汁中胆固醇转为非饱和状态,胆囊内胆固醇结石有可能得到溶解消失。1972 年 Danjinger 首先应用鹅去氧胆酸成功地使 4 例胆囊胆固醇结石溶解消失。但此药对肝脏有一定的毒性反应,如谷丙转氨酶有升高等,并可刺激结肠引起腹泻。

目前溶石治疗的药物主要是鹅去氧胆酸和其衍生物熊去氧胆酸。治疗适应证:①胆囊结石直径在 2 cm 以下;②胆囊结石为含钙少的 X 线能透过的结石;③胆囊管通畅,即口服胆囊造影片上能显示有功能的胆囊;④患者的肝脏功能正常;⑤无明显的慢性腹泻史。治疗剂量为每日 15 mg/g,疗程为 6 ~ 24 个月。溶解结石的有效率一般为 30% ~ 70%。治疗期间每半年作 B 超或口服胆囊造影 1 次,以了解结石的溶解情况。由于此种溶石治疗的药物价值昂贵,且有一定的副作用和毒性反应,又必须终生服药,如停药后 3 个月,胆汁中胆固醇又将重新变为过饱和状态,结石便将复发,据统计 3 年复发率可达 25%,目前此种溶石治疗还有一定的限制。此外,一些新的药物,如 Rowachol、甲硝唑(metronidazole)也有一定的溶石作用。苯巴比妥与鹅去氧胆酸联合应用常能增加溶石效果。1985 年更有人报告应用经皮肝穿刺胆囊插管注入辛酸甘油单脂或甲基叔丁醚,直接在胆囊内溶石,取得一定的疗效。

2. 中医药溶石碎石促排石

适于结石细沙样而且少胆囊功能完好的患者。

(二)胆结石的手术疗法

胆结石的手术疗法主要有:①传统开腹手术切除胆囊取石;②开腹探查胆管取石;③腹腔镜微小切口切除胆囊;④腹腔镜联合胆管镜探查胆管取石;⑤小切口保胆取石方法(适合于那些胆囊功能完好、年轻的患者,也是目前比较好的既可以把结石取出又可以保住胆囊的方法)。

(三)体外冲击波震波碎石(ESWL)

体外冲击波震波碎石世界范围内得到推广,疗效相当肯定。体外冲击波震波碎石机的主要类型,按体外冲击波发生器不同分为 3 种类型:①液电冲击波;②电磁冲击波,应用电磁脉冲发生器的工作原理碎石;③压电冲击波,是利用反压电效应的原理碎石。

七、并发症

(一)癌变

胆结石可能会癌变,胆结石是胆囊癌的发病诱因。胆囊长期受慢性炎症和胆结石内胆酸、胆碱的刺激容易使胆囊黏膜发生癌变。由于胆囊癌患者往往都有胆结石,因此诊断时经常误诊。

(二)继发性胆管结石

继发性胆管结石是指该结石的原发部位在胆囊而不是在胆管,是胆囊结石通过扩大的胆囊管进入胆总管内,所以胆囊内的结石与胆管内的结石其形态和性质基本相同。继发性胆管 – 结石多为胆固醇性混合结石,大约有 14% 的胆囊结石患者可有继发性胆管结石,国内报道胆管内同时存在结石者占 5% ~ 29%,平均高达 18%。

(三)继发性感染

胆管蛔虫及细菌感染可以继发性感染。

八、预防

饮食调控是防止胆石症、胆囊癌发生的最理想预防方法。预防胆结石应注意饮食调节，膳食要多样，此外，生冷、油腻、高蛋白、刺激性食物及烈酒等易助湿生热，使胆汁淤积，也应该少食。富含维生素 A 和维生素 C 的蔬菜和水果、鱼类及海产类食物则有助于清胆利湿、溶解结石，应该多吃。

生活要有规律，注意劳逸结合，经常参加体育活动、按时吃早餐、避免发胖、减少妊娠次数等也是非常重要的预防措施。每晚喝 1 杯牛奶或早餐进食 1 个煎鸡蛋，可以使胆囊定时收缩，排空，减少胆汁在胆囊中的停留时间。

最近的研究还发现，坚果的摄取似乎能降低患胆结石的危险。健康饮食的脂肪来源，有大部分是来自于坚果类。

微信扫码
◆临床科研
◆医学前沿
◆临床资讯
◆临床笔记

第十章　胰腺疾病

第一节　急性胰腺炎

急性胰腺炎（acute pancreatitis，AP）是胰酶对胰腺组织自身消化导致的化学性炎症，常呈急性上腹痛，伴血淀粉酶升高，轻者病程1周左右，预后良好；重症患者可发展为多器官功能障碍，病死率高达15%。

一、病因

（一）胆道疾病

胆石症、胆道感染等胆道疾病至今仍是急性胰腺炎的主要病因，当结石嵌顿在壶腹部、胆管内炎症、胆石移行时损伤Oddi括约肌等，将使胰液不能正常进入十二指肠，导致胰管内高压。胆囊结石伴发感染时，细菌毒素、炎症介质通过胆胰间淋巴管交通支扩散到胰腺。

（二）酒精

酒精可通过缩胆囊素（cholecystokinin，CCK）介导，促进胰液分泌，大量胰液遇到相对狭窄的胰管，将增加胰管内压力。此外，过度饮酒还可使大量胰酶在腺泡细胞内提前活化，或当其在胰腺内氧化过程中产生大量活性氧（reactive oxygen species，ROS），继而激活NF-κB等炎症介质，引发急性胰腺炎。

（三）胰管阻塞

胰管结石、蛔虫、狭窄、肿瘤（壶腹周围癌、胰腺癌）可引起胰管阻塞和胰管内压升高。胰腺分裂症系胰腺导管的一种常见先天发育异常，即腹胰管和背胰管在发育过程中未能融合，其在人群中的发生率大概为10%。当副胰管经狭小的副乳头引流大部分胰腺的胰液，引流不畅导致胰管内高压。

（四）手术与创伤

腹腔手术、腹部钝挫伤等直接或间接损伤胰腺组织或导致胰腺微循环障碍，可引起急性胰腺炎。经内镜逆行胰胆管造影ERCP插管时导致的十二指肠乳头水肿、注射造影剂压力过高等也可引发本病。

（五）代谢障碍

高脂血症与急性胰腺炎有病因学关联，但确切机制尚不清楚。可能与脂球微栓影响微循环及胰酶分解三酰甘油致毒性脂肪酸损伤细胞有关。1型高脂蛋白血症见于小儿或非肥胖非糖尿病青年，因严重高三酰甘油血症而反复发生急性胰腺炎。

甲状旁腺肿瘤、维生素D过多等所致的高钙血症可致胰管钙化、促进胰酶提前活化而促发本病。

（六）药物

可促发急性胰腺炎的药物有噻嗪类利尿药、硫唑嘌呤、糖皮质激素、磺胺类等，多发生在服药最初的2个月，与剂量无明确相关。

（七）感染

可继发于急性流行性腮腺炎、传染性单核细胞增多症、柯萨奇病毒、肺炎衣原体感染等，常随感染痊愈而自行缓解。

（八）其他

十二指肠球后穿透溃疡、邻近十二指肠乳头的肠憩室炎等炎症可直接波及胰腺。各种自身免疫性的血管炎、胰腺血管栓塞等血管疾病可影响胰腺血供。遗传性急性胰腺炎罕见，是一种有 80% 外显率的常染色体显性遗传病，其发病被认为是阳离子胰蛋白酶原基因突变所致。少数病因不明者，称为特发性急性胰腺炎。

二、发病机制

在上述病因作用下，胰管内高压及胰腺微循环障碍都可使胰腺腺泡细胞内的 Ca^{2+} 水平显著上升。细胞内钙的失衡，一方面使含有溶酶体酶的细胞器质膜脆性升高，增加胞内溶酶体与酶原颗粒融合；另一方面使消化酶原与溶酶体水解酶进入高尔基器后，出现"分选"错误；溶酶体在腺泡细胞内激活酶原，使大量胰酶提前活化，超过生理性的对抗能力，发生针对胰腺的自身消化。活化的胰酶、自身消化时释放的溶酶体水解酶及细胞内升高的 Ca^{2+} 水平均可激活多条炎症信号通路，导致炎症反应，其中核因子-κB（nuclear factor-κB，NF-κB）被认为是炎症反应的枢纽分子，它的下游系列炎症介质如肿瘤坏死因子-α（tumor necrosis factor-α，TNF-α）、白介素-1（interleukin-1，IL-1）、花生四烯酸代谢产物（前列腺素、血小板活化因子），活性氧等均可增加血管通透性，导致大量炎性渗出；促进小血管血栓形成，微循环障碍，胰腺出血、坏死。

三、病理

（一）急性水肿型

此型较多见，占 90% 以上。病变可累及部分或整个胰腺，以尾部为多见。胰腺肿大变硬，间质充血、水肿和炎细胞浸润是其组织学特点。

（二）急性出血坏死型

胰腺肿大变硬，腺泡及脂肪组织坏死以及血管坏死出血是本型的主要特点。肉眼可见胰腺内有灰白色或黄色斑块的脂肪组织坏死病变，出血严重者，则胰腺呈棕黑色并伴有新鲜出血。脂肪坏死可累及肠系膜、大网膜后组织等。常见静脉炎、淋巴管炎和血栓形成。

急性出血坏死型既可由急性水肿型发展而来，也可在发病开始即发生出血及坏死。急性出血坏死型胰腺炎的炎症易波及全身，故可有其他脏器如小肠、肺、肝、肾等脏器的炎症病理改变；由于胰腺大量炎性渗出，常有腹水、胸腔积液等。

四、临床表现

临床上将急性胰腺炎分为下列两种类型。①轻症急性胰腺炎（mild acute pancreatitis，MAP），具备急性胰腺炎的临床表现和生化改变，而无器官功能障碍和局部并发症；②重症急性胰腺炎（severe acute pancreatitis，SAP），在 MAP 的基础上出现其他器官功能障碍甚至衰竭，病程 1 个月左右可出现局部并发症如假性囊肿或胰腺脓肿。

（一）MAP 的症状及体征

腹痛为主要和首发症状，常在饮酒、脂餐后急性起病，多位于中上腹及左上腹，也可波及全腹，常较剧烈，部分患者腹痛向背部放射。多数患者病初伴有恶心、呕吐。可有轻度发热，中上腹压痛，肠鸣音减少。患者因呕吐、胰腺炎性渗出，可呈轻度脱水貌。

（二）SAP 的症状及体征

腹痛持续不缓解、腹胀逐渐加重，可陆续出现（表 10-1）列出的部分症状及体征。

表 10-1　SAP 的症状、体征及相应的病理生理改变

症状及体征	病理生理改变
体温持续升高或不降	严重炎症反应及感染
黄疸加深	胆总管下端梗阻；肝损伤
呼吸困难	肺间质水肿，成人呼吸窘迫综合征，胸腔积液；严重肠麻痹及腹膜炎
低血压、休克	大量炎性渗出、严重炎症反应及感染
全腹膨隆、张力较高，少数患者可有 Grey-Turner 征，Gullen 征，广泛压痛及反跳痛，移动性浊音阳性，肠鸣音减少而弱、甚至消失	肠麻痹及腹膜炎
上消化道出血	应激性溃疡
少尿，无尿	休克、肾功能不全
意识障碍，精神失常	胰性脑病
猝死	严重心律失常

（三）后期并发症

1. 胰腺假性囊肿

重症急性胰腺炎胰内或胰周坏死、渗液积聚，包裹成囊肿，囊壁缺乏上皮，故称假性囊肿，多在重症急性胰腺炎病程进入 4 周后出现。胰腺假性囊肿通常呈圆形或卵圆形，亦可呈不规则形，大小为 2 ~ 30 cm，容量为 10 ~ 5 000 mL。小囊肿可无症状，大囊肿可出现相应部位的压迫症状。一般当假性囊肿 < 5 cm 时，约半数患者可在 6 周以内自行吸收。假性囊肿可以延伸至邻近的腹腔，如横结肠系膜、肾前、肾后间隙以及后腹膜。

2. 胰腺脓肿

胰腺内或胰周的脓液积聚，外周为纤维囊壁。患者常有发热、腹痛、消瘦等营养不良症状。

3. 肝前区域性门脉高压

胰腺假性囊肿压迫脾静脉或脾静脉栓塞导致胃底静脉曲张破裂出血。

五、辅助检查

（一）反映炎症及感染

1. 白细胞

总数增加，以中性粒细胞升高为主，常有核左移现象。

2. C 反应蛋白（C-reactive protein，CRP）

一种能与肺炎球菌 C 多糖体反应形成复合物的急性时相反应蛋白。在各种急性炎症、组织损伤、细菌感染后数小时迅速升高。CRP 对急性胰腺炎诊断不具特异性，主要用于评估急性胰腺炎的严重程度。CRP 正常值 < 10 mg/L，当 CRP > 150 mg/L 时，提示重症急性胰腺炎。

（二）急性胰腺炎的重要血清标志物

1. 淀粉酶（amylase）

主要由胰腺及唾液腺产生。急性胰腺炎时，血清淀粉酶于起病后 6 ~ 12 h 开始升高，48 h 开始下降，持续 3 ~ 5 d。血清淀粉酶超过正常值 3 倍可诊断急性胰腺炎。胆石症、胆囊炎、消化性溃疡等急腹症时，血清淀粉酶一般不超过正常值 3 倍。血清淀粉酶高低与病情程度无确切关联，部分重症急性胰腺炎血清淀粉酶可不升高。正常时约有 3% 淀粉酶通过肾脏排泄，急性胰腺炎时尿淀粉酶也可升高，但轻度的肾功能改变将会影响检测的准确性和特异性，故对临床诊断价值不大。当患者尿淀粉酶升高而血淀粉酶不高时，应考虑其来源于唾液腺。此外，胰源性胸腔积液、腹水、胰腺假性囊肿中的淀粉酶常明显升高。

2. 脂肪酶（lipase）

血清脂肪酶于起病后 24 ~ 72 h 开始升高，持续 7 ~ 10 d，对就诊较晚的患者有诊断价值，其敏感

性和特异性均略优于血淀粉酶。

（三）反映各器官功能或病理生理状况（表10-2）

表10-2　反映病理生理变化的实验室检测指标

检测指标	病理生理变化
血糖↑	胰岛素释放减少、胰血高糖素释放增加、胰腺坏死
TB、AST、ALT↑	胆道梗阻、肝损伤
白蛋白↓	大量炎性渗出、肝损伤
BUN、肌酐↑	休克、肾功能不全
血氧分压↓	成人呼吸窘迫综合征
血钙↓	胰腺坏死
三酰甘油↑	既是急性胰腺炎的病因，也可能是其后果
血钠、钾、pH↓	低血钠、低血钾、酸中毒

（四）了解胰腺等脏器形态改变

腹部超声波是急性胰腺炎的常规初筛影像学检查，在没有肠胀气的条件下，可探及胰腺肿大及胰内、胰周回声异常。然而急性胰腺炎时，常有明显胃肠道积气，腹部超声波对胰腺形态学变化多不能做出准确判断。对于重症急性胰腺炎后期，腹部超声波也是胰腺假性囊肿、脓肿诊断、定位的重要方法。

腹部增强CT被认为是诊断急性胰腺炎的标准影像学方法。其主要作用有：①确定有无胰腺炎；②对胰腺炎进行分级（表10-3）；③诊断、定位胰腺假性囊肿或脓肿。

表10-3　起病后72 h的CT对胰腺病变的分级

积分	未增强CT	增强CT
0	胰腺形态正常	无坏死
1	胰腺局部或弥漫性增大，形态失常	
2	上述改变＋胰周炎症	坏死＜33%
3	胰内及胰周积液	
4	胰腺内及腹膜后积气	坏死33%～50%
6		坏死≥50%

注：CT严重指数＝未增强+增强CT积分，最高10分，≥6分为重症。

（五）了解有无胆道疾病作为急性胰腺炎的病因

诊断急性胰腺炎通常并不困难，但搜寻原因有时却颇费周折。胆道结石是急性胰腺炎的首要病因，腹部超声波较易发现大的胆石，但对于作为胆源性急性胰腺炎第一位原因的小胆石（＜5 mm）、胆泥或微胆石，腹部超声波的敏感性较差。临床上对于急性胰腺炎胆道疾病病因的搜寻，多以腹部超声波为常规初筛检查，若无阳性发现，应选择准确率较高的非侵入性检查磁共振胰胆管成像（MRCP）。若仍为阴性，而临床高度怀疑胆道疾病，则应继以超声内镜（EUS）或（ERCP）。内镜下Oddi括约肌切开术（EST）是检出胆泥或微胆石的金标准方法，集诊断与治疗一体。

六、诊断

患者在入院后48 h内应明确诊断，急性胰腺炎的诊断内容应包括下列内容。

（一）确定急性胰腺炎

一般应具备：①急性、持续中上腹痛；②血淀粉酶增高超过正常值3倍；③胰腺炎症的影像学改变；④排除其他急腹症。部分患者可不具备第2条。

（二）确定轻症抑或是重症

多数重症患者经历了不同时间的轻症阶段，因此，在起病72 h内对轻症患者应密切观察病情变化，及时发现SAP的症状及体征，动态了解相关实验室检测数据及胰腺形态的改变。

出现下列任一情况，应考虑重症急性胰腺炎：①出现全身炎症反应综合征；②出现器官衰竭；③起病后 72 h 的胰腺 CT 评分 ≥ 6 分；④ APACHE Ⅱ 评分 ≥ 8，可被视为重症。

（三）寻找病因

住院期间应使 > 80% 患者的病因得以明确，尽早解除病因有助于防止病情向重症发展及避免日后复发。进食常作为诱因促发本病，潜在的病因需仔细排查。详细地了解病史对寻找病因甚为重要。胆道结石是急性胰腺炎的首要病因，若病史及体征高度提示胆源性急性胰腺炎，则应逐级采用腹部超声、MRCP、EUS、ERCP、EST 等使之明确。在应激状态下，血三酰甘油常升高。当血三酰甘油 > 11 mmol/L 时，可考虑为急性胰腺炎的病因。

（四）确定并发症

近期并发症包括腹膜炎、败血症、急性肝损伤、ARDS、应激性溃疡、肾功能不全、胰性脑病等。后期并发症多在急性胰腺炎后 1 个月甚至更长时间得以诊断。

七、鉴别诊断

作为常见的急腹症之一，急性胰腺炎须与消化性溃疡、胆石症、急性肠梗阻、心肌梗死等鉴别。鉴别时应抓住各疾病的特点进行鉴别，收集相关证据。

八、治疗

急性胰腺炎的治疗原则在于去除潜在的病因和控制炎症。

MAP 经内科治疗后多在 5 ~ 7 d 内康复。SAP 则需在内科治疗的基础上根据病情给予器官支持，后期并发症可通过内镜或外科手术治疗。如诊断为胆源性急性胰腺炎，宜在本次住院期间完成内镜治疗或在康复后择期行胆囊切除术，避免日后复发。

（一）内科治疗

1. 监护

由于急性胰腺炎患者病情变化较多，细致的监护对及时了解病情发展很重要。病程初期监测内容除体温、血压、呼吸、心率、意识等生命体征外，腹痛、腹胀、肠蠕动、腹膜炎体征、血氧饱和度、尿量、粪便、胃肠减压引流物、有无黄疸及皮肤瘀斑等均应逐日记录。入院初即应检测前述反映病理生理变化的实验室指标，以后根据病情决定复查的间隔时间。有心律失常者应予心电监测。

对重症患者应给予肺、肾、循环、肝、肠等器官的功能支持，医院的重症监护室（intensive care unit，ICU）可为此提供良好的条件。由训练有素、多学科组成的 SAP 专门治疗小组对患者选择最佳的多学科综合治疗至关重要。

2. 补液

维持血容量、水、电解质平衡的主要措施。重症患者胰周有大量渗液集聚，如果心功能容许，在最初的 48 h 静脉补液量及速度为 200 ~ 250 mL/h，补液不充分被认为是胰腺炎向重症发展的重要原因之一。补液量及速度也可根据中心静脉压（central venous pressure，CVP）进行调节。急性胰腺炎时常有明显腹胀、麻痹性肠梗阻，用股静脉插管测量的 CVP 可受腹腔压力异常升高，不能代表真正的 CVP，应予注意。重症患者还应根据病情补充白蛋白、血浆或血浆代用品，提高血浆胶渗压，才能有效维持脏器功能。

3. 吸氧

动脉氧饱和度宜 > 95%。

4. 镇痛

未控制的严重腹痛可加重循环不稳定。由于吗啡可增加 Oddi 括约肌压力，故临床常用哌替啶（meperidine）止痛，50 ~ 100 mg/ 次，肌内注射。胆碱能受体拮抗药（如阿托品）可诱发或加重肠麻痹，也不宜使用。胃肠减压可在一定程度上减轻腹胀。

5. 预防和抗感染

胰腺感染是病情向重症发展、甚至死亡的另一重要原因。导致胰腺感染的主要细菌来自肠道。预防坏死胰腺的感染可采取：①为减少肠腔内细菌过生长，可采用导泻，促进肠蠕动和清洁肠道。导泻药物可选硫酸镁，每次口服 5 ~ 20 g，同时饮水 100 ~ 400 mL；也可用磷酸钠等洗肠液，中药（大黄、番泻叶）导泻在临床也广为应用。在此基础上，口服抗生素（如诺氟沙星、多黏菌素等）清除肠腔内细菌。②尽早肠内营养，维持肠黏膜屏障的完整，减少细菌移位。③预防性全身给予抗生素（喹诺酮类或头孢类）。

当患者出现胰腺或全身感染，致病菌主要为革兰阴性菌和厌氧菌等肠道常驻菌，应选择喹诺酮类或头孢类抗生素，联合针对厌氧菌的甲硝唑。严重败血症或上述抗生素疗效欠佳时应使用亚胺培南等。要注意真菌感染的可能，可经验性应用抗真菌药。

6. 减少胰液分泌

旨在降低胰管内高压. 减少胰腺的自身消化。常用措施如下。

（1）禁食、胃肠减压：食物和胃液是胰液分泌的天然刺激物，禁食和胃肠减压则有助于减少胰液分泌。

（2）抑制胃酸：可用 H_2 受体拮抗药或质子泵抑制药。

（3）生长抑素及其类似物：生长抑素（somatostatin）是胃肠黏膜 D 细胞合成的 14 肽，它可抑制胰泌素和胆囊收缩素（cholecystokinin，CCK）刺激的胰腺基础分泌，使基础胰液分泌减少，胰液、碳酸氢盐、胰蛋白酶产量明显减少。生长抑素 250 ~ 375 µg/h 静脉滴注；生长抑素类似物奥曲肽 25 ~ 50 µg/h 静脉滴注，MAP 一般持续静脉滴注 2 ~ 3 d，SAP 则用药时间约 1 周甚至更长。

7. 营养支持

轻症患者，只需短期禁食，通过静脉补液提供能量即可。重症患者在短期肠道功能恢复无望、为避免胰液分泌时，应先予肠外营养。每日补充能量约 32 kcal/（kg·d），肥胖者和女性减 10%。热氮比以 100 kcal ∶ 1 g 或氨基酸 1.2 g/（kg·d）为宜，根据血电解质水平补充钾、钠、氯、钙、镁、磷，注意补充水溶性和脂溶性维生素，采用全营养混合液方式输注。

病情趋向缓解时，应尽早过渡到肠内营养。经口、胃或十二指肠给予的营养剂将促进胰酶和碳酸氢盐分泌，而经空肠者则不刺激胰液分泌。为此，初期肠内营养可借助内镜将鼻饲管置入空肠，并给予已充分消化的专用空肠营养剂。开放饮食从少量、无脂、低蛋白饮食开始，逐渐增加食量和蛋白质，直至恢复正常饮食。

（二）内镜治疗

对起因于胆总管结石性梗阻、急性化脓性胆管炎、胆源性败血症及胆道蛔虫的急性胰腺炎应尽早行 EST 等内镜治疗，取出胆道结石、蛔虫等，放置鼻胆管引流，胆道紧急减压，既有助于阻止急性胰腺炎病程，又可迅速控制感染。这种在 ERCP 基础上发展的内镜下微创治疗效果肯定，创伤小，可迅速缓解症状、改善预后、缩短病程、节省治疗费用，属对因治疗，可缩短病程，避免急性胰腺炎复发。

适宜于内镜治疗的其他导致急性胰腺炎的病因包括肝吸虫、胰管结石、慢性胰腺炎、胰管先天性狭窄、壶腹周围癌、胰腺癌、Oddi 括约肌功能障碍及胰腺分裂等。对重症急性胰腺炎的后期并发症如胰腺假性囊肿和脓肿也可予以内镜治疗。

确定急性胰腺炎行 ERCP 治疗的指征应根据不同影像学资料确定：

1. B 超、MRCP 或 EUS 发现胆总管结石、胆总管直径 > 0.7 cm 或胆囊切除术后胆总管直径 > 0.8 cm，胆道蛔虫，胰管扩张、扭曲、狭窄等，这些均为 ERCP 治疗的明确指征。

2. B 超阴性，血三酰甘油 < 11 mmol/L，排除酒精、高钙血症、药物、病毒感染等因素，应行 MRCP 或 EUS。

3. MRCP/EUS 阴性，但有下列情况，应行 ERCP：①TB 升高，DB > 60%，ALT 升高，腹痛伴畏寒发热；②复发性胰腺炎；③胆囊切除术后，间歇发作性胆绞痛症状；④曾存胆道手术史；⑤胆囊小结石。

4. ERCP 发现胆总管微胆石、胆泥、Oddi 括约肌功能障碍、胰腺分裂，胰管狭窄，壶腹周围癌、胰腺癌，这些均为 ERCP 治疗的明确指征。

（三）外科治疗

多数急性胰腺炎不需外科干预，即使是重症急性胰腺炎也应尽可能采用内科及内镜治疗。临床实践表明，重症急性胰腺炎时经历大的手术创伤将加重全身炎症反应，增加病死率。当重症患者内科及内镜治疗不能阻止胰腺进一步坏死时，可行经皮腹膜后穿刺引流，必要时以微创方式清除胰腺坏死组织。

与急性胰腺炎相关的主要手术治疗是胆囊切除术，以解决病因。目前胆囊切除术多采用腹腔镜完成。新近的临床研究认为，对于有 1 次急性胰腺炎发作史患者，有结石的胆囊即应切除；对轻中度胆囊结石相关急性胰腺炎，胆囊切除术应在本次胰腺炎恢复后 10 d 左右实施，SAP 则应在恢复后 4 周左右施行；不及时切除，在 6 ~ 18 周内，有 25% ~ 30% 患者将再次发生急性胰腺炎。

微创治疗无效的胰腺假性囊肿、脓肿和脾静脉栓塞等并发症需要外科开腹手术治疗。

九、预后

轻症患者常在 1 周左右康复，不留后遗症。重症患者病死率约 15%，经积极抢救幸免于死亡的患者容易发生胰腺假性囊肿、脓肿和脾静脉栓塞等并发症，遗留不同程度胰腺功能不全。未去除病因的部分患者可经常复发急性胰腺炎，反复炎症及纤维化可演变为慢性胰腺炎。

十、预防

积极治疗胆胰疾病，适度饮酒及进食，部分患者需严格戒酒。

第二节　慢性胰腺炎

慢性胰腺炎（chronic pancreatitis，CP）是以胰腺慢性炎症、纤维化、萎缩、钙化为特征，最终导致胰腺内外分泌功能不足的疾病。临床常表现为腹痛、腹泻、营养不良等。

一、流行病学

关于慢性胰腺炎发病率或患病率的数据尚不充分。尸检报道的患病率为 0.04% ~ 5%，基于 CT、超声或 ERCP 报告的有明显的胰腺组织学异常的 CP 年发病率为（3.5 ~ 4）/10 万。对于部分组织学变化不甚明显的 CP，常不易被上述影像学技术发现而低估了 CP 的实际患病率和发病率。

二、病理

慢性胰腺炎的病理特征主要有：胰腺实质散在的钙化灶，纤维化，胰管狭窄、阻塞及扩张，胰管结石，胰腺萎缩，炎性包块，囊肿形成等。

三、病因

CP 是多因素相互作用导致的疾病，仅一种危险因素很难引起 CP。

（一）酒精

由于 70% 成年 CP 患者有酗酒史，因此长期过度饮酒一直都被认为是慢性胰腺炎的首要病因。然而根据慢性胰腺炎的病理及影像学标准，只有不到 10% 的酗酒者最终会发展成慢性胰腺炎。临床实践观察到，多数长期大量饮酒者并无 CP 的客观证据，仅表现为餐后腹胀、脂餐后腹泻等消化不良症状。进一步的动物实验表明，单纯长期摄入酒精并非导致慢性胰腺炎而是脂肪沉积等退行性变，伴有明显胰腺外分泌功能不足。

复发性急性胰腺炎常导致胰腺纤维化、胰管阻塞，导管扩张，胰腺组织萎缩而进展为 CP。当患者胆、胰管异常持续存在，饮酒可诱发复发性急性胰腺炎，推动炎症慢性化。此外，CFTR、PRSSI 及 SPINKI 等基因的突变可能改变酒精的代谢或调节胰腺对酒精所致炎症的反应性，从而促进 CP 的发生。因此，乙醇在 CP 的发生过程中只起到促进作用，而不是独立的致病因素。

（二）基因突变

目前认为，慢性胰腺炎与以下 3 种基因突变有关。

1. 与散发的特发性胰腺炎有关的两种基因突变

囊性纤维化跨膜转导调节因子基因（cystic fibrosis transmembrane conductance regulator gene，CFTR）的突变，可能与胰管阻塞或腺泡细胞内膜的再循环或转运异常有关；胰蛋白酶促分泌抑制剂基因（pancreatic secretory trypsin inhibitor，PSTI or SPINKI）编码胰蛋白酶促分泌抑制剂的基因，突变位点为N34S，其突变的后果是削弱了对抗正常腺泡内自身激活的少量胰蛋白酶的第一道防线。发病年龄较遗传性胰腺炎晚，并发症和需外科手术的机会较少。但最主要的区别是无家族病史。

2. 与遗传性胰腺炎有关的基因突变

阴离子胰蛋白酶原基因（cationic trypsinogen gene，PRSSI）编码人类胰蛋白酶原，它的突变使胰蛋白酶原容易被激活而常发生复发性胰腺炎，逐渐进展为CP。遗传性胰腺炎家系，主要集中在欧美地区，其PRSSI的两种突变（R122H和N291）系常染色体显性遗传，外显率80%。其临床特征为幼年发病的复发性急性胰腺 – 炎，常进展为慢性胰腺炎并伴有高胰腺癌发病率。患者家族中至少还有另2例胰腺炎患者，发病可以相隔2代甚至几代。

一般认为，所有的慢性胰腺炎可能都有基因异常基础，其作用大小不等，取决于胰腺炎的类型。但是否对所有CP患者常规筛查基因突变，尚未达成共识，但对于有家族史的早发CP患者（< 35岁）进行筛查是合理的。

（三）自身免疫

40多年前，Sarles等第一次描述了自身免疫性胰腺炎（autoimmune pancreatitis，AIP）。60%的病例与其他自身免疫疾病有关，包括原发性硬化性胆管炎、原发性胆汁性肝硬化、自身免疫性肝炎和干燥综合征。淋巴细胞浸润是其主要的组织学特征之一。临床上，循环中免疫球蛋白G（尤其是免疫球蛋白G4）可上升至较高水平，尤其是在有胰腺肿块的情况下，且大多数患者对类固醇治疗有效。

值得一提的是，如果通过大鼠尾静脉注射能识别胰淀粉酶的CD_4^+T细胞，大鼠胰腺则会形成类似人类AIP的组织学特征。此实验结果支持CD_4^+T细胞在AIP发病中起重要作用的观点。

（四）吸烟

由于严重酗酒者通常都吸烟，所以很难将酗酒和吸烟的影响完全分开。吸烟不仅通过烟碱影响胰液分泌模式，而且诱导炎症反应，并通过其他成分发挥致癌作用。

（五）B组柯萨奇病毒

此病毒可引起急性胰腺炎，且病毒滴度越高，引起急性胰腺炎的可能性越大，若此时缺乏组织修复，则可能进展为慢性胰腺炎。这种缺陷与巨噬细胞（M_1）和1型辅助性T细胞的优先活化有关。在B组柯萨奇病毒感染期间，饮用乙醇可加重病毒诱导的胰腺炎，阻碍胰腺受损后的再生，饮酒剂量越大，持续时间越长，胰腺的再生就越困难。因此，酒精可能会通过增强组织内病毒感染或复制，影响组织愈合和使胰腺炎症慢性化。

（六）营养因素

人体内及动物实验认为，食物中饱和脂肪酸及低蛋白饮食可促进慢性胰腺炎或胰腺退行性病变的发生。

四、临床表现

慢性胰腺炎的组织及功能变化大多不可逆转，但临床表现也不总是进行性恶化。症状常呈慢性过程，间歇加重。

（一）腹痛

约80%的慢性胰腺炎患者自诉腹痛，其发生的频率、性质、方式和严重程度都没有固定的特征。腹痛常位于上腹部，为持续性钝痛，可放射至背部，持续的时间从数天至数周不等，前倾坐位可一定程度上缓解疼痛。如果患者的慢性炎症或假性囊肿主要局限在胰头，疼痛则多在腹中线右侧；若炎症病变主要在胰尾，疼痛则多在左上腹。如果慢性胰腺炎并发假性囊肿、胰管梗阻、明显胰头炎性包块及胰腺癌，疼痛将更剧烈，持续时间更长。

腹痛是慢性胰腺炎最严重的临床问题，可使食欲缺乏，摄食减少，导致消瘦、营养不良，是慢性胰腺炎手术治疗最常见的适应证。也有部分患者虽然有导管内钙化、导管扩张和假性囊肿等但却没有腹痛。因此，不能通过 CT 扫描或 ERCP 发现的异常来判断患者是否有疼痛。

（二）糖尿病

一般认为，80% 以上的胰腺受损时，可出现糖尿病。慢性胰腺炎进入晚期后，对糖的不耐受更为明显。由于胰高血糖素可随着胰岛细胞的损伤而同时减少，因此，慢性胰腺炎常合并脆性糖尿病。外源性补充胰岛素易导致低血糖，而胰高血糖素储备不足又常妨碍血糖恢复至正常水平，使临床治疗难度增加。

（三）脂肪泻

理论上认为，当胰腺外分泌功能减退至正常的 10% 以下时，可能发生脂肪泻。严重慢性胰腺炎或胰管完全梗阻时，可有脂肪泻症状，患者可能会排出油腻的粪便甚至油滴（苏丹 III 染色阳性），大便 3 ~ 4 次 /d。多数患者因腹痛而畏食，脂肪泻不明显，常表现为大便不成形、每天次数略多，腹胀。

（四）营养不良

患者常消瘦明显，贫血，肌肉萎缩，皮肤弹性差，毛发枯萎，易患呼吸道、消化道、泌尿道等感染。

（五）并发症

1. 复发性胰腺炎

通常是间质性炎症，偶尔也可能是坏死性胰腺炎。假性囊肿见于约 25% 的 CP 患者。假性囊肿压迫胃时，可引起一系列症状，如食欲减退、恶心、呕吐和早饱感；压迫胆总管时，可导致黄疸；压迫十二指肠时，引起腹痛或呕吐。约 10% 病例的假性囊肿与假性动脉瘤有关，可导致危及生命的大出血。脾静脉栓塞可导致胃底和食管下段静脉曲张，是 CP 患者并发消化道出血的原因之一。当假性囊肿伴发感染时，临床表现为腹痛、发热、白细胞增多。

2. 十二指肠梗阻

约 5% 的 CP 患者并发有十二指肠狭窄。其常常由胰头纤维化引起，也可能由胰腺脓肿或假性囊肿造成。十二指肠梗阻最重要的症状是呕吐。另外，还可能有腹痛、黄疸等表现。

3. 胰腺癌

CP 是胰腺癌发生的危险因素之一。其并发胰腺癌的风险约为 4%。因此，对 CP 患者腹痛加重或明显消瘦时，应警惕胰腺癌的存在。

五、诊断

当临床表现提示 CP 时，可通过影像技术获得胰腺有无钙化、纤维化、结石、胰管扩张及胰腺萎缩等形态学资料，收集 CP 的证据，并进一步了解胰腺内外分泌功能，排除胰腺肿瘤。

1. 腹部 X 线平片

腹部 X 线检查简单、无创、价格便宜。弥漫性胰腺内钙化是慢性胰腺炎的特异性 X 线表现，但仅见于晚期慢性胰腺炎。而胰腺的局灶性钙化并非慢性胰腺炎所特有，还见于创伤、胰岛细胞瘤或高钙血症，故该检查对早期慢性胰腺炎不够敏感。

2. 腹部 B 超

可显示钙化、胰腺萎缩或明显的胰管扩张，但肠道内气体可能妨碍对胰腺的观察，其灵敏度因此而受到影响。

3. 腹部 CT

腹部 CT 是 CP 疑似患者的首选检查。它可以显示胰腺内钙化、实质萎缩、轮廓异常、胰管扩张或变形等慢性胰腺炎特征，还能发现慢性胰腺炎并发的假性囊肿、血栓、假性动脉瘤等，能有效地检测到炎症或 > 1 cm 的瘤样肿块。CT 诊断典型的慢性胰腺炎灵敏度为 74% ~ 90%。

4. 磁共振胰胆管成像（magnetic resonancecholangiopancreatography，MRCP）

可显示主胰管和胆总管，并重建胆管及胰管系统，可了解胰腺实质状况，其缺点是不能直接显示结石。与 ERCP 相比，MRCP 具有无创的优点，因此在临床使用广泛。

5. 超声内镜（endoscopic ultrasonography，EUS）

可显示慢性胰腺炎的异常表现，如主胰管扩张、直径 < 2 cm 的小囊肿及胰腺实质的非均匀回声。其灵敏性、特异性至少与 CT、ERCP 相当，甚至可能更高。胰腺实质的非均匀回声是慢性胰腺炎的特异性表现，而 CT、MRCP 却难以显示这方面病变。更重要的是，EUS 引导下的细针穿刺有助于胰腺的炎性包块和肿瘤的鉴别诊断。

6. ERCP

慢性胰腺炎的主要表现是主胰管及其分支的变化。最常见的变化包括导管扩张、狭窄、变形、充盈缺损和假性囊肿，晚期呈"湖泊链"的典型表现。ERCP 是识别胰管病变最灵敏的检测方法，其灵敏性和特异性分别为 67% ~ 90% 和 89% ~ 100%。由于 ERCP 的有创性，该方法多用于上述影像学结果不甚明确时。

7. 胰腺外分泌功能评价

消化不良、消瘦、脂肪泻都从临床的角度反映了胰腺外分泌功能不足，粪便的苏丹Ⅲ染色有助于了解是否存在脂肪泻。

下列试验有助于评价患者胰腺外分泌功能状态，但因检测方法较烦琐，灵敏度欠佳，尚未在临床成为常规检测手段。①胰腺功能间接试验：包括胰腺异淀粉酶检测、血清胰蛋白酶放免测定、N- 苯甲酰 –L- 酪氨酰 – 对氨基苯甲酸试验、粪便中糜蛋白酶、弹性蛋白酶及脂肪的含量分析等。这些检测常在胰腺外分泌功能损失达到 90% 后才能呈阳性结果，因此无助于慢性胰腺炎的早期诊断。②胰腺功能直接试验：给患者注射促胰液素或胆囊收缩素 / 雨蛙肽后，通过十二指肠降段置管，收集胰液，分析这些胰腺外分泌刺激物对胰液、胰酶产量的影响能力。研究表明，在诊断轻中型胰腺炎时，这些胃肠多肽激发试验比其他试验更准确、灵敏。

8. 胰腺内分泌功能评价

慢性胰腺炎时，胰岛细胞受损，A 细胞分泌的胰高血糖素和 B 细胞分泌的胰岛素都严重不足。当空腹血糖浓度 > 140 mg/dL 或餐后 2 h 血糖 > 200 mg/dL 时，可诊断糖尿病，也表明胰腺内分泌功能的明显不足。

六、鉴别诊断

1. 胆道疾病

常与 CP 同时存在，并互为因果。因此，在做出胆道疾病诊断时应想到 CP 存在的可能。临床常依靠超声、CT、MRCP、ERCP 等进行鉴别。

2. 胰腺癌

胰腺癌常合并 CP，而 CP 也可演化为胰腺癌。胰腺包块的良、恶性鉴别因缺乏特征性影像学改变，又难以取到组织活检，而在短期内鉴别诊断常较困难。血清肿瘤标志物 CA19–9 > 1 000 μmol/mL 时，结合临床表现及影像学改变，有助于胰腺癌的诊断。

3. 消化性溃疡及慢性胃炎

二者的临床表现与 CP 有相似之处，依靠病史、胃镜及超声、CT 等检查，鉴别一般不困难。

4. 肝病

当患者出现黄疸、脾大时，需与肝炎、肝硬化与肝癌鉴别。

5. 小肠性吸收功能不良

临床可有脂肪泻、贫血与营养不良，可伴有腹部不适或疼痛、腹胀、胃酸减少或缺乏、舌炎、骨质疏松、维生素缺乏、低血钙、低血钾等表现。D- 木糖试验有助于了解有无吸收不良，CP 患者主要呈消化不良，故 D- 木糖试验结果正常。

6. 原发性胰腺萎缩

多见于老年患者，常表现为脂肪泻、体重减轻、食欲缺乏与全身水肿，影像学检查无胰腺钙化、胰管异常等，部分患者 CT 仅显示胰腺萎缩。若能取到活体组织标本，显微镜下可见大部分腺泡细胞消失，胰岛明显减少，均被脂肪组织替代，纤维化病变及炎症细胞浸润较少，无钙化或假性囊肿等病灶。

七、治疗

（一）疼痛

目前，对慢性胰腺炎疼痛治疗推荐阶梯式止痛疗法。首先需要评估疼痛频率、严重度、对生活和其他活动的影响程度。可忍受的疼痛或即使有剧痛但不频繁者，应劝患者戒烟、戒酒，给予低脂饮食，补充胰酶，同时抑酸。疼痛严重或发作频繁者及有服用麻醉药止痛倾向的患者，可在上述治疗的基础上根据患者影像学异常进行内镜治疗，如括约肌切开术、胰管取石术和胰管内支架置入术。内镜治疗无法解决的胰管结石、胰管狭窄及胰腺囊肿则建议外科治疗，胰管的形态学变化决定了不同的手术方式。值得注意的是，目前尚无足够证据表明随着治疗方式有创性的增加，慢性胰腺炎疼痛的缓解率因此而提高。腹腔神经丛阻断术似乎对慢性胰腺炎的效果也有限。

（二）脂肪泻

每餐至少补充 30 000 U 的脂肪酶，能有效缓解脂肪泻。微球制剂的胰酶较片剂疗效好。还可用质子泵抑制药或 H_2 受体阻滞药抑制胃酸分泌，提高胰酶的效应。脂肪泻严重的患者可用中链三酰甘油代替饮食中的部分脂肪，因为中链三酰甘油不需要分解而直接被小肠吸收。此外，应寻找是否伴有细菌过生长、贾第鞭毛虫病和小肠功能紊乱。

（三）糖尿病

口服降糖药仅对部分患者有效。如果需要胰岛素治疗，则目标通常是控制从尿液中丢失的糖，而不是严格控制血糖。因而，慢性胰腺炎相关性糖尿病患者需要的胰岛素剂量常常低于胰高血糖素分泌不足或胰岛素抗体缺失所致的糖尿病患者。只有高脂性胰腺炎患者才需要严格控制血糖，因为对于这些患者，糖尿病是原发病。控制这些患者的血糖有助于控制血清三酰甘油水平。

八、预后

慢性胰腺炎患者的生存率明显低于正常，死亡原因常与感染、胰腺癌等有关。

第三节　胰腺癌

胰腺癌（carcinoma of pancrease）系胰腺外分泌腺的恶性肿瘤，临床主要表现为腹痛、消瘦、黄疸等，大多数患者在确诊后已无法手术切除，在半年左右死亡，5 年存活率 < 5%。因其恶性程度高，治疗困难，预后差，目前仍是肿瘤病学的一大挑战。

一、流行病学

该病是常见的消化系统恶性肿瘤，但在我国其确切发病率还不清楚。近年胰腺癌发病率的增加与某些环境因素的作用、人口平均寿命增加、诊断技术进步、检出率提高有关。过去 10 余年期间，胰腺癌发病在英国增高 2 倍，美国 3 倍，日本 4 倍。上海近 20 年来胰腺癌发病率增加了 4 倍，是我国胰腺癌的高发地区。80% 患者的发病年龄在 60 ~ 80 岁，男女之比约为 2：1。

二、病因和发病机制

关于胰腺癌的病因与发病机制仍不清楚。慢性胰腺炎被视为胰腺癌的癌前病变，在不健康的生活方式（如吸烟、饮酒等）、长期接触某些物理、化学致癌物质等多种因素长期共同作用下，导致一系列基因突变，包括肿瘤基因的活化、肿瘤抑制基因功能丧失、细胞表面受体 – 配体系统表达异常等。遗传性胰腺炎常伴有高胰腺癌发病率，表明遗传因素与胰腺癌的发病有一定关系。

三、病理

大多数（90%）胰腺癌为导管细胞癌。60%～70%的这种病理类型肿瘤位于胰头，常压迫胆道，侵犯十二指肠及堵塞主胰管致堵塞性慢性胰腺炎。肿瘤质地坚实，切面常呈灰黄色，少有出血及坏死。光镜下典型的组织结构类似胰管及胆管，含有致密的基质。

少数（5%）胰腺癌为腺泡细胞癌，肿瘤分布于胰腺的头、体、尾部概率相同。肉眼看肿瘤常呈分叶状，棕色或黄色，质地软，可有局灶坏死。光镜下的组织结构呈腺泡样，含有少量基质。其他还有胰腺棘皮癌、囊腺癌等。

通常胰头癌很难与起源于乏特腹壶、十二指肠乳头及肝外胆道下端的癌肿鉴别，由于胰头癌和这些肿瘤的临床表现很相似，常将胰头癌和这些肿瘤统称为乏特壶腹周围癌。胰腺癌生长较快，加之胰腺血管、淋巴管丰富，胰腺又无包膜，往往早期发生转移，或者在局部直接向周围侵犯。癌肿可直接蔓延至胃、胆囊、结肠、左肾、脾及邻近大血管。较多经淋巴管转移至邻近器官、肠系膜及主动脉周围等处的淋巴结。血循环转移至肝、肺、骨和脑等器官。

四、临床表现

该病起病隐匿，早期无特殊表现，可诉上腹不适、轻度腹泻、食欲减退、乏力等，数月后出现明显症状时，病程多已进入晚期。其主要临床表现有：腹痛、黄疸、腹泻、体重减轻及转移灶症状。整个病程短、病情发展快、迅速恶化。

（一）腹痛

由于胰腺卧于上腹部许多神经丛之前，以致癌肿往往较早侵犯到这些神经丛组织，引起顽固、剧烈的腹痛和腰背痛。腹痛可发生于2/3的患者，常位于中上腹部，依肿瘤位置而向腹两侧偏移。腹痛可为持续或间断性钝痛，部分患者餐后加重并与体位有关，仰卧位与脊柱伸展时疼痛加剧，蹲位、弯腰坐位可使腹痛减轻。

（二）黄疸

胰头癌压迫或晚期转移至肝内、肝门、胆总管淋巴结，致胆管扩张、胆囊肿大、肝大、胆汁淤积性黄疸。约半数胰腺癌患者可出现黄疸，呈进行性加重，尿色如浓茶，粪便呈陶土色。虽可有轻微波动，但难以完全消退。约1/4的患者合并顽固的皮肤瘙痒，与皮肤胆汁酸积存有关。

（三）消化不良

新近出现的轻度消化不良性腹泻、肠胀气常是胰头癌早期的临床表现而被忽略。当肿瘤快速增大，胰腺外分泌功能明显受损后，患者食欲明显下降，恶心，腹泻加重，甚至出现脂肪泻，腹痛部位可不固定。

（四）体重减轻

大约80%的胰腺癌患者有明显的体重减轻。部分患者在病程早期可无其他症状而仅表现为不明原因的进行性消瘦，发展较快。一般在1个月内体重减轻10 kg左右或更多，而在2～3个月内体重减轻多达30 kg以上。如此快速而严重的消瘦原因与消耗过多、摄入减少、胰液分泌不足、消化吸收不良、腹泻等因素有关。晚期常呈恶病质状态。

（五）转移灶症状

1. 呕吐

胰头癌压迫邻近的空腔脏器如十二指肠，常使其肠曲移位或梗阻，患者可表现为胃流出道梗阻的症状。

2. 上消化道出血

胰腺癌浸润至胃、十二指肠，破溃出血，或脾静脉或门静脉因肿瘤侵犯而栓塞，继发门静脉高压症，导致食管胃底静脉曲张破裂出血。

（六）非常见临床表现

1. 血栓性静脉炎

少数胰腺癌患者可伴有下肢深静脉、门静脉或脾静脉的血栓性静脉炎，其原因与腺癌分泌某种促使血栓形成的物质有关。这些患者的肿瘤多位于胰腺的体尾部。尸检资料显示动脉和静脉血栓的发生率约占25%。因此，当患者出现上述原因不明的血栓性静脉炎时应仔细检查胰腺。

2. 糖尿病

胰体尾癌可波及胰岛组织而产生糖尿病，当老年人突然出现糖尿病、糖尿病患者出现持续腹痛或近期病情突然加重时，应警惕胰腺癌。

3. 关节炎及脂膜炎

少数患者可有关节红肿、疼痛，关节周围、躯干或下肢出现小的疼痛性结节，系皮下脂肪坏死和伴随的炎症。这较多见于高分化的腺泡型胰腺癌，个别患者血清脂肪酶显著升高。

4. 精神症状

由于胰腺癌患者多有顽固性腹痛、不能安睡和进食，容易对精神和情绪产生影响，表现为焦虑、抑郁个性改变等精神症状。

五、实验室和其他检查

（一）确定梗阻性黄疸

血清总胆红素升高，以结合胆红素为主，多 > 50% 总胆红素。血清碱性磷酸酶早期即升高，可先于黄疸而出现。当其活力高于正常 3 ~ 5 倍时，如无骨病存在，则高度提示胆汁淤积。尿胆红素阳性，尿胆原减少或缺如。

（二）胰腺癌肿瘤标记物

胰腺癌细胞可分泌一些糖蛋白，如 CA19-9、CEA、DU-PAN-2、Span-1 等，但这些标记物特异性低，其原因在于起源于上皮的恶性肿瘤都含有这些糖蛋白，而非胰腺癌特有；此外，正常上皮组织亦含有这些糖蛋白，但含量低于肿瘤。故目前在诊断或治疗监测方面尚无优于影像技术的胰腺肿瘤标志物检测。

（三）胰腺癌病灶的检出

1. 腹部超声

为首选筛查方法，可显示 > 2 cm 的胰腺肿瘤，对晚期胰腺癌的诊断阳性率可达90%。超声图像呈无回声、边缘不规则的不均质肿块，肿块的伪足样伸展是胰腺癌的典型征象，常同时伴有胰管不规则狭窄、扩张或中断，胆囊肿大，侵及周围大血管时表现血管边缘粗糙及被肿瘤压迫等现象。

2. 增强 CT

小胰腺癌（< 2 cm）较少发生坏死，胰腺形态近乎正常，CT 平扫一般呈等密度，病灶难以显示，当疑有胰腺癌时，增强扫描尤为重要。胰腺癌在增强 CT 扫描时大多表现为低密度肿块，胰腺部分或胰腺外形轮廓异常扩大。螺旋 CT 图像伪影少，成像质量高，有助于小病灶的检出。增强螺旋 CT，对 < 2 cm 胰腺癌的检出率可达到80% ~ 90%。

3. MRCP

因大部分胰腺癌发生于导管上皮，肿瘤较小时，即可导致胰管病理性改变，主要表现为主胰管不规则狭窄和梗阻。MRCP 通过显示胰管的细小结构，检出病灶，适合于梗阻性黄疸的病因诊断。具有扫描时间短、成功率高、无须对比剂、安全、无创伤等优点，但对病变起始于胰管小分支的患者，容易漏诊或误诊。

4. EUS

由于超声内镜具有探头频率高、距离胰腺近、胃肠道气体干扰少等特点，图像显示较体表超声清晰，从而提高了胰腺癌的检出率，可以探测到直径 5 mm 的小肿瘤。EUS 在显示胰腺癌病灶全貌和侵及范围与程度等方面，明显优于腹部体表超声、CT 及 ERCP，尤其在显示小胰癌方面具有独到的优越性，准确率达 90% 以上。EUS 引导下的细针穿刺活检术（FNA）能对 < 10 mm 的病变进行穿刺细胞学检查，有

助于对胰腺良、恶性包块的鉴别。

5. ERCP

能观察胰管和胆管的形态,以及胰头病变有无浸润十二指肠乳头区。确诊率可达 85% ~ 95%。其局限性在于 ERCP 不能显示肿块及邻近结构;为有创检查,有一定的并发症,如胆道感染、胰腺炎等。

6. 正电子发射断层显像(positron emission tomography,PET)

用 18 氟标记的荧光脱氧葡萄糖(^{18}F-fluorodeoxyglucose,^{18}F-FDG)注入体内,进入细胞参与糖代谢,由于恶性肿瘤细胞生长过程中葡萄糖消耗大于正常组织,故肿瘤细胞内有高于正常组织的 ^{18}F-FDC 聚集,^{18}F-FDG 发射出正电子,在其湮没过程中产生的光子可被 X 线断层摄影记录。采用定量或半定量的方法计算胰腺癌组织中的 ^{18}F-FDG 含量,有助于胰腺癌与慢性胰腺炎的鉴别诊断。根据国外研究报告,其敏感性可达 94%,特异性为 88%。PET 不提供精确的解剖学定位,与 CT 结合,将功能成像与解剖成像同机精确融合。对胰腺癌的敏感性、特异性及确诊率均优于 CT。该检查费用昂贵,尚未在临床普遍应用。

(四)了解胰腺癌的浸润范围

1. 血管造影(DSA)

经腹腔动脉做肠系膜上动脉、肝动脉、脾动脉选择性动脉造影,显示肿瘤与周围血管间的解剖关系,可进一步明确病变浸润程度、范围,评估手术切除的可能性及指导手术方式的选择。

2. X 线钡剂造影

用十二指肠低张造影可间接反映癌的位置、大小及胃肠受压情况,晚期胰头癌可见十二指肠曲扩大或十二指肠降段内侧呈反"3"形等征象。

六、诊断和鉴别诊断

(一)诊断

根据临床表现及明确的胰腺癌影像学证据,晚期胰腺癌诊断不难。本病的早期诊断困难,因此,重视下列胰腺癌高危人群的随访,有针对性地进行筛查和监测,有望提高早期胰腺癌的诊断率。

1. 年龄 > 40 岁,近期出现餐后上腹不适,伴轻泻。

2. 有胰腺癌家族史者。

3. 慢性胰腺炎,特别是慢性家族性胰腺炎。

4. 患有家族性腺瘤息肉病者。

5. 胰腺导管内乳头状黏液亦属癌前病变。

6. 大量吸烟、饮酒,以及长期接触有害化学物质。

7. 不能解释的糖尿病或糖尿病突然加重。

8. 不明原因消瘦,体重减轻超过 10%。

微信扫码
- 临床科研
- 医学前沿
- 临床资讯
- 临床笔记

(二)鉴别诊断

1. 慢性胰腺炎

以缓慢起病的上腹胀、腹痛、消化不良、腹泻、食欲减退、消瘦等为主要临床表现的慢性胰腺炎应注意与胰腺癌鉴别。慢性胰腺炎病史较长,常伴有腹泻,黄疸少见。如腹部超声和 CT 检查发现胰腺部位有钙化点,则有助于慢性胰腺炎的诊断。胰腺炎性包块与胰腺癌不仅在影像学上很难鉴别,即使在手术中肉眼所见的大体病理也难于做出准确判断。EUS 引导下的细针穿刺活检如果不能取得足够大小的组织标本,诊断仍不明确。开腹手术活检可确诊。

2. 肝胆疾病

胰腺癌早期消化不良症状及黄疸易与各种肝胆疾病混淆,但影像学、肝功能实验及病毒性肝炎标志物等检查较易使诊断明确。

3. 消化性溃疡、胃癌

对中上腹痛等症状应行胃镜检查,排除消化性溃疡及胃癌。

七、治疗

迄今为止，对于胰腺癌尚无有效的治疗手段。对小病灶仍以争取手术治疗为主，对失去手术机会者，可行姑息治疗辅以化疗或放疗。

（一）外科治疗

胰十二指肠切除术（Whipple 手术）是目前治疗胰腺癌最常用的根治手术，手术创伤大、死亡率较高。术后存活期的长短与淋巴结有无转移密切相关，术后 5 年存活率 < 10%。大多数胰腺癌确诊后已属晚期，手术切除率约 10%。

（二）内镜治疗

作为姑息治疗解决胆总管梗阻。可通过 ERCP 或 PTCD 在胆总管内放置支架，内引流解除黄疸；若不能置入支架，可行 PTCD 外引流减轻黄疸。

（三）化疗

目前尚无有效的单个化疗药物或联合的化疗方案可延长患者的生命或改善生活质量。常用化疗方法有 2 种：

1. 静脉化疗

常用的药物有吉西他滨、5- 氟尿嘧啶、顺铂、紫杉帝、草酸铂、阿瓦斯汀、卡培他滨等。其中，吉西他滨主要作用于 DNA 合成期的肿瘤细胞，而成为胰腺癌化疗的最常用药物。

2. 区域性动脉灌注化学疗法（介入化疗）

总体疗效优于静脉化疗。

（四）放疗

疗效不及化疗，对于化疗效果不佳者可作为次要选择，或联合应用，有助于改善患者生活质量，减轻癌性疼痛，延长患者生命。放疗的方法主要有适形调强放射治疗、γ 刀和 ^{125}I 粒子短程放疗。

（五）对症处理

可根据疼痛程度，采用世界卫生组织推荐的镇痛三阶梯治疗方案。即轻度疼痛使用非甾体类抗炎药，如消炎痛控释片；中度疼痛可用弱阿片类药物，如曲马朵缓释片；重度疼痛则应使用强阿片类，口服药物如磷酸吗啡（美施康定），剂量可逐渐增加；注射剂可选用哌替啶、吗啡等。晚期胰腺癌患者腹痛十分顽固，可采用 50% 酒精行腹腔神经丛注射或椎管内注射吗啡等镇痛。

胰酶制剂可改善消化不良、减轻脂肪泻；对阻塞性黄疸患者应补充维生素 K；胰岛素治疗并发的糖尿病；肠内及静脉营养维持晚期胰腺癌及术后患者的能量需求。

八、预后

胰腺癌是目前预后最差的恶性肿瘤之一，胰腺癌的 1 年生存率为 8%，5 年生存率 < 3%，中位生存期仅 2 ~ 3 个月。

第十一章 内镜在消化系统疾病中的应用

第一节 内镜下黏膜下注射术

（一）材料

1. 可以通过内镜治疗通道的注射套管针。

2. 注射器。

3. 药物：0.1%肾上腺素液、生理盐水。使用时配制成0.01%的肾上腺素生理盐水溶液。

（二）适应证

1. 溃疡或其他创面出血的止血。

2. 消化道黏膜下剥离术或黏膜切除术前作黏膜下注射。

（三）方法

1. 进行溃疡或创面止血时，于溃疡或创面周边作黏膜下注射0.01%的肾上腺素溶液，达到对出血部位的压迫止血作用，另外肾上腺素对局部血管的收缩作用增加了止血的效果。

2. 进行消化道黏膜下剥离术或黏膜切除术时，于要剥离的病变周边黏膜下注射0.01%的肾上腺素溶液，或根据情况选择于将要切除的黏膜中央进针进行黏膜下注射，直至该处黏膜能完全隆起为止。

（四）注意事项

1. 黏膜下注射对于黏膜渗血性出血的止血较理想，但对于血管性出血的长期止血效果可能不理想，应考虑配合或应用止血夹止血，效果更为可靠。高渗盐水能延长肾上腺素局部作用的时间，使黏膜下组织肿胀，使血管发生纤维化变性及血管内血栓形成，从而加强止血的效果。

2. 注意病变及其周边情况、进针深度等，以防穿孔等并发症的发生。

3. 对于没能完全隆起的黏膜病变，不宜于进行黏膜切除术或黏膜下剥离术，以免发生消化道穿孔。

第二节 内镜下金属止血夹应用术

（一）材料

选择能与内镜通道相适应的止血夹持放器，并根据治疗需要选择不同类型、不同大小的止血夹，目前市面上有OLYMPUS公司生产的大小不等的，角度分别为135°及90°的止血夹。

（二）适应证

1. 血管性出血时的止血。

2. 十二指肠乳头括约肌切开术后预防性应用以防止出血。

3. 内镜下息肉等切除术后较大创面或细小穿孔性病变的夹闭处理。

4. 病变组织部位的定位标记。

（三）方法

1. 器械准备：选择所需止血夹，并于体外与止血夹持放器相连接，然后缩入外套管内备用。在急诊情况下，如有条件应准备多套止血夹，以保证治疗时机。

2. 操作步骤：常规内镜检查，寻找确定并保证治疗部位视野清晰。在确认连接好的止血夹完全退入外套管内的情况下，由术者将止血夹经治疗通道送入消化道内。然后指导助手将止血夹送出套管外，随后缓慢将手柄内芯后滑以将止血夹张至最大张开度，必要时手柄继续后滑，张开度将逐渐缩小，并可通过旋转而调节止血夹的开口方向。对准、推压病变部位，助手用力将手柄内芯后滑直至听到"咔嗒"声时表示止血夹已合拢。在确定止血夹与持放器完全脱离后，将止血夹持放器退出内镜治疗通道而完成操作。必要时重复以上步骤而可同时放置多枚止血夹。

（四）注意事项

1. 对于血管性喷血性出血的止血，宜将止血夹沿与可能的血管行径成一定角度的方向夹闭其周边的黏膜而非直接对出血的部位直接进行夹闭，以保证止血的效果。

2. 必要时尚可配合黏膜下注射以提高止血的效果。

3. 对于止血，多选用135°的止血夹，以便能更容易地夹住黏膜，尤其易于夹住更深部位的黏膜；而90°的止血夹可牢固地夹住黏膜，更常用于组织部位的标记。

第三节　内镜下硬化治疗术

（一）材料

1. 10 mL 注射器、一次性内镜注射套管针（以短斜坡针头，针头直径 0.5 mm，长度 5 mm 为宜）。

2. 硬化剂：1% 乙氧硬化醇（aetboxysklerol），5% 鱼肝油酸钠或 95% 无水乙醇。

（二）适应证

1. 活动性食管曲张静脉出血：目的在于达到立即止血的效果。

2. 出血间歇期的食管曲张静脉：目的在于在消除食管曲张的静脉并纤维化食管壁黏膜下层组织，防止食管静脉再曲张。

（三）方法

术前应检查套管针的伸缩情况是否正常，用蒸馏水注射套管针以检查其通畅程度，并估算套管针的容量，再接上抽吸有硬化剂的注射器，将硬化剂推注入注射针至接近针头后备用。对于病情严重的病例，宜备有多根注射套管针以策治疗的及时性及安全性。

1. 硬化治疗方法有静脉旁注射及静脉内注射两种硬化治疗方法：对静脉旁的黏膜下层注射可达到对曲张静脉的压迫作用并可使食管壁纤维化，因而在协助消除曲张静脉的同时，也可预防新的曲张静脉的形成。而静脉内注入硬化剂可损伤曲张静脉的内皮，诱发血栓的形成，从而达到闭塞曲张静脉的目的。对于曲张明显的食管曲张静脉，以食管静脉旁注射联合静脉内注射的硬化治疗方法为佳，以免因静脉内注射过多的硬化剂而引起系统的副作用，并可提高局部硬化的治疗目的。

2. 针对曲张的食管静脉的直径的大小以及是否为活动性出血，注射方法有所不同。

对于曲张的静脉直径 > 5 mm 者，宜采用先两侧静脉旁黏膜下注射后再行静脉内注射的方法，具体为：①先常规检查以了解食管静脉曲张的情况，并注意有否活动性出血或新近出血病灶如血栓或红色征等，以确定首先应进行的治疗点。了解胃底有否曲张静脉、静脉曲张的程度及有否出血征，对于胃底静脉曲张明显尤其伴有出血征如活动性出血、曲张静脉溃烂伴血栓形成、红色征者，宜先处理胃底曲张静脉而暂缓食管曲张静脉的硬化治疗术；②于食管 – 胃接合部以上 3 ~ 5 mm 的部位，寻找、确定要进行注射的曲张静脉旁注射点，在注射针头处于套管针外套管内的状态下，将注射套管针从内镜治疗通道送入并略伸出于镜端外，充分充气使食管壁充分舒张，将套管针直视下顶压于拟注射的静脉旁，由助手迅速将针头伸出而穿刺入静脉旁黏膜下，然后由助手注射硬化剂，在此同时术者一边继续进针，直至注射局部表现为灰白色黏膜隆起为止；根据术者的技术水平和操作习惯以及助手的配合因素等，也可采用确认注射部位后于镜端伸出套管针并先伸出针头，术者直接对准目标部位直接进针穿刺入黏膜后边进针边由助手推注硬化剂的方法，注射硬化剂的量仍以注射局部黏膜呈灰白色隆起为度；③以类似的方法对曲张静脉的另一侧静脉旁黏膜下进行注射硬化治疗；④在两个静脉旁硬化注射治疗点之间，穿刺曲张静脉，于静脉内注入 1 ~ 4 mL 的 1% 乙氧硬化醇。注射过程中术者注意将注射针作小幅度地来回抽动调节以保证硬化剂注入于静脉内，并于退针过程中边注入 1% 乙氧硬化醇直至注射针完全退出食管黏膜为止，以减少退针后穿刺针眼出血的可能。如退针后仍有针眼出血者，可将内镜推入胃腔内，抽吸胃腔内积气与液体，利用镜身的作用压迫出血部位片刻，多能达到止血的目的；⑤再以类似的方式对同一平面上的其他食管曲张静脉进行硬化治疗。

对于曲张的静脉直径 < 5 mm 者，可直接采用静脉内注射硬化的方法。基本操作方法同上法，将注射针穿刺入曲张静脉后酌情注入 1% 乙氧硬化醇 2 ~ 3 mL，注射过程中同样将注射针作来回抽动，一方面确保硬化剂注入于静脉内，另一方面针头刺伤曲张静脉的对侧壁后也利于硬化剂渗入曲张静脉周围而加强硬化的效果。对曲张静脉进行硬化治疗后，再酌情对食管下段曲张的静脉间的静脉旁黏膜下注射少量的硬化剂以硬化食管壁，提高硬化治疗的长远效果，并可预防静脉曲张的再形成。

对于活动性的食管曲张静脉出血，首先应于出血点的远侧对出血的曲张静脉进行硬化剂注射处理，同样提倡联合应用静脉内及静脉旁黏膜下注射的办法。活动性出血时治疗视野往往并不理想，以及患者往往病情危急，甚至较为躁动及有呕吐等因素，注射治疗难度较大，因而有时根据具体的情况而选择先静脉旁或先静脉内的注射方法。作为紧急止血的治疗，硬化剂的用量相对较大，尤其是部分病例在静脉内注射过程中部分硬化剂可随血液从出血部位流出者，具体用量因人而异。对于注射治疗后出血部位仍有渗血者，可采用以上办法，将内镜推入胃腔内，抽吸胃腔内积气与液体，利用内镜镜身压迫协助止血，而非盲目地追加注射。完成对出血部位的止血及硬化处理后，再依患者当时的状况及对患者的整个治疗方案评估后决定是否同时于食管下段对食管曲张静脉及食管壁进行硬化处理。

患者应于第一次硬化治疗后的第 7 天再复查内镜，以了解硬化治疗后的食管情况，及时发现及处理可能引起早期再出血的情况，酌情作第二次硬化注射治疗。以后每周进行一次复查及治疗，直至曲张静脉完全消失为止，具体的治疗次数将因人而异。

患者确认曲张静脉消失后 4 周进行第一次随访复查，必要时再行相应内镜下硬化治疗。如复查时没有发现曲张静脉，随后的 2 年内间隔 3 个月，2 年后间隔 6 ~ 12 个月、3 年后间隔 1 年进行终生随访，以及时发现新形成的曲张静脉并进行硬化处理，防止再出血。

（四）注意事项

1. 作静脉内注射前，可将针头退入套管内，用套管前端触探以确定曲张静脉的最佳穿刺部位，然后再出针进行穿刺注射治疗，以提高静脉内注射的准确性及治疗效果。

2. 注意把握注射的深度及硬化剂的注射量，以减少术后出血、穿孔及食管狭窄的并发症的发生。

3. 对于病情较严重的活动性出血病例，止血应为治疗的终点，其他的治疗留待病情稳定后再进行。

4. 就单纯消除曲张的食管静脉而言，随着多连发套扎器的出现，内镜下硬化治疗术已逐渐为内镜下套扎治疗术所替代。若能在套扎治疗消除曲张的食管静脉后，再联合应用硬化剂治疗以硬化下段食管，将可起到预防曲张静脉再形成的作用，弥补单纯套扎治疗方面的不足，提高长期疗效。

第四节　内镜下栓塞治疗术

食管胃静脉曲张及其出血是临床中经常处理的危重急症，其首次出血病死率达 20% ~ 40%，反复出血病死率更高。近年来内镜下套扎或硬化剂治疗食管胃静脉曲张及其出血取得较好的疗效，而内镜下注射组织黏合剂止血效果最为理想，被认为是胃底静脉曲张出血唯一可选择的有效治疗措施。进口组织黏合剂（hiscoacryl）价格昂贵，在国内难以普及应用，而国产组织黏合剂 DTH 栓塞胶较为低价。

（一）器械与药物

组织黏合剂 D-TH 栓塞胶、碘化油、硅油、生理盐水；OLYMPUS XQ-204 胃镜，内镜注射针（OLYMPUS

MAJ-66），镜端透明帽。

（二）方法

1. 术前准备：术前先给予患者及家属说明此项目的目的意义，取得患者的充分配合。必要时给予镇静药物及降低门脉压药物（奥曲肽）静滴，并备好三腔二囊管、床头心电 – 血氧饱和度监护。常规咽部麻醉。

2. 操作方法：用三明治夹心法快速注射，即将注射针充满生理盐水，刺入胃曲张静脉后，注入组织黏合剂 1 mL，再注入盐水（1 mL 生理盐水+组织黏合剂 1 mL + 0.5 mL 生理盐水），计算组织黏合剂全部进入曲张静脉后，助手迅速退针，继续用生理盐水冲洗。组织黏合剂用量判断：曲张静脉直径 1 cm 给予组织黏合剂 0.5 ~ 1 mL，原则上宁多勿少。观察注射部位，触之变硬，确认无出血后退镜，否则追加注射。整个注射过程要快速，合并多条曲张静脉可注射 2 ~ 3 点。注射后可见静脉增粗变硬，部分患者可见静脉破裂处冒出逐渐凝固变白的 DTH 栓塞胶堵塞。

3. 术后处理：常规禁食 2 d，给予奥美拉唑静滴抑酸及奥曲肽静滴降门脉压 3 ~ 5 d。给足能量体液治疗。

4. 追踪随访：治疗后 1 ~ 24 个月观察止血及再出血情况，1 个月后复查 2 次胃镜观察 DTH 胶排出情况及曲张静脉消失情况。

（三）注意事项

1. 术前做好禁食和必要洗胃以及各种止血措施，确保上消化道清洁干净，视野清晰开阔。

2. 要充分清洁暴露好注射目标部位，可以通过冲洗或调整患者体位显露所希望观察的部位。

3. 找到目标部位注射针刺入曲张静脉后，助手要快速而有序地分层推注碘化油 –DTH 胶 – 碘化油液，推注过程时间不能超过 6 s，否则易造成注射针堵塞致注射失败。

4. 注射完毕后即刻快速拔针并连续用生理盐水冲洗灌注注射针管，预防针管堵塞毁坏。

第五节　内镜下套扎治疗术

（一）材料

1. 多连发套扎器：由已安装了多枚橡皮圈的塑料帽及与之连结的扳机绳、扳机绳牵引钩和冲洗接头等部分组成。根据曲张静脉的大小及多少等情况可酌情选择目前市面上所具有的 4 连发、5 连发、6 连发及 10 连发等类型。

2. 尼龙绳圈套套扎器：其由连接于内镜前端带有前沿沟槽的透明帽、不同型号的尼龙绳圈套、安装尼龙绳圈套的内套圈、与内套圈相连接的控制套拉尼龙绳用的操作手柄、保护尼龙绳圈套用的保护套以及能与内镜治疗通道相连接的尖端套管等组成。

（二）适应证

1. 未行内镜下硬化治疗术的食管曲张静脉的快速消除治疗。

2. 食管曲张静脉首次破裂出血，未能进行栓塞或硬化治疗时的紧急止血治疗。

3. 尼龙绳套扎尚可用于消化道大息肉及黏膜下肿瘤的套扎治疗，或用于息肉高频电切除术前的蒂部套扎，达到预防及治疗术中及术后的出血。

当前常用的是多连发套扎对于曲张的食管静脉的快速消除治疗。本文以此为例进行阐述，除非有特别的说明。

（三）方法

1. 按上消化道内镜检查进行术前准备，并注意患者的一般情况及肝肾功能状态及出凝血状态，做好可能出现的治疗后出血的相应的抢救治疗措施如备血、药物、三腔二囊管、吸痰设备等。

2. 先常规用内镜检查上消化道情况，确定需要进行的套扎静脉及其套扎点分布情况，留意有否活动性出血或新近出血病灶如血栓或红色征等，以确定第一点套扎的位置，同时注意了解胃底有否曲张静脉等情况。然后吸净胃内积气，退出内镜。

3. 改用装载好多连发套扎器的内镜进镜进行套扎治疗操作，或将内镜清洁后装载上多连发套扎器进行治疗操作。

4. 先从贲门附近开始套扎，不同条曲张静脉间的套扎点呈螺旋状向上的排列，同一条曲张静脉尽量以密集的方式进行套扎，但第二套扎圈以不影响第一套扎圈为度。如有高危出血位点如上面提到的红色征等，应酌情考虑首先套扎该部位或从该点的下方（曲张静脉的贲门侧），然后再按以上顺序进行其他位点的套扎。

5. 每一次套扎时应保持良好的视野，保证套扎器的透明帽正对曲张静脉后才进行负压吸引。吸引时以曲张静脉所在的食管黏膜能被完全吸引入透明帽至紧贴内镜镜面而致满视野为红色（也称"一片红"）时为最佳，此时才转动控制手柄，释放套扎橡皮圈，然后再保持负压吸引数秒钟，让套扎橡皮圈能完全回缩后才慢慢释放负压，必要时辅以充气以使套扎成球状的曲张静脉脱离透明帽。某些部位当吸引欠理想时，可在继续负压吸引的同时稍转动内镜镜身或将内镜稍为上下移动，将能达到更好地将目标吸引入透明帽的目的。如确无法将曲张静脉吸入时，应放弃对该点的套扎治疗，而非盲目地释放套扎圈而致曲张静脉的不完全套扎，从而引发可能的术后该处脱落后的大出血。

6. 全部橡皮圈套扎完，确认没有引发出血后退镜结束套扎治疗。必要时装载另一套套扎器对其他部位进行套扎，直至满意为止。

（四）注意事项

1. 强调第一点套扎应解决高危的出血点以免术中因该处的出血而影响整个套扎治疗操作过程。如术中该点已出现活动性出血，可直接对准该点进行吸引套扎。如因出血量大的视野无法保证时应果断退镜，然后直接用内镜进行观察，并探讨内镜下硬化剂注射或组织黏合剂注射止血的可能。如果整个内镜止血无法进行时，退镜后立即用三腔二囊管进行紧急临时压迫止血，然后积极寻找其他治疗方法如介入治疗、手术治疗或经颈静脉肝内门体静脉分流术等。

2. 有胃底曲张静脉出血或出血征的患者应先进行处理，然后再考虑进行食管曲张静脉套扎治疗。

3. 术后应严密监测患者的生命体征，及早发现和处理可能出现的出血并发症。

4. 术后禁食 1～2 天，进行静脉内营养。然后酌情予流质饮食，一周后可进食低渣半流，以后逐渐过渡到软食。目的是防止因进食而导致被套扎的静脉过早脱落而引起大出血的危险。

5. 套扎部位一般 3～5 天开始坏死脱落，部分可能较长，具体因人而异。脱落后基底部遗留形成浅溃疡，2～3 周后覆盖上皮组织。因而，在套扎治疗后套扎结节将要脱落的时段，是患者出现术后大出血并发症的高危时期，应避免粗糙食物引起套扎结节的过早脱落，同时应保持患者大便通畅，避免大便过度用力，以及避免其他引起腹内压增加的动作如弯腰抬重物、从床上用力仰卧起坐等而加快套扎结节的脱落。

6. 术后 6 周左右复查内镜，进行第二次套扎治疗，直至曲张静脉完全消失为止。然后每 3 个月复查一次，2 年后 6～12 个月复查一次，3 年后终生每年复查一次。一旦发现曲张静脉复发，即再次进行根治性套扎治疗，必要时配合硬化治疗以加强治疗的效果及减少复发的机会。

第十二章 消化系统疾病的内镜治疗

第一节 消化道狭窄扩张及支架置入术

消化道狭窄属于临床上的常见病、多发病。常因进食困难而出现营养不良，甚至恶病质而危及生命。大多数病例为食管、贲门狭窄，其次为幽门及结直肠狭窄。消化道狭窄扩张及支架置入术是目前治疗狭窄的有效而可靠的方法。本节按照解剖部位即上消化道和下消化道，分别对其狭窄的扩张及支架治疗进行阐述。

一、上消化道狭窄扩张

（一）适应证及禁忌证

1. 适应证

（1）良性病变：术后吻合口狭窄，消化性溃疡瘢痕狭窄，腐蚀性食管炎、胃炎所致食管、幽门狭窄，内镜下黏膜切除或剥离后形成的瘢痕狭窄，食管静脉曲张硬化治疗后狭窄，贲门失弛缓症，食管蹼、膜或环等先天性异常。

（2）恶性病变：食管癌、贲门癌、胃窦癌及十二指肠癌。

2. 禁忌证

（1）严重心肺疾病，如急性心肌缺血、严重心律失常、心肺功能不全。

（2）消化道急性穿孔。

（3）狭窄部位有活动性溃疡。

（4）严重凝血功能障碍及出血倾向。

（5）患者不能配合。

（二）术前准备

1. 常规检查血常规、凝血功能、胸部 X 线片及心电图。

2. 术前停用抗凝药物（如阿司匹林、波立维、华法林等）至少 3 天。

3. 术前行上消化道造影、胃镜检查并活组织检查，明确狭窄部位、长度及病因。

4. 术前要禁食禁水至少 12 小时，必要时需持续胃肠减压或胃镜清除食管或胃、十二指肠内潴留物。

5. 术前给予镇静并解除胃肠道痉挛，肌内注射地西泮 10 mg、山莨菪碱 10 mg。

6. 术前向患者及家属交代扩张术的必要性和安全性，以及术中可能出现的并发症，并签署知情同意书。

7. 器械准备：根据病变的部位、性质及狭窄程度选择所需内镜、扩张器械及导丝等，以及术中出血、穿孔等并发症发生所需治疗器械，如钛夹等。

（三）扩张器

1. 探条扩张器（Savary-Guiland 扩张器）

主要应用于食管、贲门狭窄扩张治疗。一套扩张器 7 根，由直径为 5 ~ 18 mm 的 7 根探条和 1 根导丝组成，每根探条长 70 cm，为头端圆锥形的中空性探条。

2. 水囊扩张器（Rigiflex TTS 水囊扩张器）

经内镜活检孔道插入，导管长度 180 cm，可通过 2.8 mm 的活检孔道。球囊长 8 cm，有直径分别为 6、8、10、12、15 和 18 mm 的导管与压力表相连。

3. 气囊扩张器（Rigiflex ABD 气囊扩张器）

用于贲门失弛缓症及胃、十二指肠狭窄的扩张治疗。循导丝插入导管长度 90 cm，气囊长度为 10 cm，气囊直径有 30、35 和 40 mm 三种。导管直径均为 4.7 mm，导丝可通过其孔道。导管与压力表相连。

（四）操作步骤

1. 探条扩张法主要用于非动力性狭窄，如炎症、术后瘢痕及肿瘤等形成的狭窄。应在 X 线下进行，也可盲目扩张，具体步骤如下。

（1）直视下内镜靠近狭窄处，观察狭窄部位，并测量狭窄处至门齿的距离，根据狭窄口径选择所需扩张器。

（2）经胃镜活检孔道送入导丝，使导丝越过狭窄段并头端至胃远端。

（3）操作者一边缓慢退出胃镜，一边同步向胃内送入导丝。

（4）拔出胃镜后，沿导丝插入探条扩张器，当探条通过遇到阻力时，可在 X 线监视下慢慢将探条锥形端直径最粗段送过狭窄段远端，并保留探条 1 ~ 2 分钟。

（5）缓慢退出扩张器，并保留导丝于原位不动，逐级更换较大号扩张器重复以上扩张治疗。一次扩张治疗最好使用不超过 3 根不同直径的探条。

（6）扩张结束后将探条和导丝一同拔出。

（7）再次行内镜检查确认狭窄扩张程度及确定有无出血和穿孔，并进入胃腔观察。

2. 气囊（水囊）扩张法

主要用于动力性狭窄，如贲门失弛缓症。以 Rigiflex ABD 气囊扩张器为例，该气囊不能通过活检钳孔，操作时先置入导引钢丝，可在 X 线透视下或内镜监视下进行。内镜监视下扩张步骤如下：

（1）清除食管内潴留物，直视下内镜靠近狭窄处，观察狭窄部位，并测量狭窄处至门齿的距离，根据狭窄口径选择所需扩张器。

（2）经胃镜活检孔道送入导丝，使导丝越过狭窄段并头端至胃远端。

（3）操作者一边缓慢退出胃镜，一边同步向胃内送入导丝。

（4）根据狭窄口径选择合适的扩张气囊，并循导丝插入气囊扩张导管。

（5）在胃镜监视下调整气囊位置，使气囊中央位于狭窄中段。

（6）缓慢向气囊内充气，气囊充气压力一般为 20 ~ 40 kPa，维持 1 分钟，内镜观察黏膜出血情况，如无明显出血，可于 2 分钟后再次充气。

（7）扩张完成后缓慢拔出气囊及导丝。

（8）再次内镜观察扩张情况并确定有无出血及穿孔等并发症。

（五）术后处理

扩张后不宜马上进食，需密切观察病情及并发症的发生。术后禁食 3 小时后，如无并发症发生，可进少量冷质流食，以后逐渐增加进食量。如需再次扩张，间隔时间应在一周以上。

（六）术后并发症的预防及处理

术后常见并发症包括出血、穿孔、感染、胃食管反流和吸入性肺炎等。

出血需在扩张后即刻观察，如少量出血，无须特殊处理可自行停止，如有明显出血，可行内镜下电凝止血，或黏膜下注射 1 ：10 000 肾上腺素止血，必要时也可用钛夹止血。

穿孔发生率为 0.4% ~ 0.6%。如发生胸部及颈部皮下气肿、肝浊音界消失，应立即胸腹透视或泛影葡胺或钡剂造影检查，如发生较小穿孔，多在禁食、胃肠减压、补液及抗感染治疗后愈合，如穿孔较大则需外科手术治疗。

胃食管反流在给予抑酸剂或抗酸剂，以及动力剂后可明显改善。继发感染及吸入性肺炎等给予抗感染治疗后一般均可控制。

二、上消化道狭窄支架置入术

消化道晚期肿瘤并发消化道梗阻，因失去手术机会，可选择消化道支架置入使管腔再通达到外科姑息治疗的目的。临床应用支架主要有塑料支架及金属支架，塑料支架因内径固定，插入困难，容易造成损伤，目前较少使用。金属支架目前使用较多的是自膨胀金属支架，本章节主要介绍自膨胀金属支架置入方法。

（一）食管、贲门狭窄支架置入术

1. 适应证与禁忌证

（1）适应证：食管、贲门恶性肿瘤无法进行手术者；食管、贲门良性狭窄反复扩张疗效差的患者。

（2）禁忌证：并发严重心肺疾患及其他严重疾病不能耐受内镜检查治疗；食管上段较高部位狭窄；狭窄较重导丝无法通过者；患者不能合作。

2. 术前准备

同狭窄扩张部分。

3. 操作方法

（1）首先进行常规内镜检查，观察狭窄部位，狭窄程度，计算狭窄长度及狭窄口距门齿的距离，选择合适的支架。

（2）狭窄严重的患者需先行狭窄扩张术，再行支架置入术。

（3）插入胃镜，从活检孔插入导丝，使导丝越过狭窄段，留置于胃内，退出胃镜。

（4）在导丝引导下插入推送器及支架，到达预定位置后逐渐释放支架于食管或贲门狭窄处，然后退出推送器及导丝。

（5）再次进镜，观察支架的位置及膨胀情况。

（二）胃、十二指肠狭窄支架置入术

胃、十二指肠狭窄多由胃、十二指肠以及周围脏器恶性肿瘤浸润或压迫所致，尤其在肿瘤晚期，常规外科手术只能选择姑息性手术，且创伤较大。胃、十二指肠支架置入术是应用内支架置入技术对狭窄或梗阻的胃、十二指肠段进行扩张，再次建立通道的微创介入治疗方法，因其具有创伤小、临床效果好、可重复操作等特点，目前临床上应用广泛，是外科姑息性手术的替代疗法之一。

1. 适应证和禁忌证

（1）适应证：胃、十二指肠以及周围脏器恶性肿瘤（外科手术不能切除）浸润或压迫所致管腔狭窄；部分良性狭窄，如术后胃、十二指肠吻合口狭窄等。

（2）禁忌证：同狭窄扩张术。

2. 术前准备

（1）术前检查：如狭窄段镜身无法通过，可行碘油造影定位，了解梗阻段部位及狭窄程度；腹部影像学检查，了解周围脏器肿瘤与肠管的关系。

（2）知情同意：向家属交代支架置入的可行性及必要性，以及可能发生的并发症，签署知情同意书。

（3）胃肠道准备：术前禁食禁水 4 小时，胃肠减压引流胃内潴留液。

3. 操作步骤

（1）送入导丝：经胃镜活检孔道将导丝连同导管送入胃内，通过狭窄段并尽可能深入上部小肠，然后撤出导丝。

（2）通过导管注射泛影葡胺造影，进一步确定狭窄长度。

（3）再次通过导管送入软头硬导丝深入空肠，保留导丝并缓慢退出导管。

（4）沿导丝送入球囊扩张导管对狭窄段进行预扩张。

（5）将支架及推送器沿导丝送至狭窄处，固定推送器后撤外鞘管使支架缓慢释放。

（6）退出推送器及导丝，再次进境观察支架膨胀情况，或通过碘油造影 X 线下观察支架膨胀情况。

4. 术后注意事项

术后 3～4 小时即可进食流质。以后循序进食固体食物，但禁食多渣食物。

5. 术后并发症预防与处理

（1）出血：多与术中操作不当有关，导致胃或肠壁损伤出血。熟练掌握操作技术，轻柔操作可以避免或减少损伤发生。

（2）穿孔：因操作不当在送入推送器时导致肠壁穿孔，或支架置入后，头端与肠壁成角压迫肠壁导致穿孔。避免粗暴操作，支架长度选择恰当、置放位置合理可避免。

（3）支架移位脱落：与支架选择不当、支架置入位置偏离，也可发生于外压性肿瘤体积缩小等有关。如支架向近端移位，可经内镜取出支架，重新放置。如支架向远端移位，则可通过异物钳钳夹支架上缘向上提拉调整位置。如支架完全从狭窄段移位脱落，必要时需外科手术介入。

（4）梗阻性黄疸及胰腺炎：当狭窄位于十二指肠乳头及附近时，放置支架可能会发生支架堵塞胰胆管开口导致胆管梗阻及胰腺炎，多见于置入覆膜支架时，如选择非覆膜支架其发生率可明显下降。必要时可选择放置胰胆管支架。

（5）支架置入术后再狭窄：多为肿瘤在支架内生长或压迫支架，以及食物堵塞支架所致，也可因支架移位引起。可以通过在原支架内再次置入支架，清理堵塞支架食物等办法解决。

三、下消化道狭窄

下消化道狭窄分良性狭窄和恶性狭窄。良性狭窄指术后吻合口狭窄、炎性狭窄，而恶性狭窄多为结直肠恶性肿瘤或周围脏器肿瘤压迫所致。关于良性狭窄的治疗可选择经内镜球囊扩张，必要时可行支架置入。对于恶性狭窄，当晚期肿瘤导致肠腔狭窄梗阻并广泛浸润无法手术切除，或因脏器功能不全等原因不能耐受手术时，可选择内镜下支架置入治疗。

（一）结直肠狭窄扩张

1. 适应证

结直肠术后吻合口狭窄，结直肠炎性狭窄，如炎症性肠病、肠结核等。

2. 禁忌证

无绝对禁忌证，下列情况应慎重。

（1）重度内痔或肛周静脉曲张出血期。

（2）急性炎症、溃疡性结肠炎出血期。

（3）有严重的出血倾向或凝血功能障碍。

（4）严重心肺功能衰竭。

（5）疑有肠道广泛粘连梗阻。

3. 术前准备

（1）术前检查：结肠镜检查明确狭窄部位及程度，如狭窄段镜身无法通过，可行碘油造影定位，了解梗阻段部位及狭窄程度。凝血功能检测。

（2）知情同意：向家属交代狭窄扩张的可行性和必要性，以及可能发生的并发症，并签署知情同意书。

（3）肠道准备：肠道狭窄如无明显梗阻，可口服肠道清洁剂清洗肠道，如存在肠道梗阻，需术前清洁灌肠。

（4）术前给予镇静并解除肠道痉挛：肌内注射地西泮 10 mg、山莨菪碱 10 mg。

（5）仪器准备：结肠镜、X 线机、扩张球囊、导丝、压力泵。

4. 操作步骤

（1）经内镜活检孔道将导丝连同导管送入肠腔，并通过狭窄段尽可能深入，然后撤出导丝。

（2）通过导管注射泛影葡胺造影，进一步确定狭窄长度。

（3）再次通过导管送入软头硬导丝深入空肠，保留导丝并缓慢退出导管。

（4）沿导丝送入球囊扩张导管对狭窄段进行逐级扩张，最大直径可扩张至 20 mm，每次扩张持续 90 分钟，先后扩张 2～4 次。一周后结肠镜检查，如仍有狭窄，可再次扩张治疗。

5. 并发症

主要并发症为出血和穿孔。扩张术中及术后都要在内镜下观察出血情况，一般出血均可在内镜下喷洒去甲肾上腺素盐水或黏膜下注射 1 ∶ 10 000 肾上腺素盐水可止血成功。较小穿孔可在胃肠减压及抗感染保守治疗闭合，如穿孔明显需外科手术进一步修补治疗。

（二）结直肠狭窄支架置入

1. 适应证

（1）恶性肿瘤浸润压迫引起肠腔狭窄或阻塞（晚期肿瘤导致肠腔狭窄梗阻并广泛浸润无法手术切除）。

（2）结肠或者直肠瘘。

（3）外科术后结、直肠吻合口狭窄。

（4）也可作为外科手术前过渡期的应急治疗。

2. 禁忌证无绝对禁忌证，相对禁忌证同狭窄扩张部分。

3. 术前准备

（1）结肠镜检查或结肠造影检查：结肠镜或使用水溶性含碘造影剂结肠造影了解肠道梗阻程度和梗阻部位。

（2）其他影像学检查：利用 CT、彩超等检查手段了解病变部位和周围情况。

（3）肠道准备：肠道狭窄如无明显梗阻，可口服肠道清洁剂清洗肠道，如存在肠道梗阻，需术前清洁灌肠；对已有肠道梗阻临床症状者提前禁食，对完全性肠梗阻者及时给予留置胃管进行胃肠减压。

（4）知情同意：向家属交代支架置入的可行性和必要性，以及可能发生的并发症，并签署知情同意书。

（5）术前镇静并解除肠道痉挛：肌内注射地西泮 10 mg、山莨菪碱 10 mg。

（6）仪器准备：结肠镜、X 线机、支架及推送器、导丝。

4. 操作方法

（1）将导丝连同导管在 X 线监视下经内镜孔道送入，直至通过狭窄段。

（2）交换软头硬导丝，并通过造影导管口造影定位及预扩张。

（3）留置导丝，经导丝送入支架推送器，到达狭窄部位近侧端，释放支架。支架置入后退出输送器保留导丝，再引入导管注入造影剂观察支架扩张后肠腔通畅情况，或进镜观察支架膨胀情况。

5. 术后注意事项及处理

术后给予静脉输液、消炎、止血等治疗。明确梗阻已解除即可准予进食流质，以后循序进食固体食物。

6. 并发症预防及处理

（1）出血：出血常见原因为操作过程中损伤肠黏膜或肿瘤组织，一般出血量较少，无须特殊处理。如出血量多可经静脉给予止血药或内镜下喷洒去甲肾上腺素及凝血酶等止血多可成功。

（2）肠壁穿孔：发生率低，一般 < 1%。发生原因主要为操作不当强行插送结肠镜或硬性插送支架推送器所致；或者因为应用软导丝不能引导支架推送器越过肠曲锐角而使推送器尖端损伤肠壁所致。一旦发生肠壁穿孔应立即撤除器械终止操作，留置胃肠减压管，并加强抗感染治疗，必要时外科手术修补。在 X 线监视下操作结肠镜及支架输送器，且手法轻柔，避免强行推送是防止发生结肠穿孔的关键。

（3）支架移位脱落：肠管收缩和蠕动，使结肠支架较易移位和脱落，其移位率高达 40%，通常在置入后一周内发生。支架移位常与肠腔狭窄程度轻而选择支架直径偏小有关，或支架置入偏位、支架长度过短等有关。或者在支架置入后接受放化疗使肿瘤体积缩小，肠腔增宽，发生支架移位。而且覆膜支架较裸支架更易移位。支架移位后未及时复位调整可发生支架脱位，进而造成支架脱落。因此，在操作中准确判断结肠狭窄程度及选择合适内径及长度的支架对于预防支架移位脱落至关重要。同样释放支架时，在 X 线密切监视下判断好支架释放部位能够避免支架偏位发生。

（4）支架再狭窄：多由支架移位、粪块嵌顿以及肿瘤向支架内浸润生长所致。因此，在结肠支架置入时要规范，置入后尽量低渣饮食，服用矿物油或乳果糖等软化粪便减少梗阻发生。而针对肿瘤浸润生长导致支架再狭窄可选择支架内二次支架置入治疗。

第二节　上消化道异物取出术

消化道异物系指误吞或故意吞食进入消化道的各种物体。小而光滑的异物多可通过消化道自行排出，较大或锐利的异物因通过幽门困难，往往潴留在胃内，并可损伤消化道黏膜，甚至出血、穿孔。在内镜诊疗技术开展之前，消化道异物主要靠外科手术取出，创伤较大。而内镜下取出异物具有方法简单，成功率高，并发症少且痛苦小。目前绝大多数异物可经内镜取出，减少了患者手术的痛苦及医疗费用。

一、上消化道异物处理原则

（一）急诊内镜取异物

对于一些较大而锐利的异物、不规则硬性异物及有毒的异物因一般不易自行排出，且胃里存留时间长会引起消化道损伤、梗阻和中毒等严重后果。在确定没有穿孔的情况下，均应行紧急内镜检查，并积极试取。

（二）择期内镜取异物

对小而光滑又无毒性的异物，因可自行经消化道排出，可暂不行内镜下异物取出术，待不能自行排出时，可择期内镜取出。

对于胃内结石，可先口服药物溶解，若药物治疗无效时，再择期行内镜下取出或碎石。

二、适应证与禁忌证

（一）适应证
上消化道内任何异物，凡自然排出有困难均可在内镜下试取。

（二）禁忌证
1. 有内镜检查禁忌证。
2. 并发有消化道穿孔，异物可能已全部或部分穿出消化管外，不宜在内镜下试取。

三、操作

（一）术前准备
1. 内镜检查前患者需空腹 4 ~ 6 小时。
2. 术前 X 线摄影或造影检查了解异物的大小、形态和异物所在部位。尽量避免吞钡检查，以免影响内镜观察。
3. 小儿、成人不能配合者可适量使用镇静剂，必要时可作静脉麻醉。
4. 根据异物的大小和形状选用不同的取异物器材。常用的取物器材有：活检钳、鼠齿钳、鳄嘴钳、三抓钳、五抓钳、圈套器、网篮、内镜专用手术剪等。

（二）操作方法
根据 X 线检查结果提示，进行常规胃镜检查，寻找异物，并观察消化管有无损伤及损伤程度。食管异物一般较易发现，胃内的异物往往位于胃底体大弯侧的黏液湖中，如在食管和胃内反复寻找未发现异物，应进一步在十二指肠寻找。找到异物后，根据异物的大小和形态选择取异物器材，将异物取出。

1. 圆形或光滑的异物取出

玻璃球、小型胃柿石、果核等可选用网篮式取物器将其套住取出。

2. 长条形异物的取出

打火机、牙刷、筷子、笔、体温表、直尺可选用圈套器取物。将圈套器套住其较钝的一端，且距异物的端侧应在 1 cm 之内，否则容易在贲门或咽喉部受阻，无法取出。

3. 扁平状异物的取出

硬币、纽扣、刀片、骨片、电池、钥匙等扁平状异物可选用活检钳、鼠齿钳、鳄嘴钳等钳物器或圈套器钳住异物并取出。

4. 锐利异物取出

较细小的异物如牙签、鱼刺、枣核、尖锐的骨头等，如异物一端刺入消化道壁内，另一端游离，可钳夹游离尖锐端；缓慢退镜取出。若异物两侧尖锐端都刺入消化道壁，则先游离一侧端，再钳夹取出，尤其在食管，操作时尽量轻柔，以防穿孔。刀叉、刀片、张开的别针、带金属钩的义齿等不规则较锐利的异物，可预先在内镜头端装一橡皮保护套，取到异物后，将其锐利端拉入橡皮套管中，缓缓退出。

5. 软物的取出

常见异物为食管肉团块堵塞在第二和第三生理性狭窄处，可用异物钳将其撕扯开，用圈套器分次取出。蛔虫团块、布团或棉花团亦可直接用钳物器钳住取出。

6. 胃内结石的取出

直径较大的胃石不易直接取出，如结石不是很坚硬，可以用异物钳或圈套器将其分割呈小块分次取出。如结石较坚硬，可用激光碎石，将结石碎为小块取出，也可服用可乐等碳酸饮料溶解结石，待结石体积变小，再试取石。

（三）术中注意事项

1. 取到异物后，应尽量收紧取物器材，并使其紧贴内镜，这样有利于异物与内镜同时退出。

2. 异物取出时在贲门或咽喉部等狭窄部位容易被卡住而难以退出。此时应将内镜朝前推进，将异物推入胃内或食管中，反复调整异物的位置，直至异物能顺利通过狭窄处。将异物随内镜退至咽喉部时，还应将患者的头向后仰，亦有利于异物的取出。

3. 嵌顿性异物可试用各种器械先缓缓将其松动，待嵌顿解除后方可取出，切忌强行牵拉造成损伤。

4. 异物取出过程中注意有无消化道损伤，如有损伤应及时处理。

四、并发症及其处理

（一）消化道损伤

大的锐利物在取出过程中可能会损伤消化道管壁，尤其是在贲门、食管、咽喉部，轻者多为黏膜损伤，发生黏膜撕裂和出血，严重可发生消化道穿孔。因此，操作要轻柔，切忌粗暴，以防损伤。对发生黏膜损伤出血者，需暂禁食，采用抑制胃酸分泌、补液及口服黏膜保护剂等治疗；如出血明显，可在内镜下止血，行黏膜下注射或钛夹止血，一般均可成功。如发生穿孔，可行内镜下钛夹夹闭，并行抗感染治疗。内镜无法治疗者，应尽早外科手术修补。

（二）继发感染

异物取出过程中发生消化道黏膜损伤后可继发细菌感染。患者在感染的部位有剧烈疼痛，并伴有寒战、发热。治疗上应予禁食、制酸、使用广谱抗生素。如有脓肿形成，必要时需手术治疗。

第三节　贲门失弛缓症的内镜治疗

贲门失弛缓症（achalasia）是由不明原因引起的食管运动异常的疾病，引起食管肌肉紧张 [尤其是食管下端括约肌（LES）] 以及食管蠕动消失。食管下端括约肌的不充分放松直接导致食物或者液体在食管内残留，难以进入胃腔。最常见的临床症状是液体和固体食物的吞咽困难（94%），而随着病情进展，约有 76% 的患者出现反流的临床症状。其他较常见的临床症状还有胸骨后烧灼感（52%）、胸痛（41%）以及体重下降（35%）。贲门失弛缓症是一种比较罕见的疾病，每年发生率约 1/10 万，尽管如此，贲门失弛缓症仍是食管疾病中诊断率最高的疾病。贲门失弛缓症的发生没有性别趋势，高发年龄段为 25 ~ 60 岁。贲门失弛缓症起病不明显，患者往往在起病数年之后才寻求医疗手段，但通常都被误诊为胃食管反流病（GERD）。因此对于长期吞咽困难的患者，在按照 GERD 治疗之后疗效欠佳，应该考虑到贲门失弛缓症的可能。另外，对于吞咽困难伴近期体重下降明显的患者，必须排除一切恶性肿瘤存在的可能性。

关于贲门失弛缓症的治疗，以往主要是药物治疗和外科手术治疗。鉴于贲门失弛缓症的病因，目前所有治疗手段都仅仅是缓解 LES 痉挛，但对食管蠕动的消失无任何作用。总的来说目前所有手段并不能根治此病，更多的是达到缓解病情。药物治疗（如硝酸酯）是疗效最低的治疗手段，但外科手术治疗创伤较大，因此人们开始发展其他效果明显而且对患者创伤较小的治疗手段。

本节主要介绍贲门失弛缓症的内镜下微创治疗，包括肉毒素注射、球囊扩张以及肌切开术。

一、内镜下药物注射治疗

除了口服药物，肉毒杆菌毒素治疗也是一种降低 LES 压力的选择手段，对于有明显手术禁忌证的患者，可以选择肉毒杆菌毒素治疗。但肉毒杆菌毒素治疗的远期疗效明显低于球囊扩张和外科手术治疗。

通过内镜操作，到达食管下段，靠近贲门附近口侧。然后在每个象限向食管肌层注射 25 U 肉毒杆菌毒素，总共 100 U。根据研究发现，肉毒杆菌毒素治疗一个月后，下段食管压力可降低 50%，而 75% 的患者可感觉到吞咽困难明显缓解。然而，肉毒杆菌毒素的药效最终会因为体内降解而逐渐消失，高达 50% 的患者在 6 ~ 12 个月之内需要再次治疗。另外，食管肌层的注射可导致瘢痕形成，这将会不同情况地增加外科肌切开术或者内镜下肌切开术的风险和难度。

二、内镜下球囊扩张术

球囊扩张术（pneumatic baloon dilation，PBD）的目的不仅仅是扩开食管下端括约肌，而且是通过球囊扩张将食管括约肌扯断，因此标准的球囊扩张和探条扩张远不能达到治疗目的。虽然内镜医师上交过多份不同的指南草案，但是目前标准指南是使用 3.0 cm 直径的球囊，这种球囊可充气至 3.5 ~ 4.0 cm 直径。如有需要，这种治疗可以重复操作。球囊扩张术不但比肉毒素杆菌毒素可以有更好的远期改善（44%），而且还有较低的食管穿孔率。球囊扩张术后所有患者需行上消化道造影术，来观察食管有否受伤。

研究显示，球囊扩张术后 50% ~ 93% 的患者临床症状缓解。这情况将可以在短期内维持（12 ~ 24 个月），但是随着时间进展，33% 的患者会在 5 年内临床症状复发。

行球囊扩张术的患者必须要无外科手术禁忌证，因为球囊扩张术最严重的并发症是食管破裂（发生率 2%）。对于疑似食管裂开的病例我们必须提高警惕。食管小穿孔可通过内科保守治疗治愈，包括抗生素、肠外营养，或者使用内镜下金属钳封补伤口。但是对于面积较大的裂口，甚至并发纵隔感染，则需要及时的外科手术治疗。

除了 PBD 的重大术中并发症，部分患者（15% ~ 35%）也会有术后并发症，包括胃食管反流病。对于这类患者，可予以质子泵抑制剂（PPI）治疗。

三、内镜下肌切开术

与外科手术 Heller 肌切开术以及腹腔镜下 Heller 肌切开术不同，近几年发展起来的经口内镜下肌切开术（peroral endoscopic myotomy，POEM）是直接从在食管内侧对肌肉进行切开，这是一种微创手术，对患者的损失更小，患者术后恢复更快。2007 年，Pasricha 等学者在猪的食管上完成了世界第一例 POEM。后来 Inoue 等也报告了 17 例贲门失弛缓症患者完成 POEM 手术。此后中国和欧洲均有相关的研究，POEM 逐渐成为贲门失弛缓症的新一代治疗手段。

经过食管测压、胸部及上腹部 CT、上消化道钡餐造影、胃镜检查等术前检查后，明确排除肿瘤性或其他脏器压迫导致不适临床症状，确诊为贲门失弛缓症的患者可接受 POEM 治疗。由于手术耗时较长，因此要求患者没有麻醉禁忌证。

另外，考虑到患者吞咽困难以及食物常停留在食管内，因此推荐患者术前禁食 24 小时，以及术前行常规胃镜检查清除食管内容物。这样可以减少食物残留在食管内，减轻食管黏膜水肿，有助于术后伤口愈合。

通常像操作 ESD 一样，通过一种标准的单腔胃镜来操作 POEM，但同时也可以使用多种特殊制造的内镜刀来进行黏膜下隧道的建立以及括约肌的切开。

（一）POEM 的步骤

POEM 包括 4 个步骤：①常规内镜检查；②建立隧道；③环状肌切开；④缝补切口。

1. 首先常规行胃镜检查，观察患者食管和胃底贲门口情况。通常会在术前要求患者禁食 24 小时，因此食管内食物残留不会很多。另外，穿孔造成气胸或者纵隔气肿是 POEM 最常见的并发症，可导致血氧饱和度下降、患者感呼吸困难等，国内的周平红报道了其 POEM 术后皮下气肿发生率达 55.5%，气胸发生率达 25.2%。因此推荐进行 CO_2 气泵，即使发生纵隔气肿，CO_2 也较一般气体容易吸收，可提高手术的安全性。

2. 食管及胃的常规检查如无明显异常，可进行第二部操作：建立隧道。我们可使用生理盐水+靛胭脂在 EGJ（食管－胃交接）口侧 10 cm 处进行黏膜下注射来抬起黏膜下层。使用靛胭脂是为了染色，让抬起的黏膜下层呈现紫蓝色，指导下一步切割或分离的方向。由于生理盐水较容易吸收，影响手术操作，因此可以使用玻璃酸钠+靛胭脂进行黏膜下层的注射。成功抬起黏膜下层后，可将内镜调至 endo-cut 模式，80W 电流，将 IT 刀在抬起的黏膜下层上方的黏膜层进行切开。

切开黏膜层，暴露黏膜下层后，向肛侧方向，继续在黏膜下层注射玻璃酸钠+靛胭脂来抬起黏膜层。使用 endo-cut 模式，80 W 电流，用 IT 刀分离黏膜下组织。IT 刀的刀头有一个陶瓷小球，可避免切割分离使导致肌层穿孔。我们需要这样重复地黏膜下注射+黏膜下层的组织分离，建立隧道，一直到越过贲门口 3～5 cm 处即可。

在分离黏膜下组织、建立隧道的时候，必须注意保持以切线方向，以免导致穿孔。使用玻璃酸钠+靛胭脂可以更好地指导分离隧道方向。我们通常也会使用透明帽来帮助剥离黏膜下组织。

3. 完成隧道建立之后，在隧道内的贲门位置可以清晰地看到与隧道纵轴垂直的食管下端括约肌，这时内镜医师需要根据患者的各项指标（临床症状 Eckardt 评分、食管测压中的食管下段压力、残余压等）来确定需要长切开还是短切开，或者是否需要全层切开。通常会在 EGJ 上方 5 cm 开始一直到贲门口下 3 cm 切断括约肌。在切断食管下端括约肌时，需要注意的是切割方向要与隧道纵轴平行，这样就可以尽量避免切断括约肌外层的食管肌层。

4. 在完成食管下端括约肌切开之后，内镜离开隧道，可以发现食管腔贲门口明显松弛扩张。当手术满意后，可用金属夹子缝补黏膜下隧道切口。

POEM 术对于传统外科或腹腔镜下 Heller 肌切开术有明显的优势，但并不是完全没有缺点。它要求很大量的训练、实践，因此需要一个标准化的 POEM 培训计划来保证其疗效。

（二）POEM 的疗效

在 Inoue 等学者的研究中，POEM 术后所有患者的吞咽困难情况得到明显缓解，且 5 个月有效率可高达 100%。Chiu 等报告了 16 例贲门失弛缓症术后 3 个月的随访，结果显示所有患者的 Eckardt 临床症状评分均有显著的下降，其中 58.3% 的患者术后高分辨测压 4s-IRP 恢复正常。学者 Swanstrom 报告了平均随访时间长达 11 个月的结果显示吞咽困难的缓解率达 100%，胸痛的缓解率达 83%。Eric 学者等对比了 Heller 肌切开术和 POEM 术，结果发现 POEM 的有效率与 Heller 肌切开术相当。

虽然 POEM 的短期有效率令人鼓舞，但其长期有效率还需要大样本量更长时间的随机对照试验观察才能确定。同时 POEM 的并发症也是不可避免的。穿孔引致气胸或者纵隔气肿是 POEM 最常见的并发症。国内周平红教授报道了其 POEM 术后皮下气肿发生率达 55.5%，气胸发生率达 25.2%；而出血的发生率较小，仅有 0.8%。而目前进行 POEM 广泛推荐 CO_2 气泵，因此即使发生纵隔气肿，CO_2 也较一般气体吸收快，大大提高了 POEM 术的安全性。食管下端括约肌不同程度地切开后，可导致胃食管反流病（GERD）。GERD 也是 POEM 术后的并发症。Inoue 学者的研究中，17 例患者中有 1 例出现 LA-B 级反流性食管炎，并且开始了标准 PPI 治疗。Chiu 等也发现，术后 20% 的患者食管存在异常的酸暴露。Swanstrom 学者更长的随访时间结果发现，食管异常酸暴露的发生率可达到 50%。由于 POEM 不能像 Heller 肌切开术后再进行常规的胃底折叠术，因此这部分患者术后 GERD 的治疗问题尚待解决。

（三）POEM 术后复查

根据目前研究显示，POEM 在短期治疗能获得较好的疗效，但长期治疗效果仍不明确，因此 POEM 术后的患者需要进行定期随访，跟踪病情发展。通常建议患者术后 1 个月和 1 年返院复查食管测压、上消化道钡餐造影和上消化道内镜检查。

四、总结

目前针对贲门失弛缓症的有创性治疗手段包括肉毒素注射、球囊扩张、外科 Heller 肌切开术、腹腔镜下 Heller 肌切开术以及最近几年发展起来的经口内镜下肌切开术（POEM）。目前研究发现，POEM 对比肉毒素注射和球囊扩张术，有更显著和更持久的治疗效果。而对比外科 Heller 肌切开术以及腹腔镜下 Heller 肌切开术，POEM 具有相同的治疗效果，但产生更小的治疗性创伤，这不但能让患者更好恢复，还能降低治疗"门槛"。

总体来说，目前的研究发现 POEM 是一种非常有前景的治疗手法，但其远期治疗效果仍需要进一步的研究总结。

参考文献

［1］于皆平，沈志祥，罗和生．实用消化病学（第3版）［M］．北京：科学出版社，
2017.

［2］林三仁．消化内科学高级教程［M］．北京：中华医学电子音像出版社，2016.

［3］叶丽萍，张金顺．消化内镜新技术治疗图谱［M］．北京：科学出版社，2016.

［4］高敬国，魏绍武，王素英．消化科疾病临床诊疗技术［M］．北京：中国医药科技出版社，
2016.

［5］樊新生．实用内科学［M］．北京：科学出版社，2015.

［6］池肇春，毛伟征，孙方利，等．消化系统疾病鉴别诊断与治疗学［M］．济南：山东
科学技术出版社，2017.

［7］金震东，李兆申．消化超声内镜学（第3版）［M］．北京：科学出版社，2017

［8］陈美月．实用消化内科学［M］．天津：天津科学技术出版社，2018.

［9］贺延新．新编消化内科学［M］．上海：上海交通大学出版社，2018.

［10］张秀静，雷兆明，刘晓丽．消化病基础与临床［M］．哈尔滨：黑龙江科学技术出版社，
2018.

［11］典晓东，邓长生．老年胃肠病学［M］．北京：人民卫生出版社，2017.

［12］陈筱菲，黄智铭．消化系统疾病的检验诊断［M］．北京：人民卫生出版社，2016.

［13］丁淑贞，丁全峰．消化内科临床护理［M］．北京：中国协和医科大学出版社，
2016.

［14］段志军，白长川．实用功能性胃肠病诊治［M］．北京：人民卫生出版社，2016.

［15］高峰玉，解祥军，陈宏辉，等．实用临床胃肠病学［M］．北京：军事医学科学出
版社．2015.

［16］王云祥，王锡山．胃肠肝胰肿瘤淋巴系统解剖与临床［M］．北京：人民卫生出版社，
2015.

［17］夏冰，邓长生，吴开春，等．炎症性肠病学（第3版）［M］．北京：人民卫生出版社，
2015.

［18］孙忠人，赵旭，谷慧敏．实用肝胆病临床手册［M］．北京：中国中医药出版社，
2015.

［19］叶丽萍，毛鑫礼，何必立．消化内镜诊疗并发症的处理［M］．北京：科学出版社，
2018.

［20］于中麟．消化内镜诊断金标准与操作手册（第2版）［M］．北京：科学出版社，
2018.

［21］王亚燕．消化疾病诊疗学［M］．长春：吉林科学技术出版社，2019.

［22］侯刚，王强修，温黎．消化系统疑难肿瘤诊断解析［M］．北京：科学出版社，
2017.